黑龙江省专科护士培训教材

血管外科护理

主　编　席桂华　张　楠

副主编　刘　阳　王桂梅　徐晶莹

编　者（以姓氏笔画为序）

王业慧　王桂梅　冯金凤　刘　阳

刘　巍　刘凤茹　刘彦辉　孙凤娟

孙海霞　李　兵　李天竹　李月梅

杨贵芝　吴昊阳　张　伟　张　楠

侯　丽　姜　雪　徐晶莹　高　鹏

席桂华　梁　爽　温华旭

人民卫生出版社

图书在版编目（CIP）数据

血管外科护理 / 席桂华，张楠主编. —北京：人民卫生出版社，
2017

ISBN 978-7-117-25555-4

Ⅰ. ①血… Ⅱ. ①席…②张… Ⅲ. ①血管外科学－护理学
Ⅳ. ①R473.6

中国版本图书馆 CIP 数据核字（2017）第 323931 号

| 人卫智网 | www.ipmph.com | 医学教育、学术、考试、健康，购书智慧智能综合服务平台 |
| 人卫官网 | www.pmph.com | 人卫官方资讯发布平台 |

血管外科护理

主　　编：席桂华　张　楠
出版发行：人民卫生出版社（中继线 010-59780011）
地　　址：北京市朝阳区潘家园南里 19 号
邮　　编：100021
E - mail：pmph @ pmph.com
购书热线：010-59787592　010-59787584　010-65264830
印　　刷：北京教图印刷有限公司
经　　销：新华书店
开　　本：787×1092　1/16　印张：12
字　　数：300 千字
版　　次：2018 年 1 月第 1 版　2018 年 1 月第 1 版第 1 次印刷
标准书号：ISBN 978-7-117-25555-4/R·25556
定　　价：60.00 元
打击盗版举报电话：010-59787491　E-mail：WQ @ pmph.com
（凡属印装质量问题请与本社市场营销中心联系退换）

序　一

随着全球一体化趋势，中国和世界其他国家一样，面临来自社会、经济发展、自然环境改变等因素带来的服务对象健康需求的变化，培养高素质实用型护理人才，在专业领域发挥专业特长，已成为新时期面临的新课题。为深入贯彻落实《中国护理事业发展规划纲要（2016—2020 年）》，在临床重点专科领域开展专业护士培训，以专科发展为引领，提高专业技术水平，带动学科建设和发展，为病人提供优质、高效、可及的护理服务，黑龙江省护理学会组织在临床一线、护理管理及护理教育领域专家，本着"巩固基础、强化专业技能、提高临床思维能力"的出发点，以提升"临床专科能力"为导向，编写了本套黑龙江省专科护士培训教材，旨在保证我省专科护士规范化培训工作的持续有效，为打造专业、高效、优质的护理团队起到基石作用，以加速护理专科化的进程。

在编写宗旨上，力求"授人以渔"，能引发读者的思考与感悟。

在编写原则上，具有针对性，体现护理专科对人才素质和能力的需求；具有实用性，体现对专科护理的指导作用；具有理论性，提供专科护理基础知识及专科理论；具有实践性，体现护理专科理论与临床护理实践的有机结合；具有可读性，体现专科护理的文风色彩。

在编写内容上，根据各专科特点，对编写内容进行精心撷取，既兼顾专科需要，又避免与教材重复。

在适用对象上，针对专科护士应掌握的医学知识、护理理论以及专科护理技能深入浅出。

在编写体例上，规避了传统教材平铺直叙，促进读者知识的内化及能力的转化。

在编写结构及编写风格上，各部分内容相互关联、互为羽翼，言简意赅，给人启迪。

本书收官付梓之际，衷心感谢各位编委夙兴夜寐，殚精竭虑。本书编写过程得到黑龙江省医学会领导及同仁的支持和参与，在此表示衷心感谢。

黑龙江省护理学会名誉理事长　李秋洁

2017 年 7 月

序 二

《血管外科护理》终于出版了！随着我国血管外科的不断发展，近30年来我国血管外科事业呈现出一派生机勃勃的景象。许多大型的综合医院都已经建立了血管外科，手术禁区不断被攻克，手术难度增大，新技术、新设备越来越多地应用于临床，与国际水平之间的差距不断缩小。与之相比，在血管外科护理方面还存在一定差距，国内关于血管外科护理方面的书籍更是寥寥无几。

本书的成功出版为培训血管外科专科护士提供了非常详尽的参考依据，这和编者们的辛勤付出是密不可分的。在编写期间，编者们付出了他们宝贵的时间和精力，只想呈现出更好的内容造福广大学者，使他们在护理学习和临床实践中有更好、更有力的参考与借鉴，我想，本书的成功出版更离不开这些护理工作者对血管外科护理的热爱，他们都是血管外科护理工作中的佼佼者，这其中不乏血管外科护理精英们，正是因为我们的护理工作者对专业知识不断探索和学习，让他们对自我要求更加严格，不断进取和总结经验，才有了本书的出版。本书是以血管外科常见疾病的病种进行分章节介绍和讲解的，既涵盖了疾病的基础知识，又将护理知识与临床要点进行了归纳总结，同时配合病例思考题，理论结合实际，我相信一定会让读者在阅读和学习中深感受益。

任何疾病的治疗都不是医生能单独完成的，血管外科疾病更是如此，正因为拥有如此优秀而强大的护理团队，我们在疾病诊疗的探索过程中才能稳中求进，才能无后顾之忧。在此，愿血管外科护理事业在全体同仁的努力下越来越好！

姜维良

2017 年 5 月

前　言

21 世纪是我国加速全面建设小康社会的关键时期。作为医疗卫生事业及构建和谐社会的重要组成部分，护理事业也将全面、协调、可持续地蓬勃发展。本教材遵循护理教育的培养目标，以人的健康为中心，以护理程序为框架，以整体护理的思想为主线而编写。

全书共十七章，以血管外科临床常见病、多发病为主要内容，提出了解决问题的思路和方法，并规范了各项血管外科护理技术的操作流程和评价指标。

本教材的特点：①体现"三基五性"原则：以护理学的基本理论、基本知识和基本技能为指导，教材编写符合思想性、科学性、先进性、启发性、适用性的要求。②重点突出、实用性强：本教材以"应用"为主旨，既选编"必需、够用"的理论内容，又融入足够的实践内容，使理论知识和实践技能有机结合，便于理解。③注重学生能力培养：将护理程序的工作方法贯穿于整个教材编写过程，尤其在护理措施的技术操作中，强调操作前的评估，操作中病人的舒适、安全以及操作后的整体评价，有利于学生建立一个整体框架，培养学生分析问题、解决问题的能力，为日后临床护理课程的学习打下基础。④夯实基础：章节最后部分设置临床病例及思考题，进一步夯实章节所学知识。

在编写过程中，全体编者齐心协力，付出了辛勤的劳动。由于编写时间较紧，且编者的能力和水平有限，书中难免存在不足与疏漏，恳请专家、使用本教材的师生和护理界同仁多提宝贵意见，给予指正。

席桂华

2017 年 5 月

目 录

第 一 章

主动脉夹层

主动脉夹层（aortic dissection，AD）是指在主动脉壁存在或不存在自身病变的基础上，并在一系列可能外因（如高血压、外伤等）的作用下导致主动脉内膜撕裂，血液由内膜撕裂口进入主动脉壁中层，造成主动脉中层沿长轴分离，从而使主动脉管腔呈现真、假两腔的一种病理状态。

急性主动脉夹层病人中，在入院前已经死亡的占24%，未处理者在6小时内死亡的占22.7%，在1周内死亡的达68%。在美国，尸检主动脉夹层占0.2%～0.8%，每年约有急性病例9000人。本病在50～70岁的人群中较多见，男性多于女性，男女比例为（2～5）:1。在老年人群中，左侧锁骨下动脉以远的动脉更常见。

【病因】

主动脉夹层确切的病因尚不明确，是多种易感因素共同作用的结果，这些易感因素均在不同程度上引发了主动脉壁结构或动脉血流动力学改变，其基本病变为含有弹力纤维的主动脉中层破坏或坏死，引起这一解剖学改变的病因主要包括：

1. 高血压　高血压导致主动脉壁结构的变化是夹层发生的基础，高血压和与高血压明显相关的动脉粥样硬化仍然是主动脉夹层最重要的危险因素，80%以上主动脉夹层病人有高血压病史，因此认为高血压是主动脉夹层的发病基础。高血压时由于血流的改变，导致主动脉壁弹力纤维和胶原纤维的形态与比例发生了改变，增加了血管壁的切应力，使得其僵硬度增加，血管内膜容易撕裂而引起动脉夹层。

2. 动脉粥样硬化及其溃疡

（1）高血压：高血压病人动脉粥样硬化的发病率较一般人群显著增高。高血压是促进动脉粥样硬化发生、发展的重要因子，同时动脉因粥样硬化所致的狭窄又可引起高血压，两者之间互相影响，互相促进；另一方面，主动脉夹层病人常合并高血压，且几乎所有的主动脉夹层病人都存在控制不良的高血压现象。

（2）高脂血症：血脂异常是导致主动脉夹层及主动脉粥样硬化的一个共同危险因素，一方面，脂质沉积于血管壁可以导致局部炎症的发生，并且促进C-反应蛋白（C-reactive protein，CRP）和白细胞介素6（interleukin-6，IL-6）等炎症介质的释放，进一步破坏血管壁，从而导致冠状动脉粥样硬化及主动脉夹层形成。另一方面，高血浆同型半胱氨酸可通过多种途径促进血管内皮损伤和动脉粥样硬化的形成，并且主动脉夹层合并主动脉瘤病人的血浆同型半胱氨酸水平显著增高，提示高血浆同型半胱氨酸与主动脉夹层合并主动脉瘤的发生、发展密切相关。

（3）年龄及烟酒史：随着年龄的增长，主动脉夹层及动脉粥样硬化的发病率呈明显上升趋势。并且大量数据表明，烟酒史是动脉粥样硬化发生、发展的重要危险因素，同时明广华等研究发现主动脉夹层病人分别有 40.3% 的长期吸烟和 25.7% 的长期饮酒史，这也表明主动脉夹层可能与吸烟、饮酒密切相关。

3．遗传性结缔组织病　如 Marfan 综合征、Turner 综合征和 Ehlers-Danlos 综合征。

4．主动脉炎性疾病

（1）大动脉炎：大动脉炎为 T 细胞介导的全层动脉炎，常呈节段性分布。该疾病是由日本眼科医生高安（Takayasu）于 1908 年首次报道，故又称为"高安病"。大动脉炎早期表现为非特异性症状，如发热、乏力、头晕、盗汗、体重下降等，由于无典型的临床表现，早期诊断十分困难。本病多见于年轻女性，女性发病率大约是男性的 10 倍，发病年龄多为 20～30 岁。大动脉炎是一种慢性的血管炎症，管壁纤维化增厚，这可能是导致主动脉夹层慢性起病的主要原因。本病为慢性进行性血管病变，受累后的动脉由于侧支循环形成丰富，故大多数病人预后良好。

（2）巨细胞动脉炎：巨细胞动脉炎属于肉芽肿性动脉炎的特殊型，是以弹性基膜为中心的广泛性全层动脉炎。受累动脉病变呈节段性跳跃分布，为斑片状增生性肉芽肿。发病率可达每年（15～30）/10 万人，男女比例为 1：3。10%～15% 的大动脉如主动脉弓、近端及远端主动脉受累。目前巨细胞动脉炎发病机制尚不明确。巨细胞动脉炎炎症反应主要发生在动脉内弹力膜，可能与自身抗原有关。另外自身免疫过程也可加重动脉壁的营养缺乏，进一步促进了中层组织坏死和基质降解，血管壁的损伤是主动脉夹层发生发展的重要原因。

（3）白塞病：白塞病是于 1937 年由土耳其皮肤科医生 Behcet 首先报道的。该病在土耳其最常见，发病率为（80～370）/10 万，我国发病率为（10～40）/10 万，男女发病比例相似。发病年龄多为 25～35 岁。30% 白塞病病人有血管受累表现，主动脉受累不常见。目前国内外研究认为白塞病的发病原因主要与病毒和细菌感染、自身免疫、遗传及环境等因素相关。累及动脉时常表现为动脉壁密集的炎症细胞浸润，内膜破坏、中膜纤维化增厚，可导致闭塞、形成动脉瘤或夹层，甚至突然破裂导致死亡。病人主动脉主要为淋巴细胞、嗜酸性粒细胞的浸润，多见于中膜和外膜的滋养血管周围。白塞病病人应尽早积极地干预治疗，降低主动脉夹层发病率及病死率。

（4）强直性脊柱炎：强直性脊柱炎是一种主要侵犯脊柱，并累及骶髂关节和周围关节的慢性进行性炎性疾病。由于强直性脊柱炎也可侵犯外周关节，并在临床、影像学和病理表现方面与类风湿关节炎相似，故长时间以来一直被认为是类风湿关节炎的一种变异型，称为类风湿性脊柱炎，强直性脊柱炎引起的主动脉炎症病理改变可促使主动脉夹层形成。

（5）感染性疾病：梅毒性主动脉炎是主动脉夹层发病的危险因素之一。梅毒螺旋体可以侵犯任何部位的主动脉，其中以升主动脉受损最为常见。原发性细菌感染可破坏主动脉壁结构，导致主动脉扩张、主动脉梭状或囊状动脉瘤，增加了主动脉夹层形成的风险。

（6）欧蒙病：Ormond 于 1948 年首先报道了 2 例"腹膜后纤维化"病人资料。腹膜后纤维化和慢性主动脉周围炎为同一种疾病的不同名称。慢性主动脉周围炎是特发性纤维炎性疾病的总称，是腹主动脉的纤维炎症反应扩展到腹膜后，包绕邻近组织而引起的一系列临床综合征，目前尚无有效治疗手段，外科手术治疗主要是解除腹膜后纤维化肿块引起的压迫症状。目前采用主动脉瘤腔内修复术处理，近期效果良好。

5．钝性或医源性创伤（外伤或大手术后创伤）及其他因素　如先天性主动脉瓣病、多囊肾、主动脉中层变性、主动脉狭窄、肾上腺素诱导性病变和由滋养动脉病变或其他病因引起的主动脉壁间血肿等。

6. 妊娠 妊娠可引起主动脉夹层。在 <40 岁的女性主动脉夹层中,50% 的病人发病于妊娠期间,尤其是在妊娠 6~9 个月期间。妊娠妇女发生主动脉夹层与妊娠期间血流动力学和激素水平改变有关,如高血压、结缔组织松弛等。

7. 罕见原因 梅毒、心内膜炎、系统性红斑狼疮等,偶可致主动脉夹层。

【主动脉夹层研究简史】

Morgagni 于 1761 年提出主动脉外膜血肿;Shekelton 于 1822 年提出再入口和双腔概念;Laennec 于 1826 年提出主动脉夹层概念;Elliotson 于 1830 年提出升主动脉为发生夹层的最常见部位;Penneck 于 1838 年报道第一例美国主动脉夹层病例;Babes 在 1910 年提出主动脉滋养血管病变可以形成夹层;1933 年,Kellogg 发表研究结果报道 65% 立即死于瘤体破裂,15% 死于发病后数天内;1935 年,Gurin 行经右髂动脉开窗术;1958 年,Bahnson 开展慢性升主动脉夹层切除 + 主动脉置换术;1961 年,Hufnagel 施行了第一例急性升主动脉夹层和主动脉瓣关闭不全手术;1965 年,DeBakey 进行了涉及胸、腹主动脉夹层的治疗;Bentall 于 1968 年提出包括冠状动脉在内的升主动脉重建术;1975 年,Griepp 在深低温停循环下行慢性主动脉夹层弓部置换术;1981 年,Carpentier 完成了旷置主动脉夹层和胸主动脉血流逆转的血栓旷置术;1982 年,Crawford 完成了包括主动脉瓣在内的全主动脉分期置换术;1993 年,Massimo 则以一期手术完成上述治疗。

【病理和生理】

主动脉夹层除原发病的病理改变外,由于血流冲击作用,其主动脉内膜破口常位于升主动脉瓣上 2~3cm 或降主动脉峡部,形成夹层血肿后,局部明显增大,呈梭状或囊状。可向近心端和(或)远心端扩展,但以后者多见。

升主动脉夹层向近心端扩展时,可引起主动脉瓣膜水肿、增厚、撕裂、移位和瓣环扩大,导致主动脉瓣关闭不全;亦可引起冠状动脉开口狭窄或闭塞,导致冠脉供血不足,甚至心肌梗死。升主动脉夹层向远心端扩展时,可波及主动脉弓部的头臂动脉、左颈总动脉和左锁骨下动脉,可引起脑部和(或)上肢供血不足,甚至出现偏瘫或昏迷。降主动脉夹层向远端扩展时,可累及腹主动脉及其分支、甚至髂总动脉,可引起相关内脏(肝、胃、肠或肾等)及下肢缺血症状。其扩展范围大小取决于主动脉壁基础病变轻重、血压高低、破口大小及血流冲击量多少等因素。部分严重病人可发生主动脉外膜破裂,使大量血液流入心包腔、纵隔、胸腔或腹膜后间隙,如不及时发现和有效救治,常迅即死亡。

少数主动脉夹层病人内膜完整,并无裂孔,其夹层血肿可能由主动脉壁中层病变处的滋养血管破裂而内出血所致。亦有主动脉夹层在扩展时穿破远端内膜,使夹层血液回流入主动脉腔,导致"自行愈合"(图 1-1)。

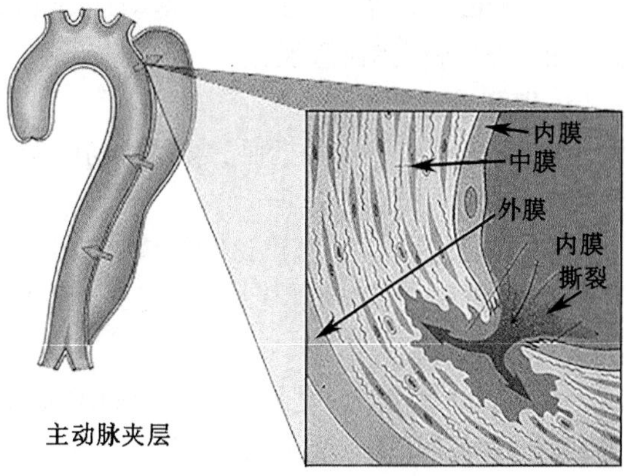

图 1-1 主动脉夹层的病理生理

【分型与发病机制】

1. DeBakey 分型

Ⅰ型病变范围自升主动脉至远侧腹主动脉,甚至更远。

Ⅱ型病变仅涉及升主动脉。

Ⅲ型病变涉及胸主动脉及其以远,至膈上者为Ⅲa型,至膈下者为Ⅲb型。

2. Stanford分型　凡涉及升主动脉者均为Stanford A型,仅涉及胸主动脉及其远者为Stanford B型。

(1) A型:相当于DeBakey Ⅰ型和Ⅱ型,其内膜破口均起始于升主动脉处。适合于外科手术治疗。

(2) B型:相当于DeBakey Ⅲ型,其夹层病变局限于腹主动脉或髂动脉。主要适用于内科药物治疗。

3. 发病机制　主动脉夹层由真腔和假腔组成,由内膜所分隔。中膜变性或胶原增加,均降低了主动脉壁对血流的承受力。升主动脉和胸主动脉转折最明显处受血流的冲击最大。随着心脏的搏动,上述部位随之扩展、回缩和摆动,对该部的损伤颇大。每年的心搏次数几乎达0.5亿次,加上高血压、糖尿病、中膜变性、滋养血管供血障碍、先天性发育不良等因素,很容易引起上述部位自内向外的创伤,表现为内膜甚至不同程度的中膜穿破、撕裂和壁间血肿及其破裂,血流进入壁间,将主动脉分裂形成大范围的夹层。

【临床表现】

1. 疼痛　疼痛是主动脉夹层最常见的临床表现。病人多有不可忍受的突发剧烈撕裂样或刀割样胸痛、腹痛,一般发生于胸前、后背、腹部或沿胸主动脉行径,腹主动脉夹层可累及肠系膜血管,继而引发肠缺血坏死的临床表现。

2. 肢体脉搏减弱、活动可受限。

3. 呼吸困难、休克　夹层破裂后血流入胸腔或腹腔导致失血性休克。患急性主动脉夹层的病人可突然死亡,或者在数小时内或数天内发生死亡。

4. 脏器或肢体缺血的表现　病人可因主动脉分支阻塞而引起组织或脏器缺血,如神经系统缺血表现为偏瘫或截瘫,也可表现为一过性意识模糊、昏迷而无定位体征,可因左侧喉返神经受压出现声嘶。四肢缺血表现为急性下肢缺血,易误诊为下肢动脉急性阻塞,常有脉搏减弱甚至消失,肢体发凉、发绀等现象。肾脏缺血出现少尿、血尿,甚至引起肾功能损害。

5. 主动脉瓣关闭不全　半数病人出现主动脉瓣关闭不全,是A型主动脉夹层严重的并发症。严重时有急性左心衰的表现,如严重呼吸困难,咳粉红色泡沫痰等,慢性期出现股动脉杂音(Duroziez征)、毛细血管搏动征(Quincke征)、点头征(Musset征)及股动脉枪击音(Traube征)等周围血管征。

【辅助检查】

1. 实验室检查　包括血、尿常规,肝、肾功能和凝血功能的检查等。

2. 影像学检查

(1) X线胸片:可提供诊断线索,急性胸背部撕裂样疼痛伴有高血压的病人,如胸片中上纵隔影增宽,或主动脉影增宽,要进行CT血管成像(computed tomography angiography, CTA)等检查,明确诊断。

(2) 主动脉CTA:是目前最常用的术前影像学评估方法,其敏感性达90%以上,其特异性接近100%。CTA断层扫描可观察到夹层隔膜将主动脉分割为真、假两腔,重建图像可提供主动脉全程的二维和三维图像,其主要缺点是需注射造影剂,可能会出现相应的并发症,而主动脉搏动产生的伪影也会干扰图像和诊断。

(3) 超声:血管腔内超声是近年发展起来的诊断项目,可清楚地显示主动脉腔内的三维结构,诊断正确性无疑高于传统超声,但因其为血管内操作,主要应用于微创介入治疗时对夹层破口和残留内漏的判断方面；其优点是无创、无需造影剂，可定位内膜裂口，显示真、假腔的状态及血流情况，还可显示并发的主动脉瓣关闭不全、心包积液及主动脉弓分支动脉的阻塞情况。

（4）主动脉磁共振血管成像（magnetic resonance angiography，MRA）：对主动脉夹层病人的诊断敏感性和特异性与CTA接近，核磁所使用增强剂无肾毒性；其缺点是扫描时间较长，不适用于循环状态不稳定的急诊病人，而且也不适用于体内有磁性金属植入物的病人。

（5）数字减影心血管造影术（digital subtraction angiography，DSA）：DSA可见造影剂经内膜破口进入假腔。假腔内常有血栓形成，常不能显示全貌，真腔常受压变小。并可观察分支动脉受累情况。尽管主动脉血管造影仍然保留着诊断主动脉夹层"黄金标准"的地位，但因其为有创检查且需使用的含碘造影剂较CTA多，目前多只在腔内修复术中应用，而不作为术前诊断手段。

【诊断要点】

1. 病史 病人既往有无高血压、糖尿病、心血管疾病及外伤经历等。

2. 症状与体征 急性主动脉夹层最常见的症状是突发的剧烈胸、背疼痛（约占90%），有如撕裂、刀割，可向颈及腹部放射，两侧肢体血压与脉搏可不对称，脉搏可减弱，活动可受限；严重者可伴呼吸困难与休克、充血性心力衰竭、猝死、脑血管意外和截瘫等。

3. 影像学检查 可明确主动脉是否被夹层隔膜分割为真、假两腔，为治疗提供支持。

【治疗要点】

1. 内科治疗

（1）内科治疗指征：①病情已不可能施行手术者；②慢性主动脉夹层而无夹层动脉瘤形成者，尤其是有再入口和两条平行夹层，无器官和肢体血运障碍者；③慢性病例在随访中无再扩大者。

（2）内科治疗方法：急性病例必须在监护病房进行抢救，给予积极的降压、β受体阻断药和镇痛治疗，必要时给予冬眠疗法，后者在多例急性期病人中起着令人瞩目的作用。同时密切观察病人各项生命体征的变化，避免应用过多液体引起血流动力学紊乱或肺水肿等严重后果，力争以内科治疗使假腔内的血流停滞，形成血栓而自愈。

2. 手术治疗

（1）手术指征：在血管腔内疗法出现之前，主动脉夹层手术指征见表1-1，但是目前首先考虑血管腔内疗法。

表1-1 主动脉夹层的手术指征

分类	DeBakey Ⅰ、Ⅱ型	DeBakey Ⅲ型
急性	所有病例	破裂、胸膜后破裂
亚急性	急诊手术	
心脏压塞	所有病例	所有病例
器官缺血	所有病例	所有病例
重症主动脉瓣关闭不全		
亚急性	尽早手术	主动脉夹层进展者
慢性	主动脉直径>5cm	破裂
破裂	器官缺血	
其他		顽固性疼痛

（2）手术方法

1）DeBakey Ⅰ型和 DeBakey Ⅱ型涉及升主动脉和主动脉弓，在体外循环下，经胸正中切口，必要时采用脑保护措施，具体方法包括深低温停循环，选择性顺行脑灌注或逆行经上腔静脉脑灌注。近端病变在采用上述措施后，纵切升主动脉，明确撕裂部位。如果主动脉瓣正常，以预凝涤纶人工血管施行主动脉置换术。如断面为夹层，吻合前需要以"三明治"加垫片预先缝合或者置 GRF 胶。

2）DeBakey Ⅰ型和 DeBakey Ⅱ型急性主动脉夹层的 50%～70% 病人伴主动脉瓣反流，其中 60%～75% 的病变可用主动脉交界悬吊修复法，缝合自瓣尖开始，于血管壁之外加用垫片后打结。

3）主动脉根部扩张，或者直径在 36mm 以上时，需要行以复合带瓣人工血管换瓣和人工血管置换术。然后在靠近冠状动脉开口的人工血管上做相应的开口，例如做左、右冠状动脉施吻合术，称 Bentall 法。如果位置不佳，或擅长于血管外科者，则可用 8～10mm 涤纶人工血管施行冠状动脉和人工血管之间搭桥术，此为 Cabrol 法。必要时可行人工血管与冠状动脉（而不是开口）之间大隐静脉重建术。David 手术与 Bentall 手术的不同之处在于不置换主动脉瓣。

4）如果撕裂涉及主动脉弓，需要在深低温停循环下，自正中切口施行开放式主动脉弓置换术，人工血管上部做相应含头臂干开口的横弓顶部的裁剪后，施行对端吻合术（也可用带分支的弓部人工血管分别与相应动脉吻合），远侧与胸主动脉吻合。当升主动脉病变涉及胸主动脉甚至胸、腹主动脉时，可以采用分期切除手术。先切除和重建升主动脉与弓部病变，远侧采用象鼻手术法，在完成远侧吻合后，部分人工血管保留在左侧锁骨下动脉以远的主动脉内，以利于分期手术或腔内治疗。二期手术一般在 4～6 周后执行。如果远侧病变和症状更加严重时，可以先施行远侧手术。目前，对胸主动脉病变可自弓部引入支架型人工血管或带支架的人工血管施行象鼻术，可以一期治愈病变。

5）如果取一期直至胸主动脉的病变切除和重建法，则以 Cooley 提出的逆行法为佳。病人取左半卧位，采用左股静脉和右心房为静脉回流、左股动脉灌流下的深低温停循环。取胸正中和左侧第 4～6 肋间（酌情）的后前位切口，分别显露升、胸主动脉和主动脉弓，降温至 18～20℃时，停循环，纵切胸主动脉，完成人工血管和远侧主动脉的吻合。纵切升主动脉，将人工血管自切开的远侧主动脉腔内牵引至升主动脉，此法可以避免损伤跨主动脉的迷走神经和膈神经，以前法行人工血管与包括头臂干开口在内的横弓顶部的吻合。钳夹近侧人工血管后，逐渐恢复体外循环，恢复头臂干和内脏供血，而心脏则受到心肌保护液的保护，此时可以完成与升主动脉的吻合，在 T_7 以下如果有较大的肋间动脉，应争取重建。

6）DeBakey Ⅲ型主动脉夹层病变的最常见内膜撕裂部位在胸主动脉近侧，故局限性手术为包括内膜撕裂在内的病变段胸主动脉切除和重建。涉及胸腹主动脉时，病人取半侧卧位，经左胸腹联合切口，推开左肺，显露胸主动脉，环形离断膈肌，自腹膜后显露腹主动脉。切除和重建包括部分肋间动脉和内脏动脉在内的主动脉为佳。重建时用 Crawford 法，以人工血管侧面椭圆形开窗，自瘤体内与带有内脏动脉和肋间动脉开口的主动脉壁施行吻合，明显简化手术操作。

7）对慢性主动脉夹层病例施行远侧吻合时，要注意将吻合部远侧的夹层做楔形切除，使其在完成远侧吻合后，真、假腔均有供血。

8）急性灌注不良综合征需要紧急处理：一是采用上述有关手术，例如升主动脉病变置

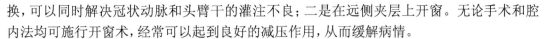

换,可以同时解决冠状动脉和头臂干的灌注不良;二是在远侧夹层上开窗。无论手术和腔内法均可施行开窗术,经常可以起到良好的减压作用,从而缓解病情。

(3)结果:随着诊疗方法、麻醉和监护技术的改进,目前手术死亡率有所下降,手术存活者,5年生存率较高。

(4)术后并发症:此类手术高风险,易导致严重并发症,包括术后再出血、截瘫、急性心力衰竭、脑血管意外、肾衰竭、肺不张、胸腔积液、迷走神经麻痹和凝血机制异常等。

DeBakey Ⅰ、Ⅱ型主动脉夹层病人手术死亡的主要原因是卒中和心力衰竭。DeBakey Ⅰ、Ⅱ型主动脉夹层术后早期主要并发症有呼吸衰竭、肺不张、胸腔积液、心律不齐、肾功能障碍和凝血机制异常等。

3. 腔内治疗

(1)操作方法:CT和MRI造影增强扫描,从后前、侧、斜和冠状位了解主动脉弓、内脏动脉和下肢动脉分支、内膜撕裂和真、假腔情况,对于制订腔内治疗方案,测定真、假腔及病变上、下主动脉直径,选择合适的支架型人工血管甚为重要。如果术前有DSA,则更加理想。

早期,以不锈钢"Z"形支架作为骨架,真丝作为覆盖物,由聚丙烯无创缝线将两者以手工缝合成覆膜支架型人工血管或血管内移植物,其直径为宿主动脉直径加15%,长度根据需要决定,多不超过12cm。将其插入导送系统中,经环氧乙烷消毒后备用。后来采用Talent支架或上海Microport支架型人工血管,每个病例移植物均需个体化。事先做好中转常规外科手术的准备。治疗在杂交手术室内进行,均采用全身麻醉,入径为股总动脉。

主动脉夹层的腔内治疗以弓降部内膜撕裂为例,经左桡或肱动脉穿刺,向主动脉弓插入带刻度导管,病人取左前斜位,最大程度地展开主动脉弓,行主动脉弓造影,重复测量尺寸。此时左股总动脉已显露,在股动脉两端置阻断管以备阻断,在拟插管的部位,在直视下插入导管鞘,导入Amplaze或Lundquester超硬导丝,使其头端自真腔进入升主动脉。打开预先准备好的合适覆膜支架人工血管,注水排气。按0.5mg/kg剂量经静脉给予肝素,阻断股动脉远侧。在保留超硬导丝于原位的前提下撤出导管鞘,此时以套带控制出血(动脉内有导丝,忌用阻断钳钳夹)。将装有支架移植物的导送装置经上述超硬导丝插至股动脉,按其直径,在插入导管的同时,逐渐纵切股动脉至5~6mm(比导送装置的直径略小),如此,在插入过程中和之后该处不会出血。透视下将导送装置徐徐推进,收紧套带,一直将导送装置推进至主动脉弓,酌情使其前端的裸支架略超过经左侧锁骨下动脉的插管(视为标志),将支架移植物到位。此时以药物控制性降压,使收缩压降至90mmHg或更低,释放移植物,以不封闭左侧锁骨下动脉并能封闭内膜撕裂口为度。血管造影复查,如果有内漏,则以球囊轻轻扩张,注意避免支架移位或内膜断裂、脱落。或者以套叠法加1~2只相应支架移植物或延长袖,并重复造影。

如果一切正常,撤出所有导管。在桡动脉或肱动脉穿刺部位包扎和压迫10分钟,以5-0非吸收线缝合股动脉和切口,并加压包扎。无论在手术前后,以影像学手段了解远侧动脉病变十分重要。如发生内脏动脉显影不全,应予以充分重视。

(2)并发症:术中的并发症包括病变破裂、支架移位、误入假腔等。当假腔压塞真腔、假腔胸膜后破裂和导送装置不能进入真腔时,如果能以支架型人工血管自假腔迅速封闭破裂时,也为可取之法。

1)动脉栓塞或微栓塞:支架植入过程中或植入后有栓塞的风险,有些是致命的。与常规手术比较,植入腔内移植物时发生腹壁血栓,或者斑块、内膜碎裂脱落,导致栓塞的危险性明显增加。

2）支架植入后综合征：表现为持续性发热、皮疹、背痛、C- 反应蛋白升高，常无白细胞计数升高及感染，用非甾体抗炎药（NSAIDs）常有效。

【护理评估】

1. 术前评估

（1）健康史及相关因素

1）一般情况：病人的年龄、性别、职业。

2）病人活动情况：活动有无耐力，活动是否因疼痛受限。

3）既往史：①有无高血压、糖尿病、冠心病、动脉粥样硬化等病史；②吸烟史及饮酒史：询问烟龄、每日吸烟量，烟酒是动脉粥样硬化发生、发展的重要危险因素；③生活史：生活环境、工作环境等；④有无感染、大手术后创伤及外伤史；⑤家族史：家族中有无患本病或其他血管疾病的病人。

（2）身体状况

1）疼痛情况：评估病人疼痛的位置、性质、程度、持续时间。

2）血压及呼吸情况：测量病人双上肢血压，评估病人有无呼吸困难症状。

3）肢体血运及皮肤情况：有无肢体末端冰冷、脉搏不易触及、皮肤暗紫色等改变。

4）辅助检查：CT 表现：①内膜钙化移位：内膜钙化距主动脉壁外缘 >5mm 有诊断意义，是特征性表现；②显示撕裂内膜瓣片：增强扫描瓣片表现为一略弧形的线状负性影；③显示真腔和假腔：增强扫描后真、假腔可以同时显影，或假腔显影、排空比真腔稍延迟，或者假腔因血栓形成不显影；④显示内膜破口、再破口；⑤ CT 仿真内镜可以显示真腔、假腔及破裂口的位置、大小。

MRI 比 CT 易于显示内膜瓣片及夹层全貌。真、假腔内血流速度不一致，可产生不同强度的信号。真腔无信号（流空效应），假腔内血流缓慢或血栓形成时出现信号。少数病例破口较大或者其下方出现再破口（出口）时，真、假腔内血流速度均较快，两腔可以均无信号。缺点是不易显示内膜钙化内移这一特征性 CT 表现。三维动态增强 MRA 能更清晰地显示上述改变，观察分支是否受累。

（3）心理和社会支持情况：病人因反复出现持续剧烈的疼痛、对新环境的陌生而产生的恐惧、焦虑心态，对疾病发生、发展、治疗过程的认知程度，病人是否有因患病而产生的焦虑不安情绪以及病人家属对治疗的支持程度。

2. 术后评估

（1）手术情况：手术方式、麻醉方式、手术范围。

（2）手术效果：病人疼痛程度的变化、呼吸状况改善程度、活动情况。

（3）局部伤口情况：伤口愈合情况，敷料是否清洁及渗出情况。

【常见护理诊断／问题】

1. 疼痛　与血管撕裂有关。主动脉夹层病人入院时常伴有腹部或胸背部疼痛，疼痛是急性主动脉夹层最主要和最突出的表现，从疼痛一开始即表现为剧烈并持续性，不能耐受。表现为突发心前区、腰背部或腹部剧烈性疼痛，呈撕裂状、刀割样或烧灼感，其特点为转移性，通常与夹层延伸途径一致。疼痛性质改变、放射范围扩大或强度加剧，则预示病情变化；疼痛缓解或消失后又再度加重，应警惕主动脉夹层分离继续扩展甚至破裂的危险，剧烈疼痛可使血压升高，心率加快，加重夹层撕裂扩展。

2. 高血压和心率增快　高血压是主动脉夹层的最常见病因，高压血流冲入病变的主动脉血管壁可使夹层血肿扩大，甚至造成中膜破裂：主动脉夹层发生后，部分病人会出现双上肢或双下肢血压差异现象，当一侧肢体血压明显高于另侧肢体血压时，以测得血压高的肢体血压为准，而且测量血压时病人采取平卧位（侧卧位测量的血压大部分偏低）。部分急性主动脉夹层病人可出现左、右肢体血压不等现象。急性主动脉夹层病人发病后由于疼痛、紧张、焦虑、恐惧，常导致心率增快，而心率增快可促使夹层血肿的延伸，因此，控制心率也是有效抑制主动脉夹层剥离、扩展的关键。

3. 焦虑/恐惧　与环境陌生，担心疾病预后有关。病人因突然脱离工作岗位，离开家庭，对周围环境陌生，难以适应病人角色，对医院新环境及各种制度管理陌生，生活上不习惯，情绪上出现波动，产生恐惧感和陌生感，影响到情绪、睡眠和饮食。心理上、生理上处于高度的集中和应激状态，病人疑心加重，情绪低落，心理承受的压力大，从而使症状加重。

4. 知识缺乏：缺少疾病相关知识。对怀疑自己得了不治之症和已确诊的不治之症病人而言，否认心理更为常见，这是某些病人应付危害情境的一种自我防卫方式，悲观绝望，消极倦怠，影响对客观事物的正确判断。疾病对任何人来说都是一件不愉快的事，多数病人都会产生轻重不同的抑郁情绪。担心自己的疾病不能治愈，担心自己的疾病不能引起医护人员的重视，担心经济负担过重家庭不能承受，担心手术及治疗是否安全等，过度的抑郁又起到贻误病情的消极作用。

5. 潜在并发症：夹层破裂、急性下肢动脉栓塞、休克。

（1）升主动脉夹层：术中和术后并发升主动脉夹层较常见。其最严重的结果是升主动夹层破裂，心脏压塞而导致死亡。如果及时发现，病人可以存活。升主动脉夹层无疑是最严重的并发症。其原因可能有以下几点：①术中操作：各种导丝、导管及输送器可能造成主动脉内膜的损伤。②头端裸支架：所有覆膜支架的头端均有裸金属支架，头端较尖，其与主动脉壁紧密接触，随着动脉的搏动，两者会有一定程度的摩擦，可能造成新的破口。③支架选择过大：覆膜支架越大，其径向张力越大，可能造成主动脉损伤。④病人本身血管壁的条件：病人有结缔组织疾病时，其自身血管壁较脆弱，不能承受覆膜支架支撑。

（2）原发破口未完全封闭：有些术后内漏的病人，其假腔可长期保持通畅，其内可部分形成血栓，降主动脉直径受影响可增大，亦可不增大。有些术后内漏病人内漏可消失，假腔内完全形成血栓。支架内漏是较为常见的并发症，内膜破口越大，离左锁骨下动脉开口越近，越容易产生内漏。即便将左锁骨下动脉开口完全封闭，也不能完全避免内漏。

（3）急性肾衰竭。

（4）脑血管意外：有些病人可于术中发生脑梗死而导致偏瘫。发生严重并发症的病人可出现脑出血而死亡，多发生于术后血压较高的病人。术中脑梗死发生原因不明，可能与术中动脉硬化斑块脱落和术中控制性低血压有关。术后脑出血与高血压有关。主动脉夹层的病人往往合并高血压、动脉硬化。

【护理目标】

1. 病人主诉疼痛减轻。

2. 病人血压和心率控制在正常范围内。

3. 病人焦虑/恐惧程度减轻，情绪稳定。

4. 病人了解主动脉夹层治疗及预后，能够配合治疗和护理。

5. 并发症得到及时发现和处理或无并发症发生。

【护理措施】

1．术前护理

（1）心理护理：病人往往存在恐惧心理，应向病人及其家属正确解释、沟通，使病人积极接受手术。

（2）疼痛的观察护理：严密观察疼痛部位、性质、时间、程度，疼痛大多呈放射性，应与心绞痛鉴别。

（3）血压的观察与护理

1）遵医嘱用降压药，收缩压降至100～120mmHg，或者重要脏器达到适合灌注的相应血压水平。记录24小时尿量。

2）降低血压过程中，必须密切观察血压、心率、神志、心电图、尿量及疼痛等情况。血压下降后疼痛明显减轻或消失，是主动脉夹层停止扩展的临床指征，血压可维持在90～120/60～90mmHg。

（4）加强生活基础护理

1）嘱病人严格卧床休息，避免用力过度，如排便用力、剧烈咳嗽。

2）协助病人进餐、床上排便、翻身。

3）以清淡、易消化、富含维生素、高蛋白的流质或半流质饮食为宜。鼓励饮水，指导病人多食用新鲜水果、蔬菜及富含膳食纤维的食物。

4）经常使用缓泻剂，保持大便通畅。

（5）密切观察相关体征

1）密切观察双下肢动脉搏动情况，并测量踝上10cm处周径做前后对比。

2）主动脉夹层累及相关系统的观察和护理。

升主动脉夹层累及冠状动脉时，可引起急性心肌缺血、急性心肌梗死；累及主动脉瓣，瓣环扩大、瓣膜移位、撕裂等引起主动脉瓣膜关闭不全，导致急性左心衰竭；主动脉夹层向外膜破裂，可引起急性心脏压塞；主动脉夹层累及头臂干、左颈总动脉、左锁骨下动脉时，可引起大脑、上肢供血障碍；主动脉夹层压迫喉返神经时，可引起声音嘶哑；累及肾动脉时可有血尿、少尿甚至无尿；累及肠系膜动脉时，可引起腹泻、腹胀、恶心、呕吐等，故应密切观察上述症状，及早发现病情变化，为治疗赢得时间。

密切观察有无呼吸困难、咳嗽、咯血；有无头痛、头晕、晕厥；有无偏瘫、失语、视物模糊、肢体麻木无力、大小便失禁、意识丧失等，以及双侧颈动脉、桡动脉、股动脉、足背动脉搏动情况。持续心电、血压监护，观察心率、心律、血压、血氧饱和度变化，严格记录液体出入量。

2．术后护理

（1）体位：取平卧位，麻醉清醒后改为半卧位，术后绝对卧床2周，尽量避免左侧卧位，以免压迫人工血管。

（2）注意控制血压：监测病人上、下肢血压，动脉搏动（桡动脉、足背动脉），皮肤颜色及温度，同时注意病人的肢体感觉、运动及排便情况，需要用血管扩张药和利尿药改变血压时，要注意用药后的反应。

（3）严密观察渗血、出血情况：术后出血量达10ml/kg、1小时内>500ml、2小时内达4000ml是出血指征。

（4）观察尿量：应当在保证组织灌注的情况下，使尿量达300ml/h。

（5）注意肺部护理：按时雾化，促进排痰。

（6）观察有无脑梗死。

（7）饮食：术后肠功能恢复正常后，即可从流食开始逐渐过渡到普食。

（8）药物护理

1）抗凝治疗：术后根据具体情况进行抗凝治疗，一般使用低分子量肝素或肝素5～7天，之后口服阿司匹林或华法林1年，注意观察抗凝药物的副作用和不良反应。

2）控制血压：对于低温引起的高血压，可以复温降低外周血管阻力。适量应用镇静止痛药物，能有效防止因紧张、疼痛等原因引起的高血压。

【护理评价】

1. 病人疼痛有无缓解。

2. 病人焦虑/恐惧是否减轻。

3. 病人能否掌握本病的治疗及预后，能否配合治疗和护理。

4. 并发症是否得到预防、及时发现和处理。

【健康指导】

1. 指导病人戒烟、戒酒、适当运动，建立健康的生活方式，并教会病人家属测量血压的正确方法，遵医嘱正确服用降压、降糖、抗凝药。

2. 指导病人低盐、低脂、低糖饮食，保持大便通畅。

3. 出院2周后门诊复查，以后根据检查结果定期到门诊复查。

【典型病例】

病人，男，67岁，农民。主诉突发胸背痛1天，既往有高血压病史，有吸烟史，测血压170/100mmHg，入院时急性痛苦病容，口唇轻度发绀，胸背部呈持续性撕裂样疼痛，全身乏力，无咳嗽、咳痰，无恶心，呕吐，无呼吸困难，无头痛、头晕。心率：94次/分，律齐无杂音，X线胸片：双肺未见明显活动性病变，主动脉弓增宽。请问：

1. 该病人初步临床诊断是什么？

2. 针对该病人的护理评估要点有哪些？

3. 该病人的主要护理诊断、护理措施是什么？

第 二 章

腹主动脉瘤

腹主动脉瘤(abdominal aortic aneurysm，AAA)是指因为动脉中层结构破坏，动脉壁不能承受血液冲击的压力而形成的局部或者广泛性扩张或膨出。腹主动脉管径的扩张或膨出大于正常腹主动脉管径的 50% 以上为腹主动脉瘤。由于正常人腹主动脉的直径约 2cm，因此腹主动脉直径 >3cm 时即可诊断为腹主动脉瘤。

动脉瘤膨出的特点是不能回缩，这与动脉生理性扩张有本质的不同，动脉瘤将逐渐增大甚至发生破裂。腹主动脉瘤好发于老年男性，男女之比为 10:3，尤其多见于吸烟者，吸烟显著增加动脉瘤破裂的风险。根据动脉瘤的病理解剖，分为真性动脉瘤、假性动脉瘤及夹层动脉瘤。

【病因】

动脉粥样硬化被认为是腹主动脉瘤最基本的病因，肾动脉开口以下的腹主动脉是粥样硬化最易发生的部位，也是动脉瘤最易形成的部位，并常常延伸至主动脉分叉处，仅有 2%～5% 的腹主动脉瘤发生在肾动脉开口上方，后者大多是胸主动脉瘤向腹主动脉的延伸所致。

遗传性因素在腹主动脉瘤的发展中起一定作用，有报道约有 28% 的病人一级亲属中有遗传性疾病，进一步的研究也表明，细胞组织的缺陷也是腹主动脉瘤的发病因素，可表现为主动脉中层弹力纤维断裂和炎症反应，有大量巨噬细胞和细胞活性物质的浸润。

【发病机制】

弹力蛋白和胶原蛋白是主动脉壁最重要的结构成分，它们与平滑肌细胞一起共同构成主动脉的中膜，正常结构时，主动脉的胶原蛋白是按照弹力蛋白承担负荷的形式围成的，从而使主动脉成为一个易于伸展的弹性管道。当负荷增加且血管持续伸展时，胶原纤维即螺旋形展开，并作为承担负荷的成分而补充弹力蛋白的作用，使血管减少膨胀。弹力蛋白是负荷的主要承担者，而胶原蛋白则作为储备，充当起牢固而且几乎不扩张的安全网络，二者构成的基质层对压力负载有一个明确的界限，遗传基因的异常，弹力蛋白和胶原的降解，动脉硬化对基质连接层的毁损以及逐渐增大的脉冲压力，都集中作用于该层，超过一定的限度，将导致腹主动脉瘤的形成。

1. 动脉硬化的作用 粥样硬化与动脉瘤的形成和扩张有关，由于缺乏滋养血管，人腹主动脉壁的营养供应主要来源于管腔内血液的弥散，而动脉硬化斑块及其附壁血栓的形成，势必造成营养弥散障碍，导致动脉内膜、中膜的坏死，使管壁力量薄弱，易于形成动脉瘤；动脉硬化斑块脱落后，裸露的平滑肌细胞将激活胶原酶，使大量的胶原蛋白降解，这也是导致主动脉壁中膜薄弱、易于成瘤的因素之一。

2. 腹主动脉的结构缺陷与主动脉壁结构成分的变化是导致腹主动脉壁力量减弱，也是腹主动脉瘤形成必不可少的局部因素。

3. 遗传学因素的作用 腹主动脉瘤具有家族遗传的倾向，尤其同胞兄弟具有更大的危险性，腹主动脉瘤遗传主要为 X 染色体的伴性遗传，以及常染色体显性遗传，弹力蛋白和胶原蛋白的遗传缺陷，会直接引起主动脉壁的薄弱，而各种酶的遗传变化则使动脉壁基质结构蛋白的失活和降解增加，以及其间的整合联合受到破坏，从而间接导致动脉壁的薄弱，如 Marfan 综合征发生的胸腹主动脉瘤。

4. 危险因素 以上诸多因素为腹主动脉瘤形成的基本条件，而各种危险因素则在动脉瘤的发生发展当中起了促进作用。

（1）吸烟：烟草燃烧时产生的气态物质被吸收入血后，可以将蛋氨酸氧化成蛋氨酸亚砜，从而致 α_1-AT 失活，蛋白水解酶的活性增加，加重主动脉壁弹力蛋白的降解，引起主动脉壁力量的减弱，导致动脉瘤的发生和发展。

（2）炎症反应：对任何动脉瘤的主动脉壁进行组织学检查，均可以见到不同程度的炎性浸润，在 4%～10% 的腹主动脉瘤病人，手术时发现具有较厚的白色瘤壁，与周围粘连紧密，这就是所谓的"炎性腹主动脉瘤"。其特征为大量的炎症细胞浸润，常蔓延至主动脉壁外远处的周围组织。

（3）创伤的影响：有文献报道，10 例病人在经历剖腹探查术后 36 小时内出现腹主动脉瘤的破裂，这很可能是剖腹探查打乱了基质蛋白结缔组织合成代谢与分解代谢之间的动态平衡，而成为促使动脉瘤破裂的危险因素。研究表明，手术创伤如肠切除，剖腹探查等均可引起主动脉弹力蛋白酶活性的明显增加。

（4）高血压的作用：高血压也是腹主动脉瘤的危险因子，它与其发病率的增高和破裂危险性的增加均有联系。

（5）高龄的影响：腹主动脉瘤是一种老年性疾病，50 岁以下者少见，随着年龄的增长，动脉壁的弹力蛋白纤维发生降解、断裂和钙化，老化的主动脉壁无法抵制引起主动脉瘤性扩张因子的作用，于是在老年人可导致主动脉瘤的发生。

【病理】

腹主动脉瘤壁一般为单个球形或菱形，也有多发者，组织学检查可见动脉瘤壁弹力纤维断裂，弹性蛋白含量减少；中膜和外膜慢性炎症，B 淋巴细胞和浆细胞浸润，并含大量免疫球蛋白，提示自身免疫反应，无论何种动脉瘤的瘤壁都有内膜消失和弹力层断裂。当动脉内压力超过动脉壁的膨胀极限时，动脉瘤将破裂，几乎所有腹主动脉瘤腔内都有血凝块，血凝块可机化和感染，血凝块脱落可引起远端动脉栓塞。B 型超声波扫描随访腹主动脉瘤，发现瘤体直径平均每年增长 3.8mm，创伤性动脉瘤、感染性动脉瘤和吻合口假性动脉瘤都是动脉壁破裂后形成的动脉旁搏动性血肿，都属于假性动脉瘤。

【病理类型】

1. 分类 根据动脉瘤壁的结构可以分为 3 类：

（1）真性动脉瘤：瘤壁各层结构完整，病因多为动脉硬化性（图 2-1）。

（2）假性动脉瘤：为动脉破裂后形成，无完整动脉壁结构，瘤壁由部分动脉内膜和纤维组织构成，瘤腔内血流通过动脉破口与动脉真实管腔相交通，临床多见于创伤性动脉瘤（图 2-2）。

（3）夹层动脉瘤：动脉内膜破裂后，动脉血流经动脉内膜及中膜间穿行，使动脉壁分离、膨出，瘤体远端动脉内膜可另有破口，与动脉真腔再相通，呈夹层双腔状，动脉瘤内可形成附壁血栓,可继发感染,瘤壁薄弱处可破裂,引起严重出血而导致生命危险(图2-3)。

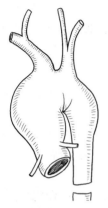
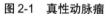

图2-1 真性动脉瘤

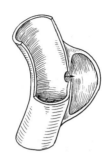

图2-2 假性动脉瘤

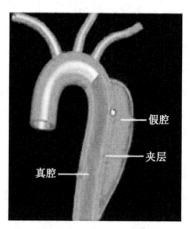

图2-3 夹层动脉瘤

2. 分型 根据瘤体侵犯部位的不同,腹主动脉瘤可分为2型:

(1)肾动脉开口水平以上的高位腹主动脉瘤,也可称为胸腹主动脉瘤和肾上型腹主动脉瘤。

(2)动脉瘤位于肾动脉开口水平以下,称为腹主动脉瘤或肾下型腹主动脉瘤。临床上多见于肾动脉水平以下,髂动脉以上的腹主动脉瘤,此类型动脉瘤瘤体近、远端都有一段动脉壁较为正常,这就为手术治疗提供了有利的条件。

【临床表现】

1. 腹部搏动性肿块 多数病人自觉心窝部或脐周围有跳动感,约1/6病人自诉心脏下坠到腹腔,这种搏动感以仰卧位和夜间尤为明显,肿块多位于左侧腹部,具有持续性和向着多方向的搏动和膨胀感。

2. 疼痛 约1/3病人有腹部脐周、两肋或腰部疼痛,疼痛的性质可为钝痛、胀痛、刺痛或刀割样疼痛。巨大的动脉瘤压迫脊髓引起腰痛。突然的剧烈腹痛往往是腹主动脉瘤破裂或急性扩张的特征性表现,因此把腹主动脉瘤突然出现腹痛视为最危险的信号。

3. 压迫症状 动脉瘤瘤体不断扩大,可压迫邻近器官产生相应症状。压迫小肠可导致饱胀、恶心、体重减轻;如果病变进展累及十二指肠可使胃肠道完全阻塞;双侧主髂动脉瘤可压迫输尿管引起肾水肿、肾绞痛和血尿,但输尿管完全闭塞不多见。腹主动脉瘤压迫腔静脉或髂静脉可产生下肢肿胀。

4. 穿破症状 腹主动脉瘤向消化道穿破形成主动脉消化道瘘,可引起消化道大出血。腹主动脉瘤破入下腔静脉,主动脉下腔静脉瘘,引起回心血量急剧增加、下腔静脉回流严重受阻,下肢、外生殖器和盆腔高度水肿,很快导致心力衰竭等。

5. 栓塞症状 动脉瘤腔内可形成血栓,大的栓子脱落可引起下肢急性缺血。腹主动脉瘤血栓形成也可导致急性主动脉闭塞,这种情况在主动脉瘤伴主髂动脉段有广泛闭塞时更易发生。临床最多见的是,瘤腔内泥沙样的微栓子不断脱落,引起远端细小动脉栓塞。

6. 破裂症状 腹主动脉瘤破裂的典型症状包括:休克、搏动性肿块和腹部或背部疼痛三联症。已破裂的动脉瘤占腹主动脉瘤手术的10%～30%,这些病人中有2/3在瘤体破裂前未被诊断出动脉瘤。

7. 几种特殊类型的腹主动脉瘤 ①炎性腹主动脉瘤：病人多并存有腹背部慢性疼痛、主动脉瘤体重下降、血沉增快，并伴有泌尿系统或消化道梗阻的症状。②感染性腹主动脉瘤：主要由细菌感染引起，表现为感染中毒症状、腹痛和腹部搏动性肿物。③合并下腔静脉瘘的腹主动脉瘤：腹主动脉瘤破裂入下腔静脉形成内瘘，形成腹部搏动性肿物伴杂音与震颤，以及心力衰竭、下腔静脉系统高压等临床表现。④合并消化道瘘的腹主动脉瘤：主要表现为消化道出血、腹部搏动性肿物、感染。消化道出血的主要表现为首先出现中小量呕血或便血，称为"先兆出血"。在一次或数次"先兆出血"后，病人常因突发性喷射性大呕血而死亡。

【辅助检查】

1. 彩色多普勒超声 提供受检血管的形态、血流方向、血管阻力、血流波形、频谱增宽及收缩期血液流速等指标。可以明确有无腹主动脉瘤、瘤的部位和大小。

2. CTA 检查 是腹主动脉瘤最常用的检查手段，目前是诊断腹主动脉瘤最理想的影像学检测方法，也是血管腔内治疗术前评估的重要依据。与超声检查相比，可以更清晰地显示腹主动脉瘤的全貌及其与周围组织结构如肾动脉、腹膜后及脊柱的关系，还能发现主动脉壁的钙化和瘤内血栓，动脉瘤破裂形成的腹膜后血肿，动脉瘤破裂渗血或者侵入其他器官（图 2-4）。

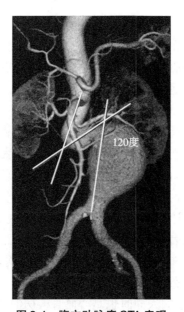

图 2-4 腹主动脉瘤 CTA 表现

3. MRA 检查 诊断腹主动脉瘤的作用与 CTA 大致相同。

4. DSA 检查 可提供腹主动脉瘤最直接的影像，但 DSA 毕竟是创伤性检查，增加了病人的痛苦，如上诉 3 种检查可以确诊，则不必做 DSA 检查。

【诊断要点】

根据病史及腹部脐周或中上腹扪及膨胀性搏动的肿块，有时有轻压痛，可同时伴有下肢急性或慢性缺血症状，一些病人可以听到腹部血管杂音及震颤等，即可怀疑腹主动脉瘤。进一步行彩色超声检查、CTA 或 MRA 检查，即可确立诊断。CTA 可作为腹主动脉瘤初次明确诊断的手段。

【鉴别诊断】

1. 肾绞痛 腹痛、休克、腰背痛是腹主动脉瘤破裂最常见的表现,在休克症状缺如时,剧烈的腰痛、肾区明显叩击痛、镜下血尿等表现常易误诊为尿路结石、肾绞痛。

2. 腹腔疾病 腹主动脉瘤破裂产生类似肠道出血及破裂、乙状结肠憩室炎、肠梗阻、胆囊炎、胆石症、胰腺炎等疾病的症状,可能与腹主动脉消化道瘘、瘤体内附壁血栓脱落、肠系膜下动脉急性缺血等因素有关。腹膜后肿物可能将腹主动脉向前方顶起,造成可疑腹主动脉瘤,需通过腹部 CT 检查鉴别。

3. 其他 较少见的需进行鉴别诊断的疾病还包括急性心肌梗死、腹部钝性外伤等。

【治疗要点】

腹主动脉瘤如不治疗不可能自愈,瘤体一旦破裂死亡率高达 70%～90%,而择期手术死亡率已下降至 5% 以下,因此提倡早期诊断、早期治疗。

1. 保守治疗

(1)严密监测:经过普查发现的腹主动脉瘤,如果瘤体直径 <4cm,建议 2～3 年进行一次彩色多普勒超声检查;如果瘤体直径 >4～5cm 需要严密监测,建议每年至少行一次彩色多普勒超声或 CTA 检查。一旦发现瘤体 >5cm,或监测期间瘤体增长速度过快,需要尽早手术治疗。

(2)药物治疗:一旦确诊腹主动脉瘤,在观察期间应严格戒烟,同时注意控制血压和心率。研究发现,口服 β 受体阻断药可以降低动脉硬化引起腹主动脉瘤的扩张速度,有效降低破裂率,减少围手术期不良心脏事件导致的死亡,这是目前唯一有效的腹主动脉瘤保守治疗药物。其原理可能是通过减慢心率,降低主动脉压力,从而减少血流对主动脉壁的冲击,减慢动脉瘤扩张速度。

2. 开放手术 最早的腹主动脉瘤切除、人造血管移植术起源于 20 世纪 60 年代。经过 40 余年的发展不断演变成熟,已经成为经典手术之一。虽然近年来腹主动脉瘤腔内修复术(EVAR)发展迅猛,对开放手术的统治地位造成很大冲击,但对于全身状况良好,可以耐受手术的腹主动脉瘤病人,开放手术仍然是治疗的标准术式。

(1)切口选择:经典的腹主动脉瘤开放手术切口选择腹部正中切开,逐层进入腹腔,打开后腹膜暴露腹主动脉,也有人尝试左侧腹膜外切口入路,认为该入路适用于曾多次腹部手术,腹腔粘连严重的病人。但目前还没有确切的循证医学证据表明两种切口入路在围手术期手术并发症及远期治疗效果上存在明显差异。

(2)术前评估:腹主动脉瘤病人同时也是心血管疾病的高危人群,因此手术前的心脏评估尤为重要。术前需详细评估心脏,进行心电图和心脏超声检查,必要时需行冠脉造影检查以充分评估冠脉狭窄程度,除此以外,术前还应进行肺功能及肝、肾功能的仔细评估。

(3)围手术期结果:腹主动脉瘤择期开放手术死亡率在 2%～8%,由于经验差别,结果有所不同。破裂性腹主动脉瘤手术死亡率则要高很多,各中心都在 40%～70%。病人年龄越大,围手术期死亡率越高;女性病人死亡率明显高于男性。术前病人的心脏功能、肺功能和肾功能都是影响围手术期死亡率的独立因素。

(4)长期存活率及并发症:腹主动脉瘤择期手术 5 年存活率为 60%～75%,10 年存活率为 40%～50%。由于累及肾动脉的腹主动脉瘤需行肾动脉移植,预后和长期存活率低于普通的肾动脉下腹主动脉瘤,5 年存活率 <50%。腹主动脉瘤开放手术的并发症主要包括:吻

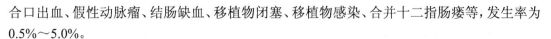

合口出血、假性动脉瘤、结肠缺血、移植物闭塞、移植物感染、合并十二指肠瘘等,发生率为0.5%～5.0%。

3. 腔内修复术

(1)术前评估:EVAR 对病人全身状况影响小,只相当于中到低等外科手术创伤,其围手术期死亡率明显低于传统开放手术。但术前仍然需要评估心脏功能,了解病人既往是否有急性心肌梗死或心力衰竭病史。同时还应该评估其他器官功能,尤其注意肾功能,防止发生术后造影剂肾病。对病变的评估应有良好的 CTA 资料,清楚了解近端锚定区、远端锚定区和径路血管条件。

(2)围手术期结果:有关比较腹主动脉瘤开放手术和 EVAR 围手术期死亡率的资料大多为非随机对照研究,这是因为选择 EVAR 的多为高危手术病人。尽管如此,EVAR 后围手术期死亡率 <3%,低于开放手术。另外,同开放手术相比,EVAR 术后恢复快,ICU 治疗时间和整体住院时间都大大缩短。

(3)长期存活率和术后并发症:EVAR 后病人的长期存活率很大程度上取决于术前的高危因素,据综合文献报道,高危病人和普通病人 EVAR 后 3 年存活率差别明显,分别为 68% 和 83%。EVAR 后主要并发症有内漏、支架移植物移位、扭转、移植物闭塞、感染等。有研究表明,术前腹主动脉瘤瘤体直径越大,术后内漏、支架移位及其他并发症发生率越高。

(4)EVAR 存在的问题:随着器材和技术的不断改进,EVAR 已经日趋成熟,但目前该术式仍存在一些问题,有待进一步发展和完善。

(5)血管解剖局限性:与传统开放手术相比,EVAR 对血管解剖条件的要求更高。首先,要求肾动脉下至少需要 1.5cm 长的正常主动脉作为近端锚定区,即瘤颈至少要 1.5cm 长;同时要求瘤颈直径≤28mm,不能严重成角。另外,还要求髂外动脉及股动脉有足够直径,保证携带移植物的输送器可以通过。由于女性髂外动脉细,因此,由于输送途径差而放弃腔内治疗的女性比例大大高于男性,文献报道女性大约为 17%,而男性只有 2.1%。

(6)内漏:内漏指 EVAR 后被封闭的瘤腔内持续有血流进入,可以分为以下 4 型:

Ⅰ型内漏:指由于近段或远端锚定区封闭失败导致血流进入瘤腔,一般瘤腔内压力高,容易导致瘤体破裂。一旦发现,应尽早纠正。

Ⅱ型内漏:指通过分支动脉(如腰动脉、肠系膜下动脉等)返血进入瘤腔,发生率在 40% 左右。大多数可以随时间延长自行血栓形成而封闭瘤腔,也有人通过导管行选择性分支动脉栓塞。但是,目前的循证医学证据表明,Ⅱ型内漏并不会增加瘤体近远期破裂的发生率。

Ⅲ型内漏:指由于支架血管破损或扭曲造成接口处渗漏,一旦发生,也需要尽早通过介入或手术纠正。

Ⅳ型内漏:指由于支架血管通透性高引起血液进入瘤腔,一般发生于支架血管植入后30 天内。

另外,有些病人在 EVAR 后瘤腔持续增大,通过 CT 扫描未发现明显内漏,有学者称其为内张力。总之,正是由于存在内漏等不确切因素,EVAR 后病人需要定期随访。随访间期一般为术后 3 个月、6 个月、12 个月,以后每年 1 次。如果影像学资料发现瘤体进行性增大,需要进一步检查以明确原因。

(7)支架移植物闭塞:早期的腹主动脉瘤 EVAR 后,支架移植物闭塞的发生率很高。发生闭塞的一个重要原因是移植物扭曲成角,后来有人发现用金属支架作为外支撑可以减少血管移植物的扭转,从而大大降低移植物血栓闭塞的发生率。

（8）瘤颈扩张：EVAR 后，近端锚定区的主动脉可能随时间延长而进一步扩张，从而可以导致支架移植物向远端发生移位。目前在进行 EVAR 时，一般选择支架主体直径比近端瘤颈直径超出 10%～20%。

【护理评估】

1. 术前评估

（1）健康史：病人的年龄、性别、生命体征等，既往史有无吸烟，动脉粥样硬化病史。高血压，高脂血症，外伤及感染史，家族史。

（2）身体状况

1）局部：评估病人有无腹痛及肿块，肿块大小及搏动情况。

2）全身：评估病人有无神志、呼吸、脉搏、血压等生命体征的改变，有无出血先兆等。

3）辅助检查：通过相关影像学检查明确动脉瘤的部位、大小、范围、血管壁情况等。

（3）心理和社会支持状况：病人对采取的手术方式、疾病预后及手术前后康复知识的了解程度。病人对手术过程、手术可能导致的并发症及疾病预后所产生的恐惧，焦虑程度及心理承受能力。家属对疾病及其治疗方法，预后的认知程度及心理承受能力，家庭及社会支持系统对病人在心理和经济上的支持帮助能力。

2. 术后评估

（1）手术情况：麻醉和手术方式。

（2）康复情况：身体状况，术后生命体征，神志、尿量及腹部情况。

（3）患肢血运情况：远端肢体血运情况，如皮肤颜色、温度、感觉及动脉搏动等。

（4）局部伤口情况：注意伤口有无血肿，渗出等情况。

【常见护理诊断 / 问题】

1. 恐惧　与担心瘤体破裂危及生命有关。

2. 自理缺陷　与病人担心瘤体破裂，不敢活动及术后需卧床休息有关。

3. 疼痛　与手术创伤及置管有关。

4. 潜在并发症：下肢动脉缺血，弥漫性渗血，吻合口假性动脉瘤等。

【护理目标】

1. 病人日常生活需要得到满足。

2. 病人在病情允许下能够进行力所能及的自我护理。

3. 病人主诉恐惧感减轻或消失。

4. 病人能采取减轻恐惧的应对措施，安全度过术前准备期。

5. 病人口腔黏膜 / 组织维持正常状态。

6. 病人口腔清洁卫生。

7. 病人或家属能运用清洁口腔的护理方法。

8. 病人能表述导致感染的危险因素及发生感染的先兆症状。

9. 感染能够得到及时发现、及时处理，切口按期愈合。

【护理措施】

1. 术前护理措施

（1）入院护理：热情接待病人，介绍负责医师和护士，提供安静、舒适、无不良刺激的环境。向病人讲解疾病的有关知识，说明术前相关检查、治疗、护理的目的和必要性，以及手术治疗的重要性，以取得病人的合作，消除其恐惧心理。

（2）血压控制：血压升高后，血液对血管壁的压力增大，心率过快增加了其对腹主动脉壁的冲击次数，使动脉瘤容易发生破裂，而动脉高压是动脉瘤破裂的最主要因素。因此合理使用降压药物，使血压控制在收缩压 100～120mmHg。可给予硝酸甘油、盐酸乌拉地尔、尼卡地平等降压药物静脉推泵注入以控制血压，防止因血压过高引起动脉瘤破裂。

（3）疼痛的护理：疼痛可使病人交感神经兴奋，增加全身血管的阻力，使心率增加、血压升高，诱发动脉瘤破裂。病人一旦产生了疼痛，应采取以下方法进行干预：①运用量表或疼痛尺进行评估，如采用词语描述量表、数字评定量表、Wong-Baker 面部表情疼痛量表、视觉模拟量表评估疼痛，明确疼痛等级。②密切观察疼痛的程度、性质、部位及持续时间，疼痛时病人的意识、血压、心率等生命体征的变化。如发生剧烈疼痛，预示有动脉瘤破裂的可能。③立即给予低流量吸氧（1～2L/min），以改善缺氧症状。④根据医嘱使用有效的镇痛剂，如疼痛剧烈通常间断使用吗啡 3～5mg 静脉注射，两次用药间隔 4～6 小时，以免成瘾。⑤根据病人的爱好可播放一些舒缓、放松的音乐，转移病人对疼痛的注意力，使情绪放松。⑥给予病人适量感觉刺激，使脑干抑制疼痛冲动的传导，从而减轻疼痛。

（4）排便的护理：病人长期卧床、会导致胃肠蠕动减慢，同时食欲不佳，饮食不平衡，焦虑、抑郁的心理状态，以及排便方式的改变等情况都会导致排便或排尿困难。如病人用力排便、排尿则会使腹腔内压增高，从而诱发动脉瘤的破裂。因此，保持大便通畅在护理过程中尤为重要。①指导病人养成良好的排便习惯，选择适宜的排便时间，理想的排便时间是早餐后。②合理调整病人的饮食结构，给予低盐、低脂、高蛋白、高维生素及纤维素、易消化的食物，少食多餐，适量饮用蜂蜜水，多吃新鲜水果和蔬菜，防止便秘发生。③病人出现便意时，切勿用力加大腹压。选择适宜的排便姿势，排便时提供病人隐蔽条件，如用屏风遮挡，并给予足够的排便时间。④选择适宜的排便姿势，卧床病人如病情允许可适当摇高床头。⑤排便后 5 分钟内严密观察血压，在此期间病人心脏做功最大，血压上升最明显。排便时采取左侧卧位，用开塞露纳肛，帮助排便。必要时可用肛管连接在开塞露上，插入深度 15cm 左右，使肛管末端到达粪便处，然后边推注边退出肛管，使开塞露与粪便充分混合，软化粪便同时使肠内压力增加，刺激直肠壁产生明显的排便反射，从而顺利将粪便排出。⑥遵医嘱给予乳果糖口服溶液（杜密克）、酚酞等，以防止便秘的发生。

（5）肺部感染的预防及护理：受凉、交叉感染、卧床时间长均可引起病人咳嗽和打喷嚏，使得胸腔内压力增高；肺部感染后咳嗽和打喷嚏，导致血压升高，故预防肺部感染非常重要。措施为预防医院内交叉感染，定期对病室、活动室等各种物品进行消毒，也要注意提高病人的机体抵抗力。保持病房空气新鲜、洁净。避免感冒者探视及陪护病人。让病人养成良好的生活习惯，不吸烟，避免剧烈运动，以免咳嗽加重。同时注意保暖，根据天气变化增减衣物，避免感冒。

（6）心理护理：由于病人对疾病的认识不足，加上高额的医疗费用，都会造成病人焦虑、恐惧的情绪。焦虑、恐惧情绪会导致交感神经过度兴奋，致使血压波动大，可能诱发动脉瘤破裂。因此护士应向病人及家属做好相应的疾病介绍，告知手术目的、过程、注意事项及同种成功病例的预后等情况，使病人及家属对疾病有所了解；主动关心病人，理解和同情病人，多与病人交流，认真倾听病人的主诉，鼓励病人表达自己的内心感受，并耐心倾听。对病人提出的疑问进行有效、可靠、肯定的答复。帮助病人树立战胜疾病的信心，接受手术治疗。

2. 腔内修复术术后护理措施

（1）生命体征的观察：密切观察生命体征变化，给予心电监护，血压应控制在收缩压

130mmHg 以下，如血压过高可遵医嘱给予硝酸甘油、盐酸乌拉地尔、尼卡地平等降压药物静脉推泵注入以控制血压，防止因血压过高引起动脉瘤的再次撕裂或破裂的可能性。

（2）肾功能观察：由于有部分腹主动脉瘤累及肾动脉及术中操作可能会引起血栓脱落，造成肾动脉栓塞；加上手术中造影剂的应用，可能会加重肾脏的损伤，术后应监测病人肾功能的各项指标，如尿量、尿色、尿素氮、肌酐等，维持尿量 >30ml/h，准确记录 24 小时出入量。在麻醉清醒后，病人无胃肠反应的情况下，可嘱病人多饮水，给予补液，促进造影剂的排出。

（3）手术穿刺点出血的护理：术后股动脉穿刺处给予加压包扎并下肢制动，每小时观察穿刺处的渗血情况，发现异常及时处理。

（4）栓塞的观察及护理：由于手术操作可能引起动脉瘤的血栓脱落，血栓随血流流至远端血管，引起急性动脉栓塞或慢性肢体缺血。术后严密观察病人病情变化，下肢足背动脉的搏动、皮色、皮温情况及有无肢体疼痛等，如出现 6P 症状［无脉（pulselessness）、苍白（pallor）、疼痛（pain）、肢体发冷（poikilothermia）、感觉障碍（paresthesia）、运动障碍（paralysis）］，病人可能出现下肢动脉急性栓塞。如术后出现剧烈腰痛、腹痛、肉眼血尿、高热等情况，需警惕肾动脉或其他腹腔脏器动脉栓塞的可能。

（5）内漏的预防及护理：手术后可能发生支架旁血管内漏，主要表现为腹痛。应重视病人的主诉，严密观察腹痛情况，如出现腹痛较术前加剧，则有内漏的可能，必要时可急诊做 CTA 检查，了解有无内漏的发生。

（6）基础护理：定时翻身，防止压疮的发生。

（7）饮食护理：麻醉清醒后无吞咽障碍可进食半流食，待病情平稳后可逐渐过渡为普食。多进食清淡、易消化的低盐低脂饮食。

（8）药物护理：遵医嘱使用抗凝药物，并做好抗凝药物护理。

3．开放手术后护理措施

（1）病情观察：①持续心电监护，监测中心静脉压，做好记录；②持续低流量吸氧；③倾听病人有无心悸、乏力、胸闷、头晕等症状；④嘱病人保持情绪稳定，注意保暖，防止感冒。

（2）伤口护理：术后应用腹带可以减轻局部切口疼痛，减少切口处张力。护士应每天帮助病人解开腹带，检查腹带内的无菌敷料有无渗血、渗液，并予以重新包扎，包扎不宜过紧，松紧适宜。如病人无明显诱因出现腹痛、脉搏细速等现象，应注意有无早期腹腔内出血的可能。

（3）卧位护理：术后床上定时翻身，防止压疮的发生。卧床期间指导病人做足背屈伸运动，下肢按摩及穿弹力袜，防止下肢深静脉血栓形成。鼓励病人有效咳嗽、咳痰，防止坠积性肺炎的发生。

（4）活动：术后 3～5 天根据病人病情，适当下地活动，术后 3 周内避免剧烈运动，有利于血管内膜生长。

（5）饮食护理：病人术后禁食水，待肛门排气、肠蠕动恢复，肠鸣音 2～3 次 / 分，拔除胃管后，病人无腹胀等不适，可从流质饮食过渡为半流食，给予进食清淡易消化的低盐、低脂饮食。

4．开放手术术后并发症的护理措施　腹主动脉瘤开放手术术后发生多器官功能衰竭，多见于破裂腹主动脉瘤、高龄病人，故一旦发现异常要及时配合医生进行治疗抢救。

（1）心律失常：病人心脏基础病变、早期术后应激反应、体温升高所致机体代谢率增高等因素都易引起心脏意外。常见的心律失常和心肌梗死,发生率约15%。护理要点:①持续心电监护,作好记录;②持续低流量吸氧;③倾听病人有无心悸、乏力、胸闷、头晕等症状;④嘱病人保持情绪稳定,做好保暖工作,防止感冒等,避免诱发心律失常的因素。

(2)肺部并发症:术后腹式呼吸受限,排痰不畅以致呼吸道阻塞发生呼吸道感染,大量输血的病人肺部毛细血管内可能有纤维蛋白沉积,妨碍气体交换。①术后给予病人持续低流量吸氧,扩张肺;②遵医嘱给予病人氧气雾化吸入;③协助病人翻身、叩背、排痰;④持续监测病人的氧饱和度,并做好护理记录。

(3)肾功能不全:术中阻断肾动脉以上主动脉使肾脏缺血,阻断时动脉粥样硬化斑块脱落入肾动脉,是损害肾功能的可能原因。护理要点:①遵医嘱为病人抽取血标本,监测肌酐、尿素化验指标;②密切监测每小时尿量,准确记录液体出入量,病人每小时尿量<50ml时及时通知医生,尽早发现肾衰竭。

(4)乙状结肠缺血坏死:乙状结肠缺血是由于腹主动脉瘤开放手术术中结扎肠系膜下动脉所引起。护理要点:①观察病人有无左下腹痛、腹胀、腹泻等情况;②观察病人胃肠减压出的胃液颜色、量、性质;③观察病人排气、排便情况及肠鸣音变化;④每天定时测量腹围,警惕腹腔间隙综合征;⑤出现异常及时报告医生对症处理。

(5)出血:常见的部位是手术后腹部伤口出血,严重时可出现腹腔内出血或动脉瘤再次破裂引起的出血。腹部伤口出血时护士要加强伤口局部敷料的观察和评估,及时发现问题并汇报医生给予处理;如果病人出现无明显原因的腹痛、脉搏细速等表现,应注意有无早期腹腔内出血的可能,及时排除严重的并发症,并遵医嘱给予输血等治疗,必要时开腹行二次手术,做好术前准备。

【护理评价】

1.病人恐惧心理是否减轻。

2.病人日常生活能否得到满足。

3.病人疼痛是否缓解。

4.病人有无并发症发生。

【健康指导】

1.进食低盐、低脂、易消化饮食,多食新鲜蔬菜及水果及富含粗纤维食物,保持大便通畅。

2.学会自我调节心理,调控不良情绪,保持心情愉快,避免情绪激动。

3.指导病人注意劳逸结合,适量活动,养成规律的健康生活方式。

4.按医嘱服用抗高血压药及降血脂药,控制血压,不擅自调整药物剂量。

5.定期复查,术后3个月、6个月、一年门诊复查CTA,以后每年门诊复查CTA。如有突发性腹部疼痛应及时就医。

【典型病例】

一般资料:病人,男,74岁。

现病史:病人于1个月前因腹痛于当地医院就诊,行CTA检查发现腹主动脉瘤,为进一步治疗,于2016年1月4日以"腹主动脉瘤"收治入院。入院护理查体示:脐周扪及波动性肿块,四肢动脉搏动良好,血压135/85mmHg。完善各项术前检查后,于1月6日在全麻下经左股动脉穿刺行腹主动脉瘤腔内修复术。现术后第5天,左股动脉穿刺处敷料整洁干燥,无渗血、渗液和血肿。双下肢皮肤颜色及皮肤温度正常,足背动脉搏动良好,给予低盐、低脂饮食,病人食欲好,两便正常,心情愉悦,可以下床活动。

实验室检查:1月5日检查凝血酶原时间20.2秒,INR 1.74,活化部分凝血酶原时间38秒,尿酸452μmol/L,脑钠肽339.4pg/ml,甘油三酯2.16mmol/L,高密度脂蛋白胆固醇0.83mmol/L,低密度脂蛋白胆固醇3.13mmol/L。

主要治疗:测血压2次/天,血压波动在125~160/70~100mmHg。静脉滴注兰索拉唑保护胃黏膜治疗,口服药物:瑞舒伐他丁钙片降血脂,琥珀酸美托洛尔缓释片降压治疗。

其他病史:有高血压、高血脂、长期便秘史。自服用琥珀酸美托洛尔缓释片,血压一般控制在130~150/70~90mmHg。嗜好吸烟,20支/天,已戒烟1个月。请问:

1. 该病人患主动脉夹层的危险因素有哪些?

2. 病人术前护理中最重要的环节是什么?如何预防与护理?

3. 该病人术后可能出现的并发症有哪些?如何观察与护理?

第 三 章

颈 动 脉 瘤

颈动脉瘤是指动脉血管直径超过正常动脉管径150%时的永久性局限扩张（颈动脉直径3～7mm）。

【病因】

颈动脉瘤病因复杂，目前以动脉粥样硬化和创伤居多，此外，还有少部分是由放射治疗、动脉壁中层囊性变、肌纤维发育不良、先天遗传性疾病、Marfan综合征、白塞病以及大动脉炎引起的，总动脉动脉瘤尤其是分叉处动脉瘤最常见，其次是颈内动脉动脉瘤，而颈外动脉动脉瘤最少见。颈动脉瘤分为真性和假性动脉瘤，真性动脉瘤较常见，假性颈动脉瘤在临床上极其少见，多以个案或小宗病例的形式报道，依据典型的临床表现，该病的诊断一般并不困难。具体仍未明确，颈动脉壁弹力蛋白的水解、弹性减退是主要的原因，如动脉硬化、血管胶原病等；生物力学的持续压力如高血压是重要的危险因素，其他如感染、外伤、动脉炎、妊娠、梅毒、医源性损害也是可能的病因。

【病理生理】

正常的动脉由3层构成：血管内膜、血管中膜、血管外膜。血管内膜是血管壁的最内层，由与血液直接接触的内皮细胞构成。这些内皮细胞通过产生活性氧参与动脉瘤的形成。

根据发病机制，颈动脉瘤的病理生理表现为3类：

1. 真性动脉瘤 真性动脉瘤的扩张累及所有的3层血管壁（内膜、中膜、外膜），动脉粥样硬化是最常见的病因。由于脂质在动脉壁沉积，形成粥样硬化斑块及钙质沉积，使动脉壁失去弹性，外膜滋养血管受压，血管壁缺血。在血流压力冲击下，动脉壁变薄部分逐渐扩张膨大而形成动脉瘤，多数呈梭形，病变多累及动脉壁全周，长度不一。瘤壁厚薄不均，常可发生自行破裂而引起大出血（图3-1）。

2. 假性动脉瘤 主要由创伤引起。动脉壁破裂后，血流通过破裂处进入周围组织而形成搏动性血肿。瘤壁由动脉内膜或周围纤维组织构成，瘤内容物为凝血块及激化物，瘤体呈囊状，与动脉相通，瘤颈部较狭窄。

3. 夹层动脉瘤 主要由先天性动脉中层囊性坏死或退行性变所致。颈动脉壁中层发生坏死病变，当内膜受损破裂时，在动脉压血流冲击下，动脉中层逐渐分离形成血肿、扩张，并向远处延伸，动脉腔变为真腔和假腔的双腔状，形成夹层动脉瘤。

主动脉中膜退变与血管平滑肌细胞（SMC）和弹性纤维的损耗相关。在对照组和动脉瘤组的主动脉组织行抗SMC α-肌动蛋白的单克隆抗体免疫组化染色。A. 对照主动脉显示血管SMC的有序排列和中膜的弹性纤维；B. 主动脉瘤病人的主动脉显示出严重的SMC损耗或弹性纤维损耗，或二者都有（箭头）（A和B放大100倍）（图3-2）。

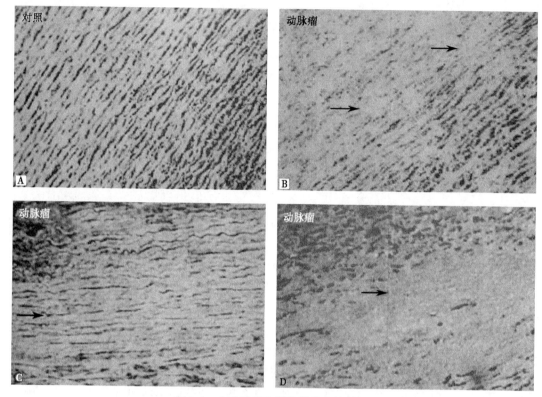

图 3-1 人动脉瘤血管壁的进行性破坏

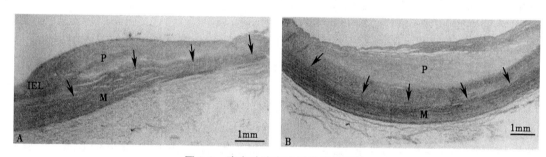

图 3-2 腹主动脉有良好排列的斑块

血管外膜由间质胶原、成纤维细胞、神经纤维和血管滋养血管组成，它参与了动脉瘤的发病机制。从主动脉根部到分叉，血管的滋养血管密度越来越稀。几十年来一直存在一种推测，密度逐渐降低的外膜滋养血管和主动脉远端逐渐升高的动脉瘤形成率存在某种潜在联系。然而，主动脉外膜滋养血管的节段性差异与动脉瘤形成的证据仍然不明确。

【临床表现】

颈部无症状的搏动性肿块，颈动脉瘤严重扩张可压迫周围组织引起相应症状，如压迫食管出现吞咽困难，压迫气管造成呼吸困难，压迫周围神经而出现相应神经损伤症状，还可能因为附壁血栓脱落而出现 TIA 或脑梗死症状，甚至出现动脉瘤破裂而造成大出血。有些动脉瘤可伴有疼痛症状。发现颈部肿块，有明显的搏动及杂音，少数肿块因瘤腔内被分层的血栓堵塞，搏动减弱或消失。发生在颈总动脉、颈内动脉的动脉瘤可影响脑部供血，瘤体内血栓脱落可引起脑梗死,病人可出现不同程度的脑缺血症状,如头痛、头晕、失语、耳鸣、记忆力下降、半身不遂、运动失调、视物模糊等。瘤体增大压迫神经、喉、气管、食管,可出现脑神经瘫痪、Horner 征、吞咽困难、呼吸困难等。

【辅助检查】

1. CT 能详细了解颈动脉瘤的大小、位置,与颅内、外及周围组织的关系,尤其是 CTA 血管三维重建,更能清晰地显示瘤体与颈动脉的关系(图 3-3),可逼真地显示动脉瘤的形态、瘤颈的部位以及与周围结构的关系,为手术提供有价值的信息。

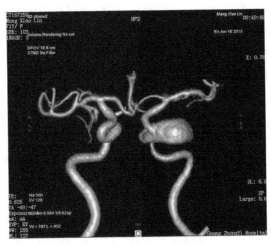

图 3-3 CTA 血管三维重建图

2. 磁共振 能显示瘤体大小、形态、部位及与颈动脉的关系,还可以从矢状面、冠状面和横切面 3 个方向显示肿瘤,利于区分颈动脉瘤和周围组织。

3. 数字减影动脉造影(DSA) 可发现颈动脉瘤具体的大小、形态、位置、性质及腔内情况。

4. 彩色多普勒超声 为无创检查,使用方便,费用较低,是颈动脉瘤的首选检查(图 3-4)。可清楚显示瘤体的位置、大小及内部血流情况。同时可了解瘤体与周围血管的关系。

5. 腔内血管造影 是诊断动脉瘤的"金标准",不仅有上述检查的所有好处,还可了解颅内血管的代偿情况以及判断形成瘤体内血流的状况。

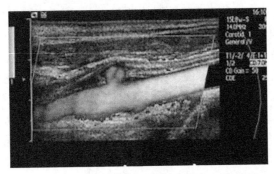

图 3-4 彩色多普勒超声图

【诊断要点】

一般有搏动性包块，辅助检查显示动脉直径超过正常颈动脉直径的150%时，可确诊。但动脉造影仍是诊断颈动脉瘤的"金标准"。

肿块位于颈侧部，有明显搏动及收缩期杂音，压迫肿块近心端动脉时，搏动减弱或消失，即可作出诊断。但遇肿块搏动及杂音不明显者，诊断较困难。DSA检查对确定诊断具有重要意义。由于动脉瘤形成的原因不同，DSA显影也略有不同。先天性动脉瘤，瘤体一般较小，自绿豆到黄豆大小，呈囊状，有蒂与动脉干连接；动脉硬化形成的动脉瘤可见到瘤动脉纤细弯曲，动脉腔变窄或粗细不均，瘤体呈梭形；外伤性动脉瘤为囊性或多房性构成。近年来应用磁共振血管显影（MRA）诊断动脉瘤的价值日益受到重视。MRA是一种无创性检查方法，病人可免于动脉或静脉穿刺之苦，MRA诊断动脉瘤较DSA更具优势。

颈动脉瘤与颈动脉体瘤的鉴别，前者为膨胀性搏动，常伴杂音，压迫颈动脉近心端，肿块明显缩小，搏动及杂音减弱或消失。而后者为传导性搏动，DSA显示颈动脉分叉增宽，并可见肿块将颈动脉分叉推向前。

【鉴别诊断】

应注意与颈动脉体瘤鉴别，由于后者紧邻颈动脉，也可表现为无痛性的搏动性包块，此包块上下固定而内外可动，此外还需与增大的淋巴结、淋巴管瘤、颈部各种肿瘤、扁桃体周脓肿等鉴别。

【治疗要点】

未经治疗的颈动脉瘤发生脑梗死的风险高于50%，确诊病例推荐手术治疗。

手术分为：

1. 外科手术　术前尽可能选择行两侧颈动脉及全脑血管造影，了解Willis环情况，指导病人做Matas试验，促使颅内血管建立侧支循环，为术中阻断颈动脉做准备。术中尽可能采取控制性低温（32℃），可降低脑耗氧量，延长颈动脉血流阻断时间，减少术后脑组织缺氧性损害。在游离颈动脉时应避免过度牵拉，尽可能减少栓子脱落的机会和对颈动脉窦的刺激。提高手术技巧，尽量缩短阻断颈动脉血流时间，术中阻断颈总动脉时应测颈动脉残端压（CBP），如CBP达到50mmHg（1mmHg＝0.133kPa）以上，说明Willis环提供的侧支循环完全能够代偿颈动脉阻断后的脑血流，CBP＜50mmHg时，颈动脉转流管在手术中有良好的保护作用；阻断颈动脉前，应行肝素化治疗以预防脑动脉继发血栓形成。术中切开颈动脉瘤后，将瘤内血栓及硬化斑块组织清除干净。吻合血管时用肝素盐水不断冲洗吻合口，以防发生凝血。颈动脉重建在移植材料的选择方面，大隐静脉为首选材料，因其为自体血管组织，相容性好，不发生组织排异，抗感染力强，易存活；且管径适中，分支较少，切取方便，且管壁有一定厚度，可耐受动脉血流的长期冲击，不易逐渐发生膨胀扩张或形成动脉瘤。股浅动脉也为自体血管，抗感染力最强，具有一定机械强度，口径合适，是颈动脉重建的可靠材料，其缺点是附加一次血管吻合手术，增加手术的复杂性，并且有下肢缺血危险，不作为常规使用。人造血管选材方便，无长度、口径等限制，但存在以下不足：异物排斥反应，易感染，费用昂贵，也不作为常规使用。手术治疗的原则是在维持脑组织足够血供的情况下，切除或孤立动脉瘤。颈动脉瘤切除并血管重建术是治疗颈动脉瘤的理想手术方式。但由于颈动脉特殊的解剖位置，对其瘤体的处理及颈动脉重建也有异于其他部位的动脉瘤。颈动脉瘤手术的主要危险是阻断颈总动脉或颈内动脉时间过长引起脑循环障碍，发生偏瘫或死亡。术前评估动脉瘤近、远侧累及的范围，动脉瘤大小，病因，以及来自对侧颈动脉和后循环的侧支循环状态。综合评估优化手术方案,对外科手术难以处理的病例应考虑后续的血管腔内介入治疗。

(1)直接的动脉结扎术:20世纪50年代之前是颈动脉瘤的普遍治疗方式,存在较高的脑梗死发生率,一般限用于某些感染性动脉瘤或解剖因素所致远侧无法控制的病例。目前此术式基本弃用,此类病人可考虑血管腔内介入治疗。

(2)颈动脉瘤切除、颈动脉血运重建手术:重建颈动脉循环可采用自体静脉,应用较多的是近段自体大隐静脉。如无适用的自体静脉,可选用人工血管。

(3)颈动脉瘤缩缝成形或补片成形术:在处理较大的动脉瘤时,完整游离和切除瘤体可能导致较高的脑神经损伤发生率。建议行部分瘤体切除并补片成形术,减少迷走神经、喉返神经和舌咽神经损伤,同时保留了颈外动脉。

2.血管腔内介入治疗 近年来也应用于颈动脉瘤的治疗,该技术可避免脑神经损伤,处理外科难以处理的病变,如一些进展到颅底的动脉瘤或者放疗导致的动脉瘤,罕见情况下的颈动脉内膜切除术后短期补片破裂或缝线断裂导致的假性动脉瘤,腔内治疗为佳,可以避免局部解剖时的炎症和粘连。颈动脉覆膜支架是高性能医用金属或高分子材料制作而成的,是在人体内长期留置的假体,其主要作用是对管腔进行有利的支撑和隔绝支架内外的血流,起到血液通道重建和扩张的作用,进而缓解颈动脉管腔过度膨胀导致的动脉破裂。随着颈动脉支架植入术在临床中的广泛应用,其带来的相关并发症和护理研究也随之增多。

根据瘤体大小及部位采取不同的手术方式:①较小囊性动脉瘤:游离瘤体,于颈部放置钳子,切除瘤体,缝合。梭形动脉瘤,可切除动脉瘤及病变动脉后,作动脉端端吻合,必要时用人工血管或同种动脉替换切除的动脉。②夹层动脉瘤:切除病变动脉,用人造血管重建血流通道。对于高龄,严重心血管疾病无法耐受手术者,可行介入治疗。颈动脉瘤切除和颈动脉重建手术难度大、危险性较高,尤其是在瘤体巨大、瘤体部位解剖结构复杂、位置深在的情况下,或者病人一般情况较差,病情严重,不宜耐受开放手术等情况。血管腔内治疗相对外科开放手术具有创伤小、操作简单、术后恢复时间短、无疼痛等优点,脑保护装置的问世,也使腔内治疗有了安全保障。血管腔内治疗是利用覆膜支架覆盖颈动脉瘤瘤颈的远近端,将动脉瘤隔离并重建动脉管腔,恢复病变区域的血流动力学,使瘤腔内的压力降低,随着时间延长,动脉瘤腔内血栓形成,动脉瘤自行闭塞。分析:1990年至今的31篇文献,113例颈动脉的腔内治疗在2周至2年的随访期中,79.6%的颈动脉保持通畅,没有发生与血管内支架有关的死亡。Maras等发现,颈动脉血管内支架放置后,15%的病人发生颈动脉的血栓形成导致颈动脉闭塞,故而强调在颈动脉血管内支架放置后,要进行有效的抗凝治疗,以维持长期通畅。

3.并发症

(1)动脉瘤破裂:因血压波动、术中机械刺激、术后抗凝治疗凝血机制改变引起的。瘤体的破裂与死亡率随着年龄的增长而上升。病人可突然出现精神紧张、痛苦表情、躁动、剧烈头痛、不同程度的意识障碍、小便失禁。

(2)脑梗死:严重者可因脑动脉闭塞、脑组织缺血而死亡。

(3)脑血管痉挛:若病人出现一过性神经功能障碍,如头痛、血压下降、短暂的意识障碍及肢体瘫痪,可能是脑血管痉挛所致。

(4)颈动脉窦反应:由于行球囊扩张或支架植入后对颈动脉窦压力感受器刺激引起血

压下降,心动过缓,重者可导致心搏骤停。护理人员应严密监测血压、脉搏,尤其在支架通过颈总动脉分叉处和高度狭窄的血管预扩张时,及时发现异常。

【护理评估】

1. 术前评估

(1)健康史:了解病人的发病情况,病程长短。是否患有其他部位的动脉瘤、甲状腺其他方面的肿瘤。有无颈部手术史,近期有无感染、劳累、创伤或精神刺激等因素;有无颈动脉瘤家族史。有无吸烟和长期卧床病史。病人有无心血管、呼吸、泌尿系统的疾病和隐性糖尿病以及以往治疗方法和结果,判断对麻醉和手术的耐受性。

(2)身体状况

1)全身和局部:注意有无脑缺血症状及程度,如上肢麻木,说话不清楚等。局部肿物大小、形状、质地,有无触痛、震颤、血管杂音等。局部疼痛程度,有无脑缺血症状,如头痛、头晕、失语、耳鸣、记忆力下降、半身不遂、运动失调、视物模糊等。

2)辅助检查:了解病人血小板、血凝情况,血管超声、磁共振或 CTA 的结果。

3)颈动脉造影的护理:经股动脉行双侧颈总、颈内动脉造影,为临床更好地了解瘤体与颈动脉的关系及压迫后侧支循环建立情况提供客观指标。选用非离子型造影剂碘海醇,对心、脑血管的刺激性相对较小。造影后按照护理计划平卧 24 小时,下肢制动平伸 6 小时,腹股沟穿刺区沙袋加压 6 小时,术后应用抗生素 3 天。

(3)心理 - 社会状况:了解病人有无情绪不稳、身体异常表现等导致的人际关系恶化;有无疾病造成的自我形象紊乱;是否害怕手术而产生的焦虑和恐惧心理。了解病人及家属对颈动脉瘤的认识和手术的认识程度,家庭经济情况和承受能力,病人所在单位和社区的医疗保健服务情况。

2. 术后评估

(1)术中情况:了解麻醉方式与效果、手术种类及病灶处理情况、术中出血与补液、输血情况。

(2)术后情况:评估病人呼吸道是否通畅、生命体征是否平稳、神志是否清醒、切口敷料是否干燥及引流情况,病人的心理反应等;了解病人是否出现常见的并发症,如术区渗血、血肿、脑梗死、精神异常、半身不遂、口眼歪斜等。病人术后生命体征的变化及伤口疼痛的程度。评估病人的自理能力,以便采用不同的护理系统满足其治疗性护理的需要。术后病人对体位安置及肢体活动的目的和方法的认知程度,以及配合态度。病人是否了解抗凝治疗的临床意义和具体方法。术后有无并发症的发生和手术失败的迹象。

【常见护理诊断 / 问题】

1. 疼痛　与肿瘤巨大,压迫周围神经引起颈部或耳部疼痛有关。

2. 窒息、脑神经损伤等。

3. 知识缺乏。

4. 焦虑。

5. 脑血管痉挛。

6. 颅内出血可能　与动脉瘤夹滑脱有关。

7. 感染的可能　与放置各种管道有关。

8. 电解质紊乱　与脱水、禁食有关。

9. 癫痫的可能　与出血灶、手术瘢痕有关。

10.便秘 与脱水、禁食、卧床有关。

【护理目标】

1.病人疼痛缓解。

2.病人并发症得到及时发现和处理。

3.病人手术顺利。

4.病人满意出院。

【护理措施】

1.术前护理

(1)健康教育,戒烟戒酒,避免劳累和紧张。心理护理:支架植入体内属于异物,加之危险性,病人常有恐惧、焦虑的心理状态,术前注意观察病人的表现,向病人介绍手术目的和意义、简单的手术程序和配合要点,必要时可向其介绍目前病房中已成功手术的病例,使其对手术有所了解,增强信心、减少顾虑。研究证明,与常规护理的对照组相比,开展心理护理的实验组可减轻病人手术前后的焦虑症状。

(2)监测血压,遵医嘱口服降压药物,并注意血压变化。

(3)特殊准备:因术中可能阻断患侧颈动脉,为促进病人颅内侧支循环建立,提高手术时大脑对缺血的耐受性和安全性,术前进行颈动脉压迫训练(Matas试验),即用手指压迫患侧颈动脉,阻断颈动脉血流。开始时每次压迫5分钟,每日1～2次。在病人不出现头晕、头痛及恶心等状况下,逐渐增加压迫时间至每次13～30分钟。

(4)术前准备:护理人员应了解手术的关键步骤,术中、术后可能的并发症及发生机制。明确分工,做好急救物品及药物的准备工作。术前3～5天口服抗血小板药,术前1天穿刺区域备皮,术前4～6小时禁食,监测脉搏、呼吸及血压,必要时遵医嘱给予地西泮10mg肌内注射。

2.术中护理

(1)术中除了必要的药品和材料准备外,很重要的是对病人的严密监护,随时观察病人的意识、语言、运动和感觉功能,密切监测心率、呼吸、血压、血氧饱和度的变化并作详细记录。另外,对术中的并发症要做相应的护理预防及处理措施。①脑血管痉挛:由于导管、导丝、造影剂及脑保护装置刺激血管内膜所致,表现为打呵欠、一过性意识丧失、嗜睡、烦躁多语、偏瘫。血管痉挛程度越强,临床症状越明显。护理人员应密切观察病人头痛程度、意识状况、肢体活动情况,以避免因脑缺血、缺氧时间过长而导致脑神经不可逆性损害,必要时可遵医嘱静脉缓慢滴入罂粟碱60～180mg/d或尼莫地平50mg,静脉泵入(3ml/h),持续静滴,防止血管痉挛。②脑梗死:缺血性脑卒中发生时间为术中到术后3小时,表现为言语障碍、对侧肢体神经功能缺损。术中在长鞘植入、导丝通过、球囊预扩及后扩、支架释放等关键步骤时,可能出现撕裂血管内膜和斑块,使栓子脱落而发生脑梗死,严重时病人出现瘫痪、昏迷、血压下降等症状,护理人员应密切观察病情,注意意识、瞳孔、面色、肢体活动变化,备好尿激酶等溶栓抗凝药物。经常询问病人有何不适,如出现言语障碍、肢体活动异常,及时通知医师进行处理。发生在术后的病人先行头颅CT检查除外脑出血,再行远端血管造影后,常规肝素及阿司匹林治疗。

3.术后护理

(1)体位与活动:术后去枕平卧或去枕半卧位,血管移植后病人头部偏向健侧,以免移植血管扭曲。

（2）饮食：术后 6 小时应当进水，观察有无饮水呛咳和吞咽困难，之后逐渐给予流质饮食及软食。

（3）病情观察：密切观察病人呼吸、脉搏、血压、心率等生命体征。

（4）伤口与引流的护理：注意伤口有无渗血，甚至血肿形成。有引流管者应保持引流通畅，观察引流液颜色、性质和量。

（5）严密观察病情变化，防止出血发生：①绝对卧床休息；②密切观察病人意识、瞳孔、生命体征变化，特别是血压的变化，血压升高时应遵医嘱给予降压药并观察用药后的效果；③保持病室安静，保证病人睡眠，避免不必要的刺激；④保持大便通畅，便秘时可使用缓泻剂和润滑剂；⑤密切观察癫痫发作情况，及时采取措施控制并预防癫痫的发作；⑥多与病人交流，消除病人焦虑、恐惧的不良情绪，保持情绪平静，必要时遵医嘱给予镇静药；⑦预防感冒，咳嗽严重时可遵医嘱给予止咳药。

（6）预防和控制感染：①严密观察神志及生命体征变化。②观察伤口敷料有无渗血渗液情况，保持伤口敷料干燥。③及时记录引流的量及性质，保持引流通畅，引流管不可扭曲、受压及折叠。④定期更换引流袋，进行无菌操作，避免逆行感染。⑤保持病室内温、湿度适宜。⑥保持病室内空气新鲜，每日定时通风，注意保暖。

（7）注意头痛情况，及时发现癫痫先兆，防止癫痫的发生：①密切观察癫痫症状发作的先兆、持续时间、类型，遵医嘱给予抗癫痫药。②注意头痛的性质及持续时间。③给予氧气吸入。④躁动时行保护性约束。

（8）卧床病人会发生肠蠕动减慢而引起便秘的发生，护理中应注意：①给予病人腹部按摩，从脐周顺时针按摩，以增加肠蠕动。②病情允许情况下鼓励病人增加活动量，解释运动与肠道活动的关系。③鼓励病人尽可能多饮水。④进行饮食指导，多吃粗纤维食物、水果及蔬菜。⑤必要时遵医嘱使用缓泻剂。

（9）遵医嘱使用扩血管药物，防止深静脉血栓等并发症的发生，术后注意肢体活动情况穿弹力袜，有肢体活动障碍者专人守护，防止意外发生。

（10）密切观察病人意识变化，及时检测血生化，准确记录 24 小时出入量，防止电解质紊乱发生。

1）脑水肿：预防性使用脱水、营养保护大脑药，如甘露醇 250ml 静脉滴注；胞磷胆碱 50mg、细胞色素 C 30mg、ATP 40mg 等。

2）压疮：定时进行骨隆突处按摩，勤翻身。

3）声嘶、进食呛咳：练习吞咽及发声动作，先少量饮水，3～4 天进流食、10 天后半流食。

4）霍纳综合征：由于手术对交感神经的刺激，部分病人术后出现患侧上睑下垂、瞳孔缩小、半侧颜面无汗等症状，护士要了解其临床表现，勤观察、早发现。

【护理评价】

通过治疗与护理，病人是否：

1. 血压稳定，脑供血充足。

2. 术后能否咳嗽及时清除呼吸道分泌物，保持呼吸道通畅。

3. 局部疼痛和搏动性肿物得到恢复。

4. 未发生并发症，防治措施恰当及时，术后恢复顺利。

【健康指导】

1. 定期随访　出院后应注意定期复查随访。

2．指导服药　存在神经损伤的病人，指导服用神经营养药。术中血管重建的病人，指导口服阿司匹林等抗血小板药。

3．保持平静心理，避免情绪激动。

4．低脂、低热量、易消化饮食，宣传戒烟的重要性，鼓励彻底戒烟，适当休息，合理运动。

5．起床时动作宜慢，先做起10分钟后再起床，忌突然转头。

6．进行长期、严格、系统的抗凝治疗，不要间断，定期复查，注意观察有无出血倾向。

【典型病例】

病例1：病人，男，41岁，右侧颈动脉动脉瘤破裂，病情危急凶险，动脉造影可见右侧颈内动脉和颈外动脉分叉部破裂，形成巨大假性动脉瘤（图3-5）。某医院血管外科成功行：颈动脉瘤切除，右侧颈总动脉-右侧颈内动脉人工血管置换术（图3-6），及时治疗，挽救病人生命。

1．针对该病人的护理评估要点有哪些？

2．病人的护理措施是什么？

3．病人的术后护理有哪些？

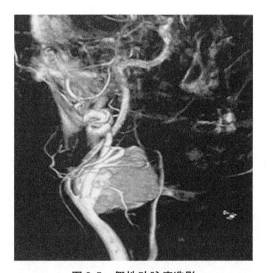

图3-5　假性动脉瘤造影

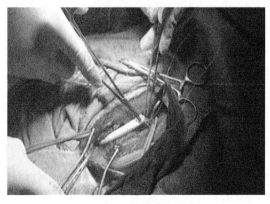

图3-6　人工血管置换术

病例 2：病人，男，66 岁，农民。主诉：发现右颈部有一搏动性肿物半年。既往有高血压、高脂血症病史，吸烟史，下肢动脉硬化闭塞症病史。入院时查体：生命体征正常范围，神清语明，无声音嘶哑，无恶心呕吐，无明显呼吸困难，颈部有轻微压迫感，食欲正常，饮食、二便正常，超声：右侧颈动脉椭圆形扩张，最宽处达 10mm。

1．该病人初步临床诊断是什么？

2．针对该病人的护理评估要点有哪些？

3．病人的主要护理诊断、护理措施是什么？

第四章

颈动脉狭窄

颈动脉是血液由心脏通向脑和头颅其他部位的主要血管,颈动脉狭窄(carotid artery stenosis,CAS)多是由于颈动脉的粥样斑块导致的颈动脉管腔的狭窄性病变甚至可能逐渐发展至完全闭塞性病变。颈动脉狭窄性病变和脑缺血性卒中的关系非常密切。脑卒中目前已经成为继心肌梗死和恶性肿瘤的第三大致死性疾病。在缺血性脑卒中病人中,近1/3的发生与颅外颈动脉病变尤其是颈动脉狭窄有关。颈动脉狭窄造成的脑卒中包括以下几方面:一是严重的狭窄造成的直接脑灌注减少;二是颈动脉粥样斑块脱落或斑块破裂形成的微血栓脱落(图4-1)。

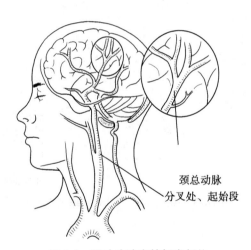

颈总动脉
分叉处、起始段

图 4-1 颈动脉狭窄的好发部位

【解剖和生理】

颈动脉与颈静脉、迷走神经一起被包围在颈动脉鞘内,颈动脉分为颈总动脉、颈外动脉和颈内动脉,颈总动脉是主干,颈内动脉和颈外动脉是其发出的分支。左颈总动脉直接起源于主动脉弓,右颈总动脉与右锁骨下动脉共起源于无名动脉。两侧颈总动脉发出后经过胸锁关节后方,沿气管和喉外侧上升,在甲状软骨上缘分出颈内、外动脉。颈内动脉在外后侧继续上行,经颅底颈动脉孔入颅内。颈动脉在颈部的特点为垂直上行,颅外一般没有分支,是目前颈动脉外科治疗中最常涉及的区域。颈外动脉走行于颅内动脉的前内侧,其在颈部发出甲状腺上动脉、舌动脉、面动脉、枕动脉、耳后动脉和咽动脉。颈动脉窦是位于颈内动脉起始处的膨大部分,窦壁有压力感受器,受刺激后可引起反射性心率减慢、血管扩张和血压降低,颈动脉球是颈动脉分叉处后方一椭圆形小体,属化学感受器,是血液中 CO_2 浓度感受器(图 4-2)。在颈动脉鞘内,颈动脉位于颈总动脉外侧,迷走神经位于颈总动脉与颈内静脉中间后侧。在颈动脉鞘下缘及深处有副神经、舌下神经、交感神经干通过(图 4-3)。

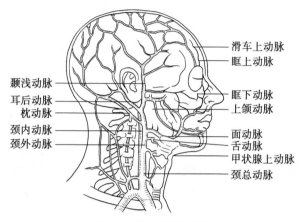

图 4-2　脑血管解剖图

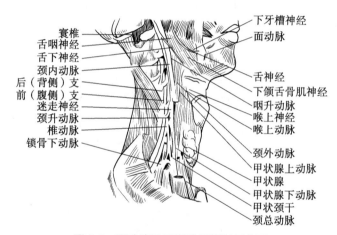

图 4-3　颈动脉及周围神经解剖示意图

【病因】

1．主要病因　颈动脉狭窄的病因主要有动脉粥样硬化、大动脉炎及纤维肌性发育不良等,其他病因如外伤、动脉迂曲、先天性动脉闭锁、肿瘤、夹层、动脉炎、放疗后纤维化等较少见。

2．常见病因　在西方,约 90% 的颈动脉病变是由动脉粥样硬化所致。在我国,除动脉粥样硬化外,大小动脉炎也是颅外颈动脉狭窄的常见病因。

3．动脉粥样硬化所致的颅外颈动脉狭窄多见于中、老年人,常伴存着多种心血管危险因素。

4．动脉粥样硬化狭窄在颈动脉系统最好发的部位为颈总动脉分叉处,其次为颈总动脉起始端,此外还有颈内动脉虹吸部、大脑中动脉及大脑前动脉等部位。

5．头臂型大动脉炎造成的颈动脉狭窄多见于青少年,尤其是青年女性。

6．损伤或放射引起的颅外颈动脉狭窄,发病前有相应的损伤或接受放射照射的病史。

【发病机制】

动脉狭窄理论和微栓塞理论是目前关于颈动脉斑块如何诱发脑梗死的发病机制的两种理论观点。

1. 动脉狭窄理论　该理论认为，颈动脉硬化狭窄导致了血流动力学改变，颈动脉血流减少，导致大脑相应部位的低灌注。也就是说，由于颈动脉病变导致的机械性狭窄引起脑血流灌注缺乏、脑组织缺血而发生脑卒中，外科干预的目的就是解除机械性梗阻。

2. 微栓塞理论　有人观察到，一侧颈动脉即使完全梗阻，某些病人也没有引发神经症状。这是由于人的颅颈部血管的侧支循环非常丰富，只要侧支循环建立及时，依靠完善的自我调节机制，某些颈动脉完全闭塞的病人可以长期处于相对稳定的状态。1955 年，Millikan 报道来自颈动脉的栓子可以导致短暂性脑缺血发作，当动脉粥样斑块发生溃疡病变时，此处常聚集血小板，形成血栓，血栓脱落可形成脑梗死。斑块下出血，引起斑块破裂也可致斑块脱落，导致脑卒中。

目前，关于这两种机制何者更占优势的问题尚存在争议，但多数认为斑块狭窄度、斑块形态学特征均与脑缺血症状之间密切相关，两者共同作用诱发神经症状，而狭窄度与症状间关系可能更为密切。

临床上一般通过测定颈动脉狭窄度和斑块形态学这两个指标对脑卒中的风险进行评价。狭窄度是目前制定颈动脉狭窄外科干预的主要依据，因其为评价斑块危险程度的最主要指标。国际上常用的测定方法有两种，即北美有症状颈动脉内膜切除术试验协作组（North American Symptomatic Carotid Endarterectomy Trial Collaborators，NASCET）标准为（B－A）/B×100%；欧洲颈动脉外科试验协作组（European Carotid Surgery Trial Collaborators Group，ECST）标准为（C－A）/C×100%，式中 A 为狭窄处残留管腔内径或彩色血流宽度，B 为狭窄远端正常动脉管腔内径或彩色血流宽度，C 为狭窄处原血管内径。推荐采用北美有症状颈动脉内膜切除术试验协作组标准：轻度（0～29%）、中度（30%～69%）、重度（70%～99%）。

斑块形态学：斑块溃疡和斑块下出血是颈动脉斑块两个重要的形态学特征。低回声斑块易诱发脑梗死症状，有溃疡的斑块也属危险病变，斑块的钙化程度也是反映局部斑块稳定性的一个标志。

【临床表现】

部分轻至中度颈动脉狭窄病人可无临床症状。对于临床出现与狭窄相关的症状者，称为"症状性颈动脉狭窄"，临床表现主要与血管狭窄导致的脑缺血相关。

1. 颈动脉狭窄引起脑部缺血　可表现为单眼失明或黑矇、单侧肢体或偏侧肢体无力、麻木、语言障碍、偏盲、霍纳综合征等。

2. 临床最为常见的体征是颈动脉区域的血管杂音。

3. 一般认为，根据症状持续时间把颈动脉狭窄引出的脑缺血分成 4 种类型：

（1）短暂脑缺血发作（transient ischemic attacks，TIA）：只突然发生了局灶神经功能障碍，症状持续时间小于 24 小时，不遗留神经系统症状。

（2）可逆性神经功能缺损（reversible ischemic neurologic deficit，RIND）：类似卒中的神经功能障碍较轻，往往在 3 周内完全恢复。

（3）进展性卒中（stroke in evolution，SIE）：卒中症状逐渐发展、恶化。

（4）完全性卒中（complete stroke，CS）：突然出现卒中症状，快速进展恶化，之后症状持续存在，症状时轻时重。

前两型均为可逆性,经积极及时的治疗预后较好;后两型则为不可逆性脑梗死,预后较差。

4. 短暂性脑缺血发作(TIA) 是脑暂时性的血液供应不足。

(1)表现为突然发生的,持续几分钟至几小时的某一区域脑功能的障碍,可在 24 小时内完全恢复正常。如:一侧上、下肢瘫痪,无力,轻度感觉减退或异常,失语,有时因眼动脉缺血而出现一侧视力障碍、眼痛。

(2)发作频率因人而异,可 24 小时发作数十次,也可以几个月发作一次,每次发作的临床表现大多相似。可能是由于同一脑动脉供应区的反复缺血所致,缺血的原因大多认为和脑小动脉的微栓、血管痉挛有关,栓子破碎溶解后,缺血症状即得到改善。

(3)未经治疗的短暂性脑缺血发作病人部分可以发展成为脑梗死,导致严重的功能障碍。短暂性脑缺血发作短期内多次发作,是发生严重脑梗死的警报。因此,及时诊断和治疗短暂性脑缺血发作是预防脑梗死的重要手段。

5. 亚临床卒中(minor stroke, silent stroke or subclinical stroke) 从英文名字中我们可以看到对这一类型卒中的定义有一个认知的过程。最早定义为静止性卒中,往往指临床上无症状,只是在其他检查中发现有脑梗死迹象,如"腔隙性脑梗死"。然而,实际上静止性卒中并不是不带来任何临床症状,它可以直接影响到人们的思维、情绪和性格,或称之为血管性认知能力障碍。

【辅助检查】

1. 多普勒超声检查 是目前首选的无创性颈动脉检查手段,不仅可显示颈动脉的解剖图像,进行斑块形态学检查,如区分斑块内出血和斑块溃疡,而且还可显示动脉血流量、流速、血流方向及动脉内血栓等。整段颈动脉狭窄程度的准确性在 95% 以上,是重要的筛查手段和干预后随诊评估手段。

2. 经颅多普勒超声检查(trans-cranial Doppler sonography, TCD) 是另一项无创检查手段。可以检测颅内外动脉的病变,观察血流动力学改变,临床符合率在 90% 以上。

3. 磁共振血管造影(magnetic resonance angiography, MRA) 是一种无创性的血管成像技术,能清晰地显示颈动脉及其分支的三维形态和结构,并且能够重建颅内动脉影像,对诊断确定方案极有帮助。MRA 的突出缺点是缓慢或复杂的血流常会造成信号缺失,夸大狭窄度。

4. CT 血管造影(computer tomography angiography, CTA) 是经血管注射对比剂,当循环血中或靶血管内对比剂浓度达到最高峰期间进行容积扫描,然后再行处理,获得数字化的立体影像。CTA 已广泛应用于诊断颈动脉狭窄,可以作为术前诊断和制订治疗方案的重要依据,在某种程度上已有取代血管造影的趋势。

5. 数字减影血管造影(DSA) 尽管无创伤性影像学检查手段越来越广泛地应用于颈动脉病变的诊断,但 DSA 仍被认为是整段颈动脉狭窄的"金标准"。颈动脉狭窄的 DSA 检查应包括主动脉弓造影、双侧颈动脉选择性正侧位造影、颅内段颈动脉选择性正侧位造影。DSA 可以详细评价病变的部位、范围、程度以及侧支形成情况(图4-4)。

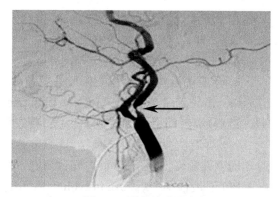

图4-4 颈内动脉狭窄

【诊断要点】

1. 颈动脉狭窄的高危因素和高危人群 年龄＞60岁的男性,有长期吸烟史、肥胖、高血压、糖尿病、高血脂和高同型胱氨酸血症等多种心脑血管疾病的危险因素也是颈动脉硬化狭窄的高危因素。动脉硬化是一种全身性疾病,缺血性脑卒中(特别是 TIA)病人、肢体动脉硬化闭塞病人、冠心病病人以及体检时发现颈动脉血管杂音的病人均是颈动脉硬化狭窄的高危人群。

2. 颈动脉狭窄的影像学诊断 影像学检查是明确颈动脉狭窄诊断的重要依据,通常情况下,多普勒超声是最好的筛选手段,而 CTA 则可以用于诊断和治疗策略的选择。通常颈动脉狭窄的影像学诊断包括多普勒超声检查、经颅多普勒超声检查、磁共振血管造影、CT血管造影、数字减影血管造影等。

3. 颈动脉狭窄病人的临床评价 动脉粥样硬化所致的颈动脉狭窄病人临床评价包括以下内容:

(1)危险因素的评价。

(2)心脏检查。

(3)周围血管检查。

(4)脑功能评价要有专职神经内科医师参与,应包括系统的神经系统体检和颅脑影像学检查。神经系统体检包括:意识状态,脑神经,运动,感觉和协调性试验等方面。颈动脉狭窄程度分级方法通常参照 NASCET 或 ECST 标准:轻度(0～29%)、中度(30%～69%)、重度(70%～99%)。颅脑影像学检查包括颅脑 CT 和 MRI。

【治疗要点】

目前对于经颈动脉狭窄的治疗方法在于改善脑供血、纠正和缓解脑缺血的症状;预防 TIA 和缺血性脑卒中的发生。大致包括非手术治疗、手术治疗和介入治疗。

1. 非手术治疗 是基本的治疗方法,主要采用药物治疗预防控制动脉硬化高危因素,降低缺血性脑血管疾病的发生率。很好地控制现患的疾病,如高血压,糖尿病,高脂血症及冠心病等。非手术治疗包括以下几方面:

(1)减轻体重。

(2)戒烟。

(3)限制酒精摄入。

(4)抗血小板凝聚治疗:大型临床试验证实,抗血小板聚集药物可以显著降低脑缺血性疾病的发生率,临床上常用的药物为阿司匹林、氯吡格雷、西洛他唑等。

(5)改善脑缺血的症状。

(6)抗凝血治疗:低分子量肝素用于预防 TIA 和缺血性脑卒中的研究已有报道。

(7)他汀类药物:可起到降低血脂水平、恢复内皮功能和稳定斑块的作用。对无禁忌证病人应给予他汀类药物,无脂质代谢紊乱的病人亦能获得益处。

(8)应常规给予定期的超声检查,动态监测病情的变化。

2. 外科手术治疗 颈动脉狭窄标准的手术方式为颈动脉内膜切除术(carotid endarterectomy, CEA):已经被多数临床研究证明是治疗颈动脉狭窄安全、有效的手段,可以有效地预防和降低脑卒中的发生。动脉粥样硬化斑块通常仅局限于颈动脉分叉近端和远端数厘米处,这是适宜手术的部位,为颈动脉内膜提供了可能。手术治疗的目的是预防脑卒中的发生,其次是预防和减缓 TIA 的发作。

（1）欧美关于颈动脉内膜切除术的临床试验结果。证实

1）CEA 治疗对有症状的颈动脉狭窄疗效优于内科药物治疗。颈动脉狭窄度为 70%～99% 的病人行 CEA，可明显获益。

2）狭窄度为 0～29% 的病人 3 年内发生脑卒中的可能性很小。CEA 的危险性远远超过获益，不宜行 CEA。

3）狭窄度为 30%～69% 的病人初步认为不宜行 CEA，但有待进一步验证。

（2）颈动脉内膜切除术的适应证

1）绝对指征：6 个月内一次或多次短暂性脑缺血发作，且颈动脉狭窄度≥70%；6 个月内一次或多次轻度非致残性脑卒中发作，症状和体征持续超过 24 小时且颈动脉狭窄度≥70%。

2）相对指征：无症状性颈动脉狭窄度≥70%，有症状性狭窄度 50%～69%，无症状性颈动脉狭窄度 <70%，但血管造影或其他检查提示狭窄病变处于不稳定状态。

（3）手术方法：全身麻醉和局部麻醉后，做胸锁乳突肌前缘切口。游离动脉后，颈动脉窦用 1% 利多卡因浸润封闭以防颈动脉窦反射，注意避免损伤舌下神经、迷走神经、面神经下颌缘支，全身肝素化后，分别阻断颈内动脉、颈外动脉和颈总动脉。纵行切开颈总动脉和颈内动脉，颈内动脉远端切开超过狭窄平面，测颈动脉残端反流压≤30mmHg，应放置颈动脉转流管，剥离并切除内膜斑块，颈内动脉远端切断的内膜可间断固定 3～4 针，以防术后出现夹层产生内膜活瓣影响血流，用肝素盐水（12 500U 肝素：500ml 生理盐水）冲洗内腔后，颈动脉偏细者采用颈动脉人工血管补片，术后沙袋压迫切口 1 小时协助止血，8 小时后开始抗凝血治疗。术后控制血压在术前水平范围的 10% 左右。使用甘露醇，地塞米松减轻脑水肿。

（4）手术的并发症：脑卒中、死亡、脑神经损伤、伤口血肿感染、术后高血压、术后高灌注综合征等，心肌梗死、低血压的发生率很低。

3. 介入治疗　颈动脉狭窄血管成形和支架植入术（carotid angioplasty and stenting，CAS）的成功率在 80%～90%，使用脑保护装置实施颈动脉血管支架成形术需要经验丰富的术者，良好的器械设备和正确适当的病人选择。

（1）适应证

1）充血性心力衰竭和（或）各种已知的严重左心功能不全。

2）6 周内需行开胸心脏手术。

3）近期的心肌梗死史（4 周以内）。

4）不稳定型心绞痛。

5）对侧颈动脉阻塞。

6）继发于肌纤维发育不良的颈动脉狭窄。

7）特殊情况：①对侧的喉返神经麻痹；②颈部放疗史和颈部根治术后；③ CEA 术后再狭窄；④外科手术难以显露的病变，颈动脉分叉位置高 / 锁骨平面以下的颈动脉狭窄；⑤严重的肺部疾病；⑥年龄 >80 岁；⑦病人拒绝行 CEA 术或颈动脉经皮腔内血管成形术。

（2）介入治疗方法：术前 3～5 天给予抗血小板准备，术中常规监护，视病情采用局部麻醉和全身麻醉，一般情况下均采用局部麻醉，右股动脉穿刺成功后植入 8F 鞘，全身肝素化后行主动脉弓上造影及颈动脉，锁骨下或椎动脉造影，评估造影结果，确认所要进行治疗的血管是病人症状的血管，撤出造影管，将导引管放入患侧颈总动脉，在路线图（Roadmap）下将过滤伞通过狭窄处到达远端正常血管，至少距离正常血管处 4cm；释放保护伞后，在过滤

伞微导丝的同一轨道上将所选定的支架跨过狭窄部位,透视下将支架安放在选定部分;如支架扩张不满意,可选取合适球囊行后扩张,使支架能充分扩张到和狭窄远端正常需要血管直径接近(大致即可,因支架术后还有自膨功能),回收保护伞。术后常规给予低分子量肝素钠 0.4ml 肌内注射,每 12 小时一次,疗程 3 天。同时口服氯吡格雷及阿司匹林抗血小板治疗。术后 3 个月任选一种抗血小板治疗至少 6 个月以上,严密随访。还有经肱动脉和经颈动脉途径实施 CAS 的方法。

(3)介入治疗并发症:穿刺部位血肿、假性动脉瘤,急性脑梗死、过度灌注性损伤、动脉夹层、血管痉挛,心动过缓,高血压或低血压等。

【护理评估】

1. 术前评估

(1)健康史:病人的年龄、性别和职业,询问发病以来的病情演变过程,曾做过哪些检查,诊断为何种疾病,用何种药物治疗,效果如何,家族中有无类似病例,有无长期吸烟史、肥胖、高血压、糖尿病、高血脂等多种心脑血管疾病的危险因素及凝血功能等病史。

(2)身心状况:评估有无症状性颈动脉狭窄。

1)无症状性颈动脉狭窄:临床上也可无任何神经系统症状和体征,有时仅在体格检查时发现颈动脉搏动减弱或消失,颈根部或颈动脉行经处闻及血管杂音。但当其是重度狭窄和已经有溃疡形成者,被公认属于"高危病变"而日益受到高度重视。在行颅内影像学检查时可发现某些病人有"腔隙性脑梗死"征象。

2)有症状性颈动脉狭窄:当出现短暂性脑缺血会出现运动、感觉和视觉障碍是可逆性缺血性神经损害。当出现缺血性脑卒中可导致脑梗死。脑梗死的部位也很重要,如发生于内囊的梗死可导致永久性神经功能障碍。

(3)心理 - 社会状况:评估病人及家属的心理状况,了解病人有无焦虑、恐惧、悲伤、绝望的心理,有无自杀动机和行为,了解病人及家属对疾病及其手术治疗的认知程度,了解家属对病人的关心程度和支持能力。

2. 术后评估　评估手术方式、麻醉方式及术中情况,了解各种管道安放位置、目的及引流情况,观察有无并发症的迹象。

【常见护理诊断 / 问题】

1. 躯体移动障碍　与脑组织缺血有关。

2. 急性疼痛　与手术有关。

3. 潜在并发症:脑神经损伤、伤口血肿感染、术后高血压、术后高灌注综合征等。

【护理目标】

1. 病人肢体活动能力逐渐恢复,生理需要得以满足。

2. 病人自述疼痛感减轻,舒适度增强。

3. 病人未发生并发症,或并发症得到及时处理或发现。

【护理措施】

1. 术前护理

(1)病情观察:听取主诉,观察是否有头晕、头痛不适或黑蒙、一过性视物不清等表现。

(2)药物护理:抗血小板聚集和改善循环药物,常监测血压、凝血功能指标;观察病人皮肤、黏膜,防止出血。

(3)心理护理:病人和家属思想压力较大,需加强医 - 护 - 患之间的充分沟通,使其明确手术的必要性及术前的充分准备,减轻思想顾虑,争取积极配合。

(4)生活技能培训:因病人手术后需卧床24小时,所有的基本生活所需,如饮食、排便等都要在床上进行,因此需要提前做好生活技能的培训。嘱病人平时多吃蔬菜和水果,避免食用甜汤、鸡蛋,防止便秘和胀气。手术前1~2天向病人介绍床上进食、饮水、服药、排便的方法。

2.术后护理

(1)严密观察病情变化:心电监护,严格控制血压。

(2)卧位和饮食:术后绝对卧床休息,遵医嘱持续心电监护、血氧饱和度监测,穿刺下肢平伸制动24小时,防止穿刺点动脉破裂出血。鼓励病人多饮水、早排尿,以利于造影剂的排泄。术后无特殊不适,可给予营养丰富易消化饮食。

(3)鞘管护理:术后带鞘管回病房,观察鞘管固定是否良好,穿刺部位有无渗血。防止鞘管移位、折断、脱出、污染等。病人病情稳定,无不良反应,可于术后6小时拔鞘,拔鞘后局部按压20分钟,再以绷带包扎24小时,沙袋压迫6小时。

(4)抗凝治疗护理:为了有效预防血栓形成和支架内再狭窄,术后需继续抗凝治疗。常规口服肠溶阿司匹林、氯吡格雷,用药过程中监测凝血功能,指导病人避免进食含骨、刺及粗糙、硬的食物,注意观察病人手、黏膜有无出血点或瘀斑、牙龈有无出血及大小便颜色等。

(5)穿刺侧肢体的护理:术后平卧,穿刺侧下肢制动12小时,髋关节伸直,用约束带协助制动。24小时内绝对卧床,严密观察穿刺点有无渗血、血肿,观察穿刺侧下肢皮温及色泽,足背动脉搏动情况。如有渗出应及时更换敷料,重新包扎,以保持穿刺部位干燥,防止感染。

(6)防止术后伤口出血:观察颈部伤口敷料有无渗血,引流物的颜色、性状和量,观察局部无肿胀不适;询问病人感受,有无呼吸困难、颈部不适等症状,必要时床旁备气管切开包;生命体征的观察:意识、瞳孔及血氧饱和度。术后24小时内每小时监测生命体征,一旦出现伤口活动出血或张力性血肿、呼吸道受压性呼吸困难等症状,应使用床旁备用的气管切开包紧急拆除伤口缝线,接触血肿压迫,必要时气管切开。

(7)促进舒适,减少伤口疼痛:协助病人抬高床头20°~30°,以利于伤口引流;翻身动作轻柔,避免头颈部大幅度活动;评估伤口疼痛程度,必要时给予药物镇静镇痛治疗。

(8)并发症的观察及护理

1)心律失常:术中最严重的并发症。①原因:支架或球囊扩张时刺激了颈动脉压力感受器,反射性引起血压下降、心率减慢。②表现:心率<50次/分,血压降低。③处理:鼓励病人咳嗽,也可给予阿托品、异丙肾上腺素。

2)脑过度灌注综合征:①原因:颅内血管长期处于低灌注状态,支架释放后血流量突然增加,血管无法承受血液的压力,破裂出血。②表现:头痛、恶心、呕吐、意识障碍等。③处理:密切观察血压变化,及时控制血压。

3)急性脑梗死:①原因:术中血流阻断时间长,低血压及粥样硬化斑块脱落,随血流漂向远端并阻塞相应颅内血管,引起脑梗死。②观察:意识、瞳孔、言语及肢体活动情况。③处理:严格抗凝药物的使用。

4)血管痉挛:①原因:术中导管导丝长时间在血管内停留,刺激血管引起痉挛。②表现:出现头痛、血压增高。③处理:静脉给予尼莫地平,观察病人有无心慌、面色潮红、血压过低等。

5）穿刺点皮下血肿：①发生原因：压迫不够、术后未能有效制动、术后抗凝药物的过量使用。②临床表现：皮肤温度增高、伤口疼痛、穿刺侧活动障碍。③处理原则：咳嗽或排便时按压伤口以防出血，穿刺侧肢体有效制动。

6）造影剂肾病：①原因：造影术后无其他原因所致的急性肾功能减退，发生于术后24～72小时内。②处理：术后观察尿的颜色，嘱病人多饮水并适量补液，禁用有肾毒性的药物。

【护理评价】

通过治疗和护理，病人是否

1. 肢体活动能力逐渐恢复，生理需要得以满足。

2. 自述疼痛感减轻，舒适度增强。

3. 并发症得到有效预防，病情变化能被及时发现及处理。

【健康指导】

1. 饮食指导　嘱病人进食低盐、低脂及富含维生素、纤维素的食物，保持大便通畅。

2. 日常生活方式指导　戒烟，保持生活规律、情绪稳定，避免劳累。

3. 药物指导　出院后需遵医嘱长期服用抗凝药或抗血小板聚集药，定时复查出血及凝血时间，并教会病人自我观察有无出血倾向。

4. 出院后3～4周内限制重体力活动，以后也应避免剧烈活动。

5. 定期随访　嘱病人术后1个月、3个月、6个月和以后每6个月门诊随访，随访内容包括有无发作缺血性事件、彩超测量颈动脉管径和评估再狭窄程度等。

【典型病例】

病人，男，50岁，自述头晕2天住进当地县级医院，问其既往有高脂血症，未治疗过，吸烟2年，30支/日，无饮酒史。喜欢吃肉食和咸品。行MRI检查：急性脑梗死，左侧大脑中动脉中度狭窄。给予扩血管治疗后，4天突发失语，右侧肢体活动障碍，转入市级医院，CTA检查：右侧病情加重，再次转入上一级医院治疗，诊断为：左颈内动脉闭塞、脑梗死。MRI显示：梗死处于亚急性期；PWI显示灌注不足。一周后全麻下行全脑血管造影显示：左侧颈内动脉自起始端至海绵窦段闭塞，海绵窦前膝段至颅内段侧支代偿显影。完善术前准备后行颈动脉切开取栓＋支架成形术，术中顺利，当天后语言功能有改善，一周后能独立下床活动，言语流畅，恢复良好。请问：

1. 该病人扩血管治疗后为什么出现了突发的偏瘫失语？

2. 对于该病人术后应从哪些方面观察和护理？

3. 如何对该病人进行出院后的健康指导？

第 五 章

锁骨下动脉狭窄

锁骨下动脉狭窄（subclavian artery stenosis）是指动脉硬化或动脉炎症造成锁骨下动脉管腔变细，影响远端血流，一般最容易发生在双侧锁骨下动脉的起始部位，往往都在分出椎动脉之前。锁骨下动脉盗血是指由于锁骨下动脉近端狭窄或闭塞，其远端供血由椎动脉自上而下反向流动，经 Willis 环"盗取"颅内血液供给上肢，导致脑缺血，主要表现为椎 - 基底动脉供血不足。

【病因】

动脉粥样硬化是头臂动脉疾病最常见的病因，动脉管腔直径狭窄率超过 75% 称为重度病变，管腔内深的溃疡型斑块和血栓也被列入重度病变范畴。动脉粥样硬化病变可为单发或多发，可累及单支或多支血管，由于左锁骨下动脉是由主动脉弓直接发出，所以病变多位于左侧。感染性疾病（梅毒、结核等）可导致头臂动脉的动脉瘤样退行性改变，最常见于锁骨下动脉。多发性大动脉炎常同时累及头臂动脉三分支，好发于各支动脉起始段，其病程可分为急性炎症期和血管损伤硬化期。炎症病程逐渐出现动脉壁的纤维化增厚，当病程进展导致多支血管闭塞时可表现为明显的椎 - 基底动脉供血不足症状。同时先天性动脉畸形（主动脉弓狭窄，锁骨下动脉发育不良），外伤以及牵涉到锁骨下动脉的血管手术、放射性血管损伤、动脉瘤和夹层等也是常见病因。锁骨下动脉闭塞后，在基底动脉和锁骨下动脉之间存在着一种逆向压力差，当压力差相当于体循环收缩压的 10% 时，椎动脉血液停止并逆流向锁骨下动脉，以至于不仅上肢而且脑部供血有不同程度的下降。

【解剖和生理】

锁骨下动脉（subclavian artery）右侧起自头臂干，左侧起自主动脉弓，出胸廓上口弯向外，在锁骨与第 1 肋之间通过，到第 1 肋外缘处移行为腋动脉。以前斜角肌为标志，将其分为 3 段：第 1 段位于前斜角肌的内侧，越过胸膜顶前方，其前面的内侧有迷走神经，外侧有膈神经越过。第 2 段位于前斜角肌后方，其上方紧靠臂丛，下方为胸膜顶。第 3 段为前斜角肌外侧缘至第 1 肋外侧缘之间的部分，其外上方有臂丛、前方为锁骨下静脉（图 5-1）。

【病理生理】

动脉粥样硬化是最常见的闭塞性病因，极少数属于先天性，罕见于胸部外伤、无脉症、巨细胞动脉炎、栓塞或瘤栓。

1. 动脉粥样硬化性　锁骨下或头臂干粥样硬化常同时在颅外颈部其他血管也有同样的损害。如一组 168 例病人中，经血管造影证实，80% 同时存在着颈总、颈内、颈外或椎动脉损害。另一组 74 例成人病人中，37 例（50%）同时有其他颈部血管损害，并以颈内动脉者最常见，这是由于动脉粥样硬化是一种全身性血管损害的缘故。

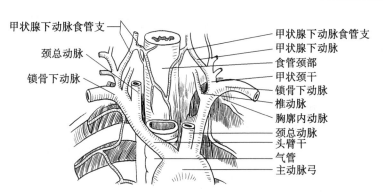

甲状腺下动脉食管支
颈总动脉
锁骨下动脉

甲状腺下动脉食管支
甲状腺下动脉
食管颈部
甲状颈干
锁骨下动脉
椎动脉
胸廓内动脉
颈总动脉
头臂干
气管
主动脉弓

图 5-1　锁骨下动脉解剖示意图

2．先天性　Pieroni 报道一例经血管心脏 X 线造影证实的先天性锁骨下动脉盗血,该例锁骨下动脉近心段闭锁。先天性病人常同时有心血管缺陷,即本综合征如发生在主动脉弓左位或主动脉弓有缩窄时,则同时多存在着动脉导管未闭和室间隔缺损;如为主动脉弓右位,则常有法洛四联症。主动脉弓为右位,亦可见主动脉弓正常,锁骨下动脉呈局限性发育不良、闭锁或孤立。罕见的报道还有双侧锁骨下动脉近心段发育不良,同时有主动脉缩窄而出现双侧盗血者。

3．医源性　有报道对 12 例法洛四联症施行 Blalock Taussig 手术时,当将锁骨下动脉近心段和肺动脉吻合后,血管造影证实有"锁骨下动脉盗血";其中 7 例出现了基底动脉供血不足的症状。此外,由于右锁骨下动脉起于主动脉,且并行于食管的后面,对患畸形性吞咽困难者进行血管手术矫正时,也能引起本综合征。

4．外伤性　车祸使胸部受伤,在锁骨下动脉上,椎动脉起始处的近心侧发生挫伤性血栓形成,从而导致本综合征。

5．其他　如风湿性心脏病并发左锁骨下动脉第一段栓塞,无脉症,转移性癌栓和巨细胞动脉炎。

【病因与发病机制】

1．"盗血"是虹吸作用所引起　在正常生理情况下,颅内动脉的动脉压低于主动脉弓或其分支的压力,以保持正常的颅内供血。当这种压力梯度发生颠倒,血液则可由头部向心脏方向逆流或流往上肢。"锁骨下动脉盗血"就是由于病变使锁骨下动脉的压力低于基底动脉的结果。动物实验发现,当急性闭塞犬的右锁骨下动脉近心侧时,引起右椎动脉血流逆行,这种血流逆行取决于全身血压和右椎 - 锁骨下动脉联结处的血压差,当血压差增加时,即引起血流逆行。

2．引起锁骨下动脉盗血的因素　在锁骨下动脉或头臂干近心侧有闭塞,但并不都发生"盗血"现象。产生椎动脉血流逆行,要有许多生理或解剖上的因素,其中最重要的是锁骨下动脉狭窄的程度,这在有盗血的病人,其两上肢收缩压差常较不发生盗血者要大。此外,还要看侧支循环的情况。

3．"盗血"的方式

(1)一侧锁骨下或头臂干近心段闭塞时,血液流动方向为对侧椎动脉→基底动脉→患侧椎动脉→患侧锁骨下动脉的远心段。

(2)头臂干闭塞时,除按上述方式外,同时血液经由后交通动脉→患侧颈内动脉→颈总动脉→患侧锁骨下动脉的远心段。

（3）左锁骨下动脉和右侧头臂干同时狭窄，血液经两侧后交通动脉→基底动脉→两侧椎动脉→两侧锁骨下动脉的远心段。Vollmer 等将所见 40 例分为：

1）椎动脉 - 椎动脉（占 66%）。

2）颈动脉 - 基底动脉（占 26%）。

3）颈外动脉 - 椎动脉（占 6%）。

4）颈动脉 - 锁骨下动脉（占 2%）。

4."盗血"时侧支循环的意义　当锁骨下动脉盗血时，侧支循环的出现是对阻塞的一种反应。脑血管造影常见下列 5 种侧支循环：

（1）椎动脉和椎动脉。

（2）甲状腺动脉和甲状腺动脉。

（3）颈升动脉和同侧椎动脉及椎前动脉的分支。

（4）同侧颈升动脉和椎动脉的分支。

（5）颈外动脉的枕支和同侧椎动脉的肌支（枕椎吻合）。

从理论上来看，基底动脉环是一个良好的侧支循环系统，但它受先天发育的限制，尤其是后交通动脉发育不良（占 22%），在颅外有大血管阻塞时，能严重影响血液循环。有人对 42 例本综合征病人的血管造影观察，发现在出现椎 - 基底动脉供血不足的病人中，其大脑后动脉血流来自颈内动脉（正常由基底动脉而来）；大脑后动脉呈胚胎型（即该动脉由颈内动脉向后方直行）以及后交通动脉和大脑后动脉的联结处有一角度（表示发育不良）者，较不出现椎 - 基底动脉供血不足的病人发生率高。

【临床表现】

1.单侧锁骨下动脉起始段闭塞可引起锁骨下动脉 - 椎动脉盗血表现，同侧椎动脉的逆向血流为该侧上肢动脉供血，导致椎 - 基底动脉供血不足，表现为：眩晕、恶心、呕吐、复视、构音障碍、吞咽困难、共济失调、交叉性瘫痪等症状。

2.上肢动脉缺血表现　疼痛、无力、苍白、发凉等症状，活动后加重。患侧桡动脉搏动减弱或消失，收缩期血压较正常对侧降低≥20mmHg，在锁骨上窝可听到血管杂音。

3.既往曾使用内乳动脉行冠状动脉旁路移植术的病人，同侧锁骨下动脉起始段闭塞可出现内乳动脉桥的逆向血流导致心肌缺血并再发心绞痛，被称为锁骨下动脉 - 冠状动脉盗血。

【辅助检查】

1.体格检查　如病人出现无力、麻木、肢体发凉等上肢缺血症状，或出现头晕、眩晕等椎 - 基底动脉缺血症状，应引起注意。如发现一侧脉搏减弱或消失，双侧血压不对称，差异超过 20mmHg 提示一侧锁骨下动脉狭窄或闭塞，有时听诊可闻及血管收缩期杂音。

2.超声多普勒检查　对于闭塞性病变，多普勒检查可以发现远端锁骨下动脉血流流速减慢以及椎动脉的反向血流，提示椎动脉盗血。对于狭窄性病变，可发现狭窄远端血流流速加快，有时亦可通过压力试验诱发椎动脉盗血。彩色多普勒诊断椎动脉盗血的准确性超过 95%。另外，介入治疗术后也应该做超声多普勒检查对病人进行随访，观察血管的通畅性及椎动脉血流。

3.CTA 及 MRA　CTA 和 MRA 检查是明确诊断的重要手段，其可以清晰判断病变部位、狭窄程度以及闭塞远端血管的情况，对于钙化病变的诊断优于 DSA 动脉造影，其诊断的特异性达到 99%，同时对椎动脉的发育情况可做出明确判断，为下一步治疗方案的制订提供重要参考。

4. DSA 动脉造影 DSA 可以检查局部病变,明确诊断,同时可以进行颅内血供的详细评估,但由于其有创性,病人常不易接受,一般不作为常规诊断手段。但在可疑的病例及介入术前判断证实椎动脉盗血逆流有重要价值,应进行检查。

【诊断要点】

1. 头臂动脉疾病的首要筛查方式是体格检查,包括仔细评估上肢动脉搏动情况,测量并比较双上肢血压,听诊锁骨下动脉有无血管杂音等。双功超声主要用于观察椎动脉有无逆向血流及颅外段颈动脉的狭窄、闭塞等病变。

2. 怀疑有头臂动脉病变存在时,无创影像学检查如磁共振成像(MRI)或计算机断层扫描(CT)可对主动脉及其分支清晰地成像。一些有幽闭恐惧症的病人或体内有金属植入物的病人不能进行 MRI 检查;病人的身体形态也会影响 CT 和 MRI 的成像质量;病人体内如果存在金属植入物,可产生假象而影响 CT 和 MRI 对血管的精确成像。在进行头臂动脉各支血运重建手术前应行脑 CT 或 MRI 检查,如明确发现存在近期梗死灶应慎重,因为这些病灶更易出现缺血再灌注损伤。

3. 动脉造影检查仍是动脉疾病诊断的"金标准"。当无创影像学检查不能明确病变时,应进行动脉造影检查。其不足包括局部动脉损伤、卒中风险、造影剂相关性肾损害等。由于头臂动脉疾病合并冠状动脉粥样硬化改变者发生率约为 40%,因此应对病人进行心脏方面的相关检查,尤其是在经胸血运重建术前应准确地评估心功能。

【治疗要点】

1. 内科治疗 目的是减轻脑缺血的症状,降低脑卒中的危险,很好地控制现患的疾病,如高血压、糖尿病、高脂血症及冠心病等。

2. 外科治疗

(1)血运重建手术

1)适应证:头臂动脉血运重建术的适应证包括引起临床症状的各种头臂动脉病变,临床症状主要包括大脑缺血症状、椎 - 基底动脉供血不足症状和上肢缺血症状。大脑缺血症状主要表现为卒中和短暂性脑缺血发作;椎 - 基底动脉供血不足由颅内持续低血流量状态引起,表现为眩晕、恶心、失衡等,无名动脉和锁骨下动脉起始段闭塞引起的盗血综合征可导致椎 - 基底动脉供血不足、心肌缺血、大脑前循环缺血症状(如偏瘫、失语)等;上肢缺血症状可表现为活动后上肢疼痛、远端动脉栓塞可出现指端缺血等。

2)手术方式的选择:①解剖学血运重建术(经胸入路):预后较好的多头臂血管病变病人首选。人工血管旁路术 - 左锁骨下动脉起始段同时存在病变,可建立人工血管侧臂方式重建血运。术后管理:术后 24 小时病人应在监护室密切观察。纵隔引流量低于 200ml/d 时拔出引流管。病人出院时应给予严格的开胸术后宣教。除术后早期随访外,每 6 个月需行颅外颈动脉及人工血管双功超声检查,1 年后每年复查双功超声。②非解剖学血运重建手术(经颈入路):适用于单一锁骨下动脉病变病人或存在开胸手术禁忌证的病人。常用手术术式有锁骨下动脉 - 颈动脉转位术、颈动脉 - 锁骨下动脉旁路术、腋 - 腋动脉和锁骨下 - 锁骨下动脉旁路术、颈 - 颈动脉旁路术、颈动脉 - 对侧锁骨下动脉旁路术。术后管理:非解剖学血运重建术后的血流生理压力低于解剖学血运重建术。术后早期应重视有无神经系统并发症(尤其是术中曾阻断颈动脉者)。应在手术室内对所有病人各种运动功能的恢复情况进行观察,然后再送至麻醉恢复室进行至少 1 小时的观察。如果病人无神经系统改变,应在遥测监护式病房监测 24 小时。除早期随访外,术后每 6 个月需行血管移植物双功超声检查评价通畅情况,1年后每年复查双功超声。

（2）目前多采用经皮腔内血管成形术（percutaneous transluminal angioplasty, PTA）来治疗,系指应用球囊导管、支架等介入器材,采用球囊扩张技术或植入支架,对各种原因所致的血管狭窄或闭塞性病变进行血管开通或维持血管通畅的微创技术。术后长期应用抗凝及抗血小板聚集药物取得理想的远期疗效。

【护理评估】

1. 术前评估

（1）健康史及相关因素:病人的年龄、性格和工作。本次发病的特点和经过,是否出现无力、麻木、肢体发凉等症状,是否出现头晕、眩晕等症状,是否出现一侧脉搏减弱或消失,双侧血压不对称,有无高血压、动脉粥样硬化、感染性疾病（梅毒、结核等）、先天性疾病,胸部外伤,无脉症,巨细胞动脉炎,栓塞或瘤栓、风湿性心脏病等病史。

（2）病史:评估病人的职业、文化水平与语言背景,如出生地、生长地及方言等;以往和目前的语言能力;病人的意识水平、精神状态及行为表现,是否意识清楚、检查配合,有无定向力、注意力、记忆力和计算力等智能障碍;病人的心理状态,观察有无孤独、抑郁、烦躁及自卑情绪;家庭及社会支持情况。

（3）身体情况

1）局部和全身:评估病人的生命体征、意识状态、肌力和肌张力、感觉功能等。有无神经系统功能障碍,是否影响病人的自理能力,有无发生意外伤害的危险。

2）主要通过与病人交谈,让其阅读、书写及采用标准化的量表来评估病人言语障碍的程度、类型和残存能力。注意检查病人有无听觉和视觉缺损;是右利手还是左利手,能否自动书写或听写、抄写;能否按照检查者指令执行有目的的动作;能否对话、看图说话、跟读、物体命名、唱歌、解释单词或成语的意义等。评估口、咽、喉等发音器官有无肌肉瘫痪及共济运动障碍,有无面部表情改变、流涎或口腔滞留食物。

3）辅助检查:了解超声多普勒检查、CTA和MRA检查、DSA动脉造影。

（4）心理和社会支持状况:病人出现无力、麻木、肢体发凉或头晕、眩晕等症状,病人及家属会出现焦虑、恐惧不安等情绪。评估病人及家属的心理状况,病人及家属对疾病及其手术治疗方法、目的和结果有无充分了解,对手术的心理反应或有无思想准备,有何要求和顾虑。

2. 术后评估　评估手术方式、麻醉方式及术中情况,评估术后穿刺部位是否有渗出、水肿、疼痛等情况,观察有无并发症的迹象。

【常见护理诊断/问题】

1. 躯体活动障碍　与椎-基底动脉供血不足有关。

2. 有跌倒的危险　与眩晕、平衡失调有关。

3. 语言沟通障碍　与椎-基底动脉供血不足有关。

4. 吞咽障碍　与椎-基底动脉供血不足有关。

5. 潜在并发症:过度灌注综合征、穿刺局部血肿、支架内血栓形成。

【护理目标】

1. 病人活动能力逐渐恢复,生理需求能够得到满足。

2. 能采取有效的安全措施防止病人发生跌倒和外伤的危险。

3. 病人及家属对沟通障碍表示理解;能最大限度地保持沟通能力,采取有效的沟通方式表达自己的需要;能配合语言训练,语言功能逐渐恢复正常。

4.能掌握恰当的进食方法,并主动配合进行吞咽功能训练,营养需要得到满足,吞咽功能逐渐恢复。

5.预防过度灌注综合征的发生,发生过度灌注综合征时能及时识别。

6.预防穿刺局部血肿的发生,发生血肿时能及时识别。

7.预防支架内血栓的形成,发生支架内血栓时能及时识别。

【护理措施】

1.躯体活动障碍　与椎-基底动脉供血不足有关。

(1)生活护理:可根据 Barthel 指数评分确定病人的日常生活活动能力,并根据自理程度给予相应的协助。

(2)运动训练:应考虑病人的年龄、性别、体能、疾病性质及程度,选择合适的运动方式、持续时间、运动频率和进展速度。

(3)安全护理:运动障碍的病人重点要防止坠床和跌倒,确保安全。

(4)心理护理:给病人提供有关疾病、治疗及预后的可靠信息;关心、尊重病人,多与病人交谈,鼓励病人表达自己的感受,指导克服焦躁、悲观情绪,适应病人角色的转变;避免任何不良刺激和伤害病人自尊的言行,尤其在协助病人进食、洗漱和如厕时不要流露出厌烦情绪;正确对待康复训练过程中病人所出现的诸如注意力不集中、缺乏主动性、畏难、悲观及急于求成心理等现象,鼓励病人克服困难,摆脱对照顾者的依赖心理,增强自我照顾能力与自信心;营造和谐的亲情氛围和舒适的休养环境,建立医院、家庭、社区的协助支持系统。

2.有跌倒的危险　与眩晕、平衡失调有关。

(1)安全护理:指导病人卧床休息,枕头不宜太高(以 15°～20° 为宜),以免影响头部的血液供应。仰头或头部转动时应缓慢且转动幅度不宜太大。避免重体力劳动,沐浴和外出应有家人陪伴,以防发生跌倒和外伤。

(2)用药护理:指导病人遵医嘱正确服药,不可自行调整、更换或停用药物。肝素等抗凝药物可导致出血,用药过程中应注意观察有无出血倾向、皮肤瘀点和瘀斑、牙龈出血、大便颜色等,有消化性溃疡和严重高血压者禁用。

3.语言沟通障碍　与椎-基底动脉供血不足有关。

(1)心理护理:病人常因无法表达自己的需要和感情而烦躁、自卑,护士应耐心解释不能说话或说话吐词不清的原因,关心、体贴、尊重病人,避免挫伤其自尊心的言行;鼓励克服羞怯心理,大声说话,当病人进行尝试和获得成功时给予肯定和表扬;鼓励家属、朋友多与病人交谈,并耐心、缓慢、清楚地解释每一个问题,直至病人理解、满意;营造一种和谐的亲情氛围和轻松、安静的语言交流环境。

(2)沟通方法指导:鼓励病人采取任何方式向医护人员或家属表达自己的需要,可借助符号、描画、图片、表情、手势、交流板、交流手册或 PACE 技术(利用更接近实用交流环境的图片及其不同的表达方式,使病人尽量调动自己的残存能力,以获得实用化的交流技能,是目前国际公认的实用交流训练法)等,提供简单而有效的双向沟通方式。

(3)语言康复训练:构音障碍的康复以发音训练为主,遵循由易到难的原则。护士每天深入病房、接触病人的时间最多,可以在专业语言治疗师指导下,协助病人进行床旁训练。具体方法有:

1)肌群运动训练:指进行唇、舌、齿、软腭、咽、喉与颌部肌群运动。包括缩唇、叩齿、伸舌、卷舌、鼓腮、吹起、咳嗽等活动。

2) 发音训练：由训练张口诱发唇音(a、o、u)、唇齿音(b、p、m)、舌音，到反复发单音节音(pa、da、ka)，当能够完成单音节发音后，让病人复诵简单句，如早 - 早上 - 早上好。

3) 复述训练：复述单词和词汇，可出示与需要复诵内容一致的图片，让病人每次复述3～5遍，轮回训练，巩固效果。

4) 命名训练：让病人指出常用物品的名称及说出家人的姓名等。

5) 刺激法训练：采用病人所熟悉的、常用的、有意义的内容进行刺激，要求语速、语调和词汇长短调整合适；刺激后应诱导而不是强迫病人应答；多次反复给予刺激，且不宜过早纠正错误；可利用相关刺激和环境刺激法等，如听语指图、指物和指字。语言康复训练是一个由少到多、由易到难、由简单到复杂的过程，训练效果很大程度上取决于病人的配合和参与。因此，训练过程中应根据病情轻重及病人情绪状态，循序渐进地进行训练，切忌复杂化、多样化、避免产生疲劳感、注意力不集中、厌烦或失望情绪，使其体会到成功的乐趣，从而坚持训练。

4. 吞咽障碍　与椎 - 基底动脉供血不足有关。

(1) 病情评估：观察病人能否经口进食及进食类型（固体、流质、半流质）、进食量和进食速度，饮水时有无呛咳；评估病人吞咽功能，有无营养障碍。

(2) 饮食护理

1) 体位选择：选择既安全又有利于进食的体位。

2) 食物的选择：选择病人喜爱的营养丰富易消化食物，注意食物的色、香、味及温度，为防止误吸，便于食物在口腔内的移送和吞咽，食物应符合：柔软、密度与性状均一；不易松散、有一定黏度；能够变形，利于顺利通过口腔和咽部；不易粘在黏膜上。

3) 吞咽方法的选择：空吞咽和吞咽食物交替进行；侧方吞咽：吞咽时头侧向健侧肩部，防止食物残留在患侧梨状隐窝内；点头样吞咽：吞咽时，配合头前屈、下颌内收如点头样的动作，加强对气道的保护，利于食物进入。

4) 对不能吞咽的病人，应予鼻饲饮食，并教会照顾者鼻饲的方法及注意事项，加强留置胃管的护理。

(3) 防止窒息：因疲劳有增加误吸的危险，所以进食前应注意休息；应保持进餐环境的安静、舒适；告知病人进餐时不要讲话，减少进餐时环境中分散注意力的干扰因素，如关闭电视或收音机、停止护理活动等，以避免呛咳和误吸；应用吸管饮水需要比较复杂的口腔肌肉功能，所以，病人不可用吸管饮水、饮茶，用杯子饮水时，保持水量在半杯以上，以防病人低头饮水体位增加误吸的危险；床旁备吸引装置，如病人呛咳、误吸或呕吐，应立即指导其取头侧位，及时清理口、鼻腔内分泌物和呕吐物，保持呼吸道通畅，预防窒息和吸入性肺炎。

5. 潜在并发症

(1) 过度灌注综合征：术后24～48小时应密切观察病人的意识、瞳孔、血压、呼吸及肢体活动，围手术期有效的血压控制是预防此并发症的有效措施；监测病人的血压变化，消除焦虑等精神因素引起的血压增高，使血压维持在基础血压 2/3 水平。对于上肢出现的肿胀，一般不予处理可自行缓解；严重者可抬高上肢，用硫酸镁湿敷可缓解。

(2) 穿刺局部血肿：穿刺局部血肿多是由于穿刺操作不当、术前及术中大量应用抗凝剂、压迫止血方法不当、穿刺侧肢体过早活动或不适当活动、高血压、糖尿病等因素造成。护理上应密切观察局部血肿是否增大，有无硬结、红肿、感染等征象，一般可自行吸收。腔内手术拔鞘管后用左手示指和中指压股动脉穿刺点(图5-2),一般在皮肤穿刺点的正上方1.5~2cm处,压迫15~20分钟,再以无菌纱布覆盖穿刺点并用弹力绷带加压包扎。病人返回病房后,应定时观察穿刺局部敷料有无渗血、局部有无瘀斑肿胀,出现瘀斑者应注意观察范围有无扩大等,必要时通知医生处理。告知病人患侧下肢伸直制动12小时,平卧24小时,嘱病人不要做屈髋动作,用力咳嗽及协助翻身时用手按压在穿刺处。

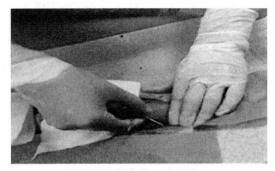

图 5-2　动脉鞘管拔出手法

(3)支架内血栓形成:支架植入术严重的并发症是支架内血栓形成,在术中植入支架前先经静脉推注肝素钠(50U/kg)全身肝素化,术后给予抗凝治疗2~3天,低分子量肝素,每12小时一次,皮下注射,监测凝血指标,遵医嘱按时服用抗血小板药物。在给予抗凝及抗血小板聚集治疗时护理观察的重点在于观察病人有无注射部位出血、牙龈出血、鼻出血、血尿等出血事件,必要时减少药物剂量或停药。

【护理评价】

1.病人活动能力是否逐渐恢复,生理需求能否得到满足。

2.病人未发生跌倒的危险。

3.病人能有效表达自己的基本需要和情感,情绪稳定,自信心增强。能正确地使用文字、表情或手势等交流方式进行有效沟通。能主动参与和配合语言训练,口语表达、理解、阅读及书写能力逐步增强。

4.掌握正确的进食或鼻饲方法,吞咽功能逐渐恢复,未发生营养不良、误吸、窒息等并发症。

5.发生过度灌注综合征、穿刺局部血肿、支架内血栓时得到及时发现与处置。

【其他护理诊断/问题】

1.知识缺乏:缺乏疾病的预防知识。

2.焦虑/抑郁　与瘫痪、失语、缺少社会支持及担心疾病预后有关。

3.自理缺陷　与椎-基底动脉供血不足所致共济失调、交叉性瘫痪等有关。

【健康指导】

1.遵医嘱按时服用抗血小板药物,不得随意加量、减量或停药,告诉病人注意皮肤、黏膜有无瘀斑,观察大便的颜色,如出现黑便,应高度警惕上消化道出血。

2.定期复查凝血3项,门诊随诊。

3.加强其他导致血管狭窄危险因素的控制,如高血压、糖尿病及高血脂等。

4.宜低盐、低脂、低胆固醇饮食。

5.避免患侧肢体超负荷活动,预防内支架的负荷运动移位。

6.如出现术前症状(如头晕、上肢无力等)应及时就诊。

【典型病例】

一般资料:病人,女,69岁。

现病史:病人主诉头晕伴左上肢无力3年,为进一步诊治,门诊于2015年9月25日以"左锁骨下动脉狭窄"为初步诊断收治入院。外院CTA检查示左锁骨下动脉短段闭塞(图5-3)。

入院护理查体示：病人左上肢皮色略苍白，皮温凉，左肱、桡动脉搏动较弱，左上肢血压110/80mmHg，右上肢血压150/90mmHg。完善术前检查，病人于9月28日在局部麻醉下行脑血管造影＋左锁骨下动脉支架成形术（经右股动脉穿刺入路）。现为术后第一天，自诉左锁骨下区略感疼痛不适。查体病人双上肢皮色正常，皮温暖，双侧肱、桡动脉搏动可触及，双上肢血压相近，右股动脉穿刺处局部有2cm×30cm瘀斑，外周静脉留置针输液固定好，局部无红肿、外渗。

DSA造影示左锁骨下动脉闭塞（5-4），左锁骨下动脉盗血（图5-5），导丝通过闭塞段，左锁骨下动脉内植入支架，术后左锁骨下动脉血流通畅，左椎动脉恢复正常血流（图5-6）。

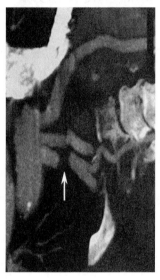

图5-3 CTA检查示左锁骨下动脉短段闭塞

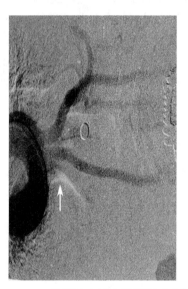

图5-4 DSA造影检查示左锁骨下动脉闭塞

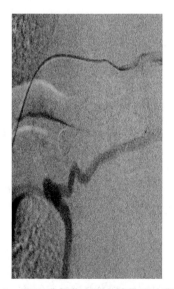

图5-5 DSA造影检查示左锁骨下动脉盗血

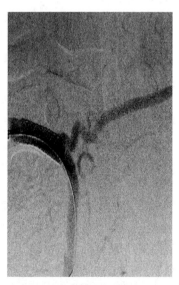

图5-6 支架置入后造影检查示左锁骨下动脉
血流通畅，左椎动脉恢复正常血流

实验室检查：9 月 26 日血甘油三酯 4.5mmol/L，空腹血糖 7.9mmol/L。

主要治疗：术前测双上肢血压每天 2 次，左上肢血压波动于 90～110/60～80mmHg，右上肢血压波动于 130～170/80～100mmHg；测血糖每天 4 次，血糖波动于 6.0～14.5mmol/L。静脉滴注药物有前列地尔扩血管、长春西汀改善循环；口服药物拜阿司匹林、硫酸氢氯吡格雷抗血小板聚集治疗，阿托伐他汀降脂治疗；皮下注射门冬胰岛素（诺和锐）30U 降血糖治疗。

其他史：高血压病史 20 余年，最高血压达 180/110mmHg，未规律服药及监测血压；2 型糖尿病病史 10 余年，自行注射胰岛素控制血糖。无不良嗜好。

请问：

1．该病人术后自觉患侧锁骨下区域不适，略感疼痛，作为护士应如何护理？

2．该病人穿刺部位局部血肿的护理要点有哪些？

3．该病人术后围手术期支架内血栓的预防及护理措施有哪些？

第 六 章

肾动脉狭窄

肾动脉狭窄（renal artery stenosis，RAS）常由动脉粥样硬化及纤维肌性发育不良及大动脉炎引起，并不是一种罕见疾病，肾动脉狭窄是导致继发性高血压最常见的原因之一。

【解剖和生理】

1. 肾的解剖　肾是实质性器官，位于腹腔后上部，脊椎两旁，左右各一。肾实质分为皮质和髓质两部分，皮质位于表层，富含血管，主要由肾小体和肾小管构成。髓质位于深部，血管较少，由15～25个肾椎体构成。椎体的底朝向皮质髓质交界，而顶部伸向肾窦，终止于肾乳头。在肾单位和集合管生成的尿液经集合管在肾乳头处开口进入肾小盏，再进入肾大盏和肾盂。最后经输尿管进入膀胱。肾盏、肾盂和输尿管内含有平滑肌，其收缩运动可将尿液驱向膀胱。在排尿时，膀胱内的尿液经尿道排出体外。

2. 肾功能　正常情况下，肾是维持血容量与成分的主要器官。因此，肾具有3种基本的生理功能：肾小球过滤、选择性的肾小管分泌和重吸收。

【病因与发病机制】

动脉粥样硬化、纤维肌性结构发育不良（fibromuscular dysplasia，FMD）、大动脉炎（Takayasu arteritis，TA）为肾动脉狭窄的相对常见病因。其中动脉粥样硬化为最常见疾病，主要累及中大动脉，基本病变是动脉内膜的脂质沉积、内膜灶状性纤维化、粥样斑块形成，致血管壁变硬，管腔变窄，并引起一系列继发性病变。

肾动脉狭窄是引起肾血管性高血压（renal vascular hypertension，RVH）的重要原因。这是由于肾缺血刺激肾素分泌，体内肾素 - 血管紧张素 - 醛固酮系统（RAAS）活化，外周血管阻力增高和水、钠潴留，导致血压升高。这种状况持续下去会导致心血管系统的顺应性重构，造成慢性肾血管性高血压的持续性加重。

【临床表现】

肾动脉狭窄由动脉粥样硬化或大动脉炎引起者，常有肾外系统表现，前者可出现脑卒中、冠心病及外周动脉硬化，后者可出现无脉病。

1. 肾血管性高血压　常呈如下特点：血压正常者（特别是年轻女性）出现高血压后即迅速进展；原有高血压的中、老年病人血压近期迅速恶化，舒张压明显升高。重症病人可出现恶性高血压（舒张压超过130mmHg，眼底呈高血压3或4期改变）；不应用抗RAAS药物高血压常难以控制。此外，约15%的本病病人因血浆醛固酮增多，可出现低钾血症。单侧肾动脉狭窄所致肾血管性高血压，若长久不能良好控制，还能引起对侧肾损害（高血压肾硬化症）。

2. 缺血性肾脏病　可伴或不伴肾血管性高血压。肾脏病变主要表现为肾功能缓慢进行性减退，由于肾小管对缺血敏感，故其功能减退常在先（出现夜尿多，尿比重及渗透压减低

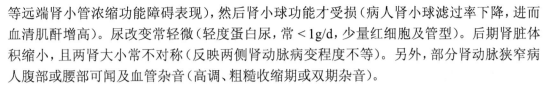

等远端肾小管浓缩功能障碍表现），然后肾小球功能才受损（病人肾小球滤过率下降，进而血清肌酐增高）。尿改变常轻微（轻度蛋白尿，常＜1g/d，少量红细胞及管型）。后期肾脏体积缩小，且两肾大小常不对称（反映两侧肾动脉病变程度不等）。另外，部分肾动脉狭窄病人腹部或腰部可闻及血管杂音（高调、粗糙收缩期或双期杂音）。

【辅助检查】

1. 超声检查　RAS 的超声诊断指标可分为形态学和血流动力学两大类。由于肾动脉位置较深，易受肥胖、肠气等因素的影响，二维超声常不能满意显示肾动脉，故形态学指标较少应用于临床。目前主要应用血流动力学指标分析诊断 RAS，血流动力学指标又分为直接和间接指标。

（1）直接指标：包括肾动脉杂色血流信号、肾动脉峰值流速、肾动脉舒张期末流速、肾动脉峰值流速与腹主动脉流速比值（renal-aortic ratio，RAR）、肾动脉和段动脉峰值流速比值（renal-segmental ratio，RSR）、肾动脉和叶间动脉峰值流速比值（renal-interlobal ratio，RIR）。

（2）间接指标：间接指标是通过观察肾内叶间动脉或段动脉的流速曲线形态改变，并进行相关参数的测量来诊断肾动脉狭窄。间接指标包括流速曲线形态、峰值流速、收缩早期加速时间（acceleration time，AT）、收缩早期加速度（acceleration，AC）、阻力指数（RI）和双侧肾脏 RI 差值（ΔRI）。在间接指标中，以 AT、AC 和 ΔRI 最为重要。

2. 放射性核素检查　分侧肾功能可以通过量化特定的放射性分子，如锝 99 分子标记巯基乙酰三甘胺酸的吸收和排泄来衡量。如果吸收和排泄异常聚集在有肾动脉狭窄一侧的肾，则提示肾功能受损。高血压病人在从血管重建中受益后，一般肾图显示正常。此外，对于存在氮质血症的单侧 RAS 病人，对侧肾肾图通常和存在狭窄病变的肾图同样显示为异常。

3. 磁共振或螺旋 CT 血管造影　肾动脉 CTA 是一种无创性检查方法，可以通过三维重建多方位地观察血管及血管周围情况，提供血管内外影像信息，显示血管与邻近结构的关系，以及血管本身的病变、管壁钙斑、血管畸形及肾脏病变等，可对 RAS 做出可靠而全面的评估。

4. 肾动脉血管造影　需经皮经腔插管做主动脉 - 肾动脉造影（以免遗漏肾动脉开口处粥样硬化斑病变）及选择性肾动脉造影，适用于非侵入性检查不能明确诊断而临床又高度怀疑肾动脉狭窄的病人，能准确显示肾动脉狭窄部位、范围、程度及侧支循环形成情况，是诊断"金指标"。

【诊断要点】

诊断肾动脉狭窄主要依靠超声检查、放射性核素检查、磁共振或螺旋 CT、肾动脉血管造影检查，前两项检查仅为初筛检查，后三项为主要检查手段，尤其肾动脉血管造影常被认为是诊断的"金指标"。

【鉴别诊断】

1. 嗜铬细胞瘤　病人的"面红"、血压迅速的变化和不稳定性，有时使人联想到嗜铬细胞瘤。但嗜铬细胞瘤发作时出现面色苍白、心慌、出汗等症状；组胺激发试验呈阳性反应，24 小时尿儿茶酚胺（VMA）含量增高，CT 及腹部超声检查有助于诊断。

2. 肾血管性高血压可继发醛固酮增多并可出现低血钾，故需与以下疾病鉴别：①原发性醛固酮增多症；②肾小球旁细胞瘤。

3. 当发现两肾大小不对称时，需与以下疾病鉴别：①慢性肾盂肾炎；②创伤后肾瘢痕形成也可表现高血压及伤侧肾脏缩小；③先天性肾发育不全。

4. 肾下垂　下垂肾脏若牵拉肾蒂亦可致高血压,往往有腰痛及消化道功能紊乱症状。血尿亦属常见,采取平卧后症状可减轻或消失;立位及平卧位尿路造影或超声检查肾脏位置明显变化。

【治疗要点】

肾动脉狭窄的治疗目标包括两方面,有效控制血压,改善或延缓患侧肾功能损伤。具体方法有以下4种。

1. 药物治疗　积极控制血压适用于所有肾血管性高血压病人,虽然药物治疗不能阻止肾动脉狭窄进展,但能帮助控制高血压,改善症状。单侧肾动脉狭窄呈高肾素者,现常首选ACEI 或 ARB,但是必须从小量开始,逐渐加量,以免血压下降过快过低。双侧肾动脉狭窄者应禁服上述药物。可选择的药物包括利尿药、β 受体阻断药、钙离子通道阻滞药等。

2. 经皮肾血管成形术　经皮肾血管成形术(PTRA,用球囊扩张肾动脉),尤适用于纤维肌性发育不良病人。对于无临床症状但血流动力学改变明显的双侧或孤立肾动脉狭窄的病人,或单侧狭窄而肾功能进展性下降的病人,也可考虑行 PTRA。FMD 病人动脉狭窄病变通常位于肾动脉主干远侧段,因而非常适合行 PTRA。

3. 安置支架　由于动脉粥样硬化及大动脉炎病人在单纯的扩张后易发生再狭窄而使治疗失败,故这些病人扩张术后应放置血管支架,同时需要积极控制基础疾病。绝大多数的病例通过 PTRA 治疗效果良好,压力梯度消失,而不需要支架植入。相对年轻的病人禁忌行支架植入。复杂的肾动脉狭窄病变一旦行支架植入会使病变更加难以处理,此类病人更适合开放手术治疗。

FMD 病人肾动脉支架植入的适应证包括 PTRA 严重并发症(血管破裂、夹层等)、反复血管成形术后仍存在明显的肾动脉压力梯度或小肾动脉瘤。

4. 外科手术治疗　外科手术适用于肾动脉狭窄介入治疗无效、多分支狭窄或狭窄远端有动脉瘤形成等复杂肾动脉狭窄,年轻的纤维肌性发育不良病人也可以考虑手术治疗。手术方式包括血管重建、动脉内膜切除、自身肾移植等。如上述治疗无效的顽固性高血压病人,可行患肾切除术。

开放手术目前仅限用于治疗那些行 PTRA 后出现严重并发症且靠腔内技术无法处理者,如血栓形成、穿孔或夹层等。发生上述并发症时,多数情况可选择应用支架或覆膜支架。对具体治疗方法的选择要根据病变范围和当时的肾动脉血流情况而定。实施 RTPA 的医疗中心应具备能够熟练处理上述并发症的能力,对于特别复杂的 FMD 应该集中在这些医疗中心来治疗。当 PTRA 技术失败、狭窄血管段回缩、狭窄血管无法扩张或血管腔内治疗后再狭窄时,应考虑开放手术治疗。

(1) 主动脉 - 肾动脉旁路术:动脉粥样硬化病变多位于动脉起始段开口处,对此类病变的开放手术,血管吻合应超过病变部位吻合到正常血管壁。FMD 病变多位于主干动脉的远侧,且经常合并有分支动脉狭窄,这些病变通常可通过原位手术技术来修复。多选择肋骨下横切口,根据对主动脉暴露的要求程度来选择腹膜外入路。大多数 FMD 病人可选择主动脉或髂动脉作为旁路的近端吻合部位,没有动脉粥样硬化病变那样的限制。

(2) 自体肾移植:FMD 病人行自体肾移植治疗适用于以下情况:肾动脉开放手术失败后再次手术、多次尝试腔内治疗失败、多阶段肾动脉发育异常和孤立肾且多根肾动脉狭窄。

由于血管腔内技术的进步,自体肾脏移植及体内修复的适应证目前已有所改变。PTRA 治疗肾动脉分支狭窄的疗效满意。目前,FMD 病人很少需要手术治疗。需要手术治疗的病人中,很大一部分具有复杂病变,不仅在肾动脉的一级分支,而且在其二级分支广泛分布多阶段病变。此种情况下,就需要进行体外修复和自体肾移植,类似于同种异体肾移植那样将移植肾放入髂窝。

成人肾动脉 FMD 行开放手术的死亡率很低。其中尿路感染和术后肺炎是主要的非严重的并发症。肾动脉 FMD 行开放手术后早期闭塞率为 3.8%～13%,自体静脉移植血管比自体动脉更容易闭塞。肾动脉管径较小时或血流量较小的肾动脉分支重建术后更容易发生闭塞。血管重建术中进行恰当的评估极其重要,以避免产生技术操作失误,导致移植血管血栓形成。如果术后短期内发生了肾区疼痛加重、尿量减少(由于应用甘露醇及缺血时间的不同,常导致尿量减少,较难评估)或血压急剧升高,要高度怀疑移植血管堵塞的可能。高质量的超声检查、常规的血管造影及目前常作为首选的 CTA 或 MRA 检查有助于明确诊断。然而,有些病人发生移植血管闭塞时症状可以是轻微的。即使是移植血管闭塞发生数天之后,如果患肾肾实质能被造影剂强化,仍可考虑行血管重建术。因为血管常被扩大为卵圆形,所以远期再狭窄目前已不常见。FMD 病人在开放手术后再手术率是不同的,这取决于初次手术时病变的复杂程度及手术方式。再次手术治疗移植血管再狭窄更易发生纤维变性,所以通过血管腔内技术治疗再狭窄的效果更好。

【护理评估】

1. 术前评估

(1)健康史

1)一般状况:年龄、性别、婚姻、职业。

2)既往史:了解病人是否有高血压、心脏病、慢性肾功能不全、糖尿病和高胆固醇血症,是否有长期大量吸烟史,是否有动脉炎、动脉粥样硬化及纤维肌性发育不良等病史。

(2)身体状况

1)症状:是否有顽固性高血压,恶性高血压或以前稳定的高血压突然恶化;是否有不明原因的肾衰竭而尿常规正常,特别是老年人;是否伴发周围血管病变,特别在大量吸烟的病人。

2)体征:腹部、腰部是否可闻及血管杂音。

3)辅助检查:了解超声检查、放射性核素检查、磁共振或螺旋 CT、肾动脉血管造影检查等结果。

(3)心理及社会支持情况

1)病人是否由于担心疾病的治疗和预后而感到紧张、恐惧。

2)病人是否因长时间发病,工作及生活受到影响而感到焦虑不安和悲观失望。

3)评估家庭成员能否提供足够的心理和经济支持。

2. 术后评估

(1)手术情况:了解麻醉方法和手术类型、范围、术中出血量。

(2)身体状况:评估病人生命体征、意识状态、血氧饱和度、血压状态、尿量、肾功能情况等。

【常见护理问题】

1. 焦虑 与病人对预后的担心有关。

2. 术后并发症 肾动脉再狭窄、血栓性闭塞、异位性栓塞及感染。

3. 知识缺乏:缺乏本病防治知识。

【护理目标】

1．病人焦虑、恐惧状态缓解或减轻，积极配合治疗和护理。

2．病人未出现肾动脉再狭窄、血栓性闭塞、异位性栓塞及感染等并发症。

3．病人能正确叙述肾动脉狭窄的有关知识。

【护理措施】

1．心理护理 多数介入治疗的病人术前存在明显的焦虑情绪，与病人担心手术过程中的疼痛、手术的安全性以及手术效果有关，病人表现为焦虑、入睡困难，导致血压明显升高。在病人入院后，为病人及家属详细介绍该病的发病原因、治疗方式以及治疗目的，并向其告知成功治愈的病例，提高病人的认知程度以及治疗信心。由于病人对肾动脉支架植入术不了解，护士在术前可用图片或放录像等形式向病人讲解肾脏的生理作用及解剖知识，肾动脉狭窄的疾病介绍，也可请手术成功的病人介绍亲身体会，使病人了解手术的方法、过程、注意事项及安全性，解除病人的思想顾虑，让病人在术前有充分的心理准备。与此同时，对病人提出的问题以及疑惑进行详细的解答，消除病人不安、焦虑以及紧张等负面情绪，保证其情绪处于稳定的状态。

2．术前护理

（1）完成各项实验室检查、心电图等。

（2）血压监测：观察血压及警惕高血压的并发症，肾性高血压需定时测血压，使用降压药前后、早、中、晚、睡前均需测血压。根据病情每日1次或2次测量四肢血压并做好记录，以便与术后血压相比较。对血压波动大、不稳定者、初次使用降压药者、调改降压药和使用强效降压药者，应据病情15～30分钟测量一次，并做好记录，以便及时发现血压变化，如血压骤降应及时报告医生。密切观察病人神志意识，若出现意识模糊、烦躁、头痛、恶心呕吐、视物模糊、抽搐、血压急剧升高等症状时，提示高血压脑病和高血压危象，应及时通知医生及时处理。若出现呼吸困难、心率增快、咳粉红色泡沫痰、肺底湿鸣，应及时抢救左心衰竭并报告医生。手术当天应停用或减少降血压药物的用量，避免术后血压下降幅度过大或血压骤降引起不适。

（3）预防凝血：遵医嘱于术前2天或3天口服抗凝药物。

（4）术前1晚进食流质，术晨禁食禁饮，照常服用降压药，以免血压升高而影响手术的安全性。同时测体温、心率、呼吸频率、血压，心电监护仪置床旁。术前30分钟遵医嘱肌内注射阿托品0.5mg、苯巴比妥钠0.1mg。

3．术中护理 病人进入导管室后，应做好解释工作，告诉其如何与医护人员密切配合。病人取平卧位，连接心电监护导线，调好压力记录仪并校准零点，建立静脉通道。备好术中所需的药品和器械，严格无菌操作，防止感染。手术过程中观察病人的意识、呼吸、心电图和动脉血压的动态变化，记录肝素用量等各项指标，观察病人有无过敏症状，配合医师做好应急处理。

4．术后护理

（1）严密监测生命体征：病人回病房后进行24小时持续床旁心电、血氧、血压监护。

（2）血压监测：血压变化是观察疗效的重要指标，术后急性低血压是常见而极危险的并发症。肾动脉扩张成功后，血压明显下降，再加上术前禁食、术中出血、术后排尿较多引起的血容量不足，如不及时调整用药，病人容易发生低血压，对于术前血压较高、年龄较大者，必须认真对照其基础血压及脉压，结合尿量，综合分析整体状况，准确判断早期低血压。

（3）做好血尿观察和护理：在肾动脉扩张过程中，当球囊扩张狭窄的肾动脉时，易引起急性肾缺血，使肾小球滤过膜发生功能障碍，导致血尿。护士向病人解释出现血尿的有关原因，讲明这种由于急性可逆性缺血引起的血尿现象往往是一过性，不会导致肾小球的坏死或肾衰竭，以消除病人的顾虑。并鼓励病人多饮水，同时每天收集标本送检直至正常，了解血尿变化及肾功能。

（4）术后穿刺部位的护理：病人返回病房后，予平卧位，穿刺侧肢体制动、伸直 6～12 小时，绷带加压包扎 24 小时，严密观察穿刺部位有无出血渗血及肿胀。观察远端肢体动脉搏动是否均匀、有力、有无搏动消失；皮肤颜色有无发白或发绀；皮温是否正常，有无穿刺侧肢体皮肤冰冷；了解穿刺侧肢体的活动情况，有无功能障碍。发现异常情况后，及时报告医师，护士要保持情绪稳定，根据病人的不同情况，配合医师给予相应的处理。

（5）水化治疗：术后通过最初 1～2 小时观察，判定尿量增加，肾功能改善后，需大量输液以尽快将造影剂排出体外；可嘱病人在 6～8 小时内酌情饮水 1000～2000ml，以促进注入体内的造影剂通过肾脏排泄，减少造影剂对机体的不良影响。因此，应保持尿管通畅，观察24 小时尿量、尿色及性状。

5. 并发症的护理

（1）注意观察和预防支架内血栓形成：术后支架内急性和亚急性血栓形成一般发生在24 小时至 30 天，因此必须严密监护，观察是否有因栓塞、肾动脉痉挛导致肾梗死引起血压升高、腰痛、血尿、少尿等，一旦出现上述症状或感觉不适，立即采取必要的措施，及时向医生汇报病情，必要时紧急溶栓治疗。还要观察有无腹痛，一旦出现腹痛，必须注意是否由于手术引起的夹层动脉瘤形成，并给予及时处理。

（2）肾动脉痉挛导致急性肾动脉闭塞、血栓形成或肾功能不全的观察和护理：病人在术后 6 小时内尿量少于 50ml，通过复查肾功能，发现病人肌酐、尿素氮较术前增高 3 倍，肾功能不全诊断成立。立即进行利尿及水化治疗后肾功能逐渐恢复。由于手术过程中的物理创伤及较大量造影剂的应用，对肾功能可产生不良刺激。因此，术后应密切观察尿素氮、尿酸及肌酐的水平，并对相应指标有准确的认识，及时发现早期变化。

（3）腹膜后血肿的护理：病人术后出现腰背部酸胀感，容易误认为是介入术后病人长时间卧床引起，病人心率偏快，肾区有叩痛。立即急诊复查血象，如发现血红蛋白进行性下降，高度怀疑腹膜后血肿。通过腹部血管 B 超及 CT 检查确诊。给予补液治疗，并动态观察血象变化。

（4）尿路感染的护理：尿路感染是肾脏手术后常见的感染，防治尿路感染对于术后病人的恢复具有重要意义。为预防泌尿系统感染的发生，护理人员需严格遵守留置导尿管的无菌操作，选择大小适宜的导尿管，插管时需轻柔，以免损伤尿道黏膜，引起水肿、出血和继发感染。术后会阴部清洁是预防泌尿系统感染的关键措施，肾血管重建及肾移植术后给予碘伏棉球擦洗尿道口周围及会阴部，以保持清洁。应尽可能缩短导尿管的留置时间。尿管留置过程中必须妥善固定，防止扭曲折叠，保证管道畅通，同时需防止尿液反流，以免引起逆行感染。定期更换无菌引流袋，并用碘伏对导管接口部分进行消毒。尽量减少病人术后各种留置导管的打开次数，在治疗允许的条件下尽早拔掉多余导管，减少留置导管带来的感染。拔尿管后，鼓励病人多排尿，以避免因膀胱胀满和输尿管膨胀而影响吻合口愈合。此外，还应该定期检查尿常规，并定期做尿培养，及时发现和诊断尿路感染者，对发热和尿路刺激症状明显者加用碳酸氢钠片碱化尿液，减轻尿路刺激症状。对尿路感染者，在及时治疗和护理的同时，也对其做好卫生健康教育工作，向病人讲解疾病的知识和尿路感染坚持治疗的重要性。

（5）肺部感染的护理：早期及时抗细菌、抗真菌、抗病毒联合用药。切断医院内感染的传播途径，加强消毒隔离护理。术后严密观察病人生命体征，做好发热病人降温、翻身、拍背、排痰及雾化吸入，准确掌握病情和有关护理问题及病人的心理反应，运用正确的心理护理方法，使病人能积极主动配合治疗。检测血氧饱和度，根据缺氧程度予鼻导管或面罩吸氧。

【护理评价】

通过治疗与护理，病人是否：情绪稳定，能配合各项诊疗和护理；生命体征及血压控制平稳；术后并发症得到预防，或被及时发现和处理。病人及家属能正确叙述肾动脉狭窄的有关知识。

【健康指导】

1. 向病人讲解积极控制血压、血糖、血脂等动脉粥样硬化危险因素及遵医嘱服药对预防再狭窄的重要性。

2. 向病人讲解调整生活方式的重要性，包括戒烟酒，劳逸结合，适当运动，改变不良饮食习惯。

3. 教会病人或家属测量血压并记录，嘱病人在术后1个月内监测血压，变化较大时及时就医，防止发生低血压。

4. 术后1个月、3个月、6个月及1年按时复诊。

5. 指导病人坚持服用阿司匹林等抗凝药3～6个月，服药期间需定期复查血常规，了解白细胞、血小板的情况。

6. 糖尿病病人监测血糖和糖化血红蛋白。

7. 必要时让家属与病人一同学习有关肾动脉狭窄相关知识。

【典型病例】

病人，男，54岁，因"发现血压升高1年入院"。病人1年前体检时发现血压升高，当时测血压达175/105mmHg，当地医院诊断为高血压，服用硝苯地平缓释片治疗，血压控制不佳，1个月前病人逐渐出现夜尿增多，心悸，乏力。既往吸烟史30年。入院体检：T 36.7℃，R 16次/分，P 83次/分，BP 160/110mmHg，神志清楚，浅表淋巴结不大，眼睑无红肿，巩膜无黄染，颈静脉无怒张。实验室检查：尿常规：比重1.015，蛋白（+）；肾动脉造影示：左肾动脉开口处90%狭窄，右肾动脉未见明显狭窄。

1. 首先应考虑的诊断是什么？

2. 简述该病人的病因。

3. 此时应采取哪些护理措施？

第 七 章

主髂动脉闭塞

主髂动脉闭塞（aortoiliac occlusive disease，AIOD）是指因动脉粥样硬化或血栓形成等原因导致的主动脉-髂动脉闭塞性疾病，是最常见的外周动脉闭塞性疾病。根据病情进展的快慢，可分为急性闭塞和慢性闭塞。

【病因】

目前主髂动脉硬化性病变属于全身动脉粥样硬化病变的一部分，病因尚未明确，主要的危险因素包括吸烟、高血压、高脂血症、糖尿病、饮酒等。有研究显示这些高危因素与病因呈正相关或负相关性（图 7-1）。

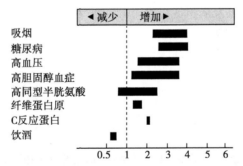

图 7-1　高危因素与主髂动脉狭窄发生的相关性

1. 吸烟　主动或被动吸烟是参与本病发生和发展的重要环节，下肢动脉硬化性疾病发病率吸烟者为不吸烟者的 3 倍。烟碱能使血管收缩，烟草浸出液可致实验动物的动脉发生炎性病变。

2. 高血压　高血压是目前公认的心脑血管系统疾病及动脉粥样硬化性疾病的重要危险因素。高血压是促进动脉粥样硬化发生、发展的重要因子，而动脉因粥样硬化所致的狭窄又可引起继发性高血压。

3. 高脂血症　多种脂蛋白的升高可致血脂升高，尤其是低密度脂蛋白的升高。低密度脂蛋白是一种运载胆固醇进入外周组织细胞的脂蛋白颗粒，可被氧化成氧化低密度脂蛋白，当低密度脂蛋白，尤其是氧化修饰的低密度脂蛋白（OX-LDL）过量时，它携带的胆固醇便积存在动脉壁上，久了容易引起动脉硬化。因此低密度脂蛋白被称为"坏的胆固醇"。

4. 糖尿病　血糖增高是动脉硬化的重要危险因素之一。

（1）糖尿病病人高血糖、脂质代谢紊乱等可加重炎症反应，炎症反应的一些炎症因子可使血管内皮受损、血管壁通透性增高及血管平滑肌细胞增生,促进动脉粥样硬化斑块形成。

（2）糖尿病病人存在脂质代谢异常可导致血中载脂蛋白升高,载脂蛋白通过与纤溶蛋白结合,抑制纤溶系统,延缓血栓溶解,促进斑块形成及发展。

（3）糖尿病病人糖化血红蛋白水平升高,发生非酶糖基化反应,产生大量氧自由基并可形成糖基化终产物,进而影响血管壁功能和结构,促进粥样斑块形成。

5. 年龄　年龄与动脉粥样硬化之间亦存在明显的相关性,动脉粥样硬化性疾病发病率随年龄增长而增加,因为随着年龄增长,动脉壁弹力逐渐减弱,对血流压力的缓冲能力逐渐下降,血管内皮损伤后易引发动脉粥样硬化性斑块形成。

6. 性别　国内男性动脉粥样硬化性疾病的发病率高于女性,原因在于绝经前的女性雌激素水平明显高于男性,有研究表明雌激素对血管系统具有明确的保护作用,可以使低密度脂蛋白在血管壁的沉积减少,并可减少脂蛋白A在循环血液中的浓度。

7. 纤维蛋白原　纤维蛋白原是动脉粥样硬化的独立危险因素,是一种参与生理性止血过程的蛋白质,由肝脏分泌合成,纤维蛋白降解产物在血管壁沉积参与动脉粥样硬化斑块形成,因此积极控制纤维蛋白原的水平可以同时预防颈动脉硬化斑块形成。

8. 血同型半胱氨酸　动脉粥样硬化程度与血同型半胱氨酸水平密切相关,有研究发现随动脉粥样硬化程度的增加,血同型半胱氨酸水平也明显升高,并引起和加速动脉粥样硬化改变。

【病理生理/发病机制】

动脉硬化闭塞症的主要发病机制可有下列几种学说。

1. 损伤及平滑肌细胞增殖学说。

2. 脂质浸润学说。

3. 血流动力学学说。

4. 炎症反应学说。

5. 血栓形成和血小板聚集学说。

【临床表现】

发病的急慢、病变的分布和范围,明显影响闭塞过程中的症状和自然病程。

1. 急性闭塞的特点　发病急骤、病情凶险、常出现典型的"5P"症状,截肢率高,如处理不及时,易发生严重并发症,如再灌注损伤,筋膜室综合征,电解质紊乱、酸碱平衡失调,多器官功能衰竭等,病死率可高达30%～50%。

2. 慢性闭塞的特点　有不同程度的间歇性跛行,通常涉及大腿、髋部或臀部肌肉,双下肢可同时出现症状,常常一侧肢体症状较严重,有时可能掩盖另一侧肢体的症状,30%～50%的男性病人发生不同程度的阳痿,病程晚期出现静息时缺血性疼痛或不同程度的缺血性组织坏死。

【辅助检查】

1. 实验室检查

（1）血脂检查:血脂增高或高密度脂蛋白下降常提示有动脉硬化性病变的可能,但血脂及高密度脂蛋白正常也不能排除其存在,故血总胆固醇、甘油三酯、β-脂蛋白以及高密度脂蛋白的测定对诊断仅有参考价值。

（2）血糖、尿糖、血常规和血细胞比容测定:目的在于了解病人有无伴糖尿病、贫血或红细胞增多症。

2. 其他辅助检查

（1）踝肱指数（ankle brachial index，ABI）：是血管外科最常用、最简单的一种检查方法，通过测量踝部胫后动脉或胫前动脉以及肱动脉的收缩压，得到踝部动脉压与肱动脉压之间的比。正常人休息时踝肱指数的范围为 0.9~1.3。异常结果：低于 0.8 预示着中度疾病，低于 0.5 预示着重度疾病。间歇性跛行的病人踝肱指数多在 0.35~0.9，而静息痛的病人踝肱指数常低于 0.4，一般认为这样的病人若不积极治疗将可能面临截肢的危险。当踝肱指数＞1.3 则提示血管壁钙化以及血管失去收缩功能，同样也反映严重的周围血管疾病。

（2）阴茎肱动脉压力指数：为阴茎背动脉收缩压与肱动脉收缩压比值，是筛查阴茎动脉血流是否正常的常用检查方法。当病人存在勃起功能障碍时可行此项检查，当 PBI＞0.75 时阴茎血流正常，PBI＜0.6 时提示阴茎动脉血流异常。

（3）多普勒超声：将多普勒血流测定和 B 超实时成像有机结合，为目前首选的无创性检查手段，具有简便、无创、费用低的特点。超声检查诊断准确率高，可较清晰地显示斑块大小、位置、斑块形态学特征，血管走行、狭窄程度、血流速度等。

（4）磁共振血管造影（magnetic resonance angiography，MRA）：为无创性血管成像技术，流入性增强效应和相位效应是基本成像原理，可清晰地显示髂内动脉动脉及其分支的三维形态和结构，并且能够进行血管影像的三维重建，对诊断动脉狭窄和制订进一步治疗方案极有帮助。

（5）CT 血管造影（CT angiography）：在螺旋 CT 基础上发展起来的经血管注射造影剂的血管造影技术，受解剖及血流因素影响相对较小，当循环血流或靶血管内对比剂浓度达最高峰期间进行容积扫描，然后行后处理得出数字化立体影像。CTA 影像直观，可清楚地观察到血管走行，血管狭窄程度、斑块形成、溃疡、血管壁厚度、动脉硬化程度。

（6）数字减影血管造影（digital subtraction angiography，DSA）：DSA 一直是公认的当今诊断下肢动脉粥样硬化性狭窄的的"金标准"。

【诊断要点】

1. 诊断　急性主髂动脉闭塞的初步诊断主要靠症状和体征，根据急性病史如突发双下肢疼痛、双下肢无脉、肢体苍白、感觉异常、肢体运动功能障碍等急性缺血症状，基本可以初步考虑急性主髂动脉闭塞。初步考虑该病后，为了进一步明确诊断，主要应从以下几点考虑：①考虑缺血的严重程度，判断肢体是否坏死。②主髂动脉急性血栓形成和主动脉骑跨血栓的鉴别。③了解病人既往是否有慢性下肢缺血性疾病，并判断此次患病是在原有慢性下肢缺血性疾病基础上的急性加重还是血栓栓塞造成的急性缺血。④是否伴有其他能引起该病的内科疾病。问诊过程应全面、仔细，根据病人有无间歇性跛行病史、有无房颤病史等，可以对诊断提供很大帮助。病人应常规行彩色多普勒超声检查，有助于判断造成堵塞的原因是栓子还是原位的血栓形成，但是并不应常规行动脉造影或 CTA 检查，因为此类病人多有肾脏损伤，碘造影剂会加重肾脏损伤，且动脉造影和 CTA 检查费时，可能因此错过最佳手术时机。

慢性主髂动脉闭塞主要是因动脉硬化、大动脉炎或纤维肌性发育不良等引起的慢性主髂动脉狭窄或闭塞以及在狭窄或闭塞基础上的血栓形成。临床症状主要是有不同程度的间歇性跛行，疼痛常累及髋部、臀部或大腿肌群，双下肢可同时出现症状，但严重程度常有不同，常常一侧肢体缺血症状较另一侧严重，从而导致较轻一侧肢体的症状被掩盖，后期出现静息痛，如不进行临床干预，将出现不同程度的组织丧失。根据典型的症状体征，结合全面的询问病史,仔细的体格检查,一般很容易做出慢性主髂动脉闭塞的诊断。在一些动脉闭塞的病人中,腿部、臀部、髋部的疼痛,有时被错误地诊断为腰椎管狭窄或腰椎间盘突出引起的神经根刺激、脊柱或髋关节病变、糖尿病神经病变或其他神经肌肉病变。但是对于那些典型的沿坐骨神经分布的疼痛,出现或加重与体位有关,而不是行走一段距离后产生,休息后缓解(间歇性跛行),即可认为非动脉性疾病。

【鉴别诊断】

1. 腰椎管狭窄　腰椎管狭窄是多种原因所致的椎管、神经根管、椎间孔的狭窄,并使相应部位的脊髓、马尾神经或神经根受压的病变。主要表现是神经性间歇性跛行,疼痛多为腰骶部或臀部向小腿后外侧或足背、足底放射的疼痛,伴有麻木症状,伸展或弯曲腰部可使症状加重或缓解,与行走距离无关,下肢动脉搏动正常,可通过腰椎 CT 及磁共振进行鉴别。

2. 髋关节炎　髋关节炎是指由于髋关节面长期负重不均衡所致的关节软骨变性或骨质结构改变的一类骨关节炎性疾病。其主要表现为臀外侧、腹股沟等部位的疼痛(可放射至膝)、肿胀、关节积液、软骨磨损、骨质增生、关节变形、髋的内旋和伸直活动受限、不能行走甚至卧床不起等。内旋或外旋髋部可诱发或加重疼痛。可通过髋关节的 X 线、CT 等进行鉴别。

3. 多发性大动脉炎　多见于年轻女性,主要侵犯主动脉及其分支的起始部,如颈动脉、锁骨下动脉、肾动脉等。病变引起动脉狭窄或阻塞,出现脑部、上肢或下肢缺血症状。临床表现有记忆力减退、头痛、眩晕、晕厥,患肢发凉、麻木、酸胀、乏力、间歇性跛行,但无下肢静息痛及坏疽,动脉搏动可减弱或消失,血压降低或测不出。肾动脉狭窄即出现肾性高血压,如合并双侧锁骨下动脉狭窄,可有上肢低血压,下肢高血压;胸腹主动脉狭窄,产生上肢高血压,下肢低血压。在动脉狭窄附近有收缩期杂音。病变活动期有发热和血沉增快等现象。根据病人的发病年龄及症状、体征、动脉造影等,较易与 ASO 相鉴别。

【治疗要点】

1. 非手术治疗　一般慢性动脉闭塞病人均须经过一段时间的非手术治疗,有助于限制病变的发展,建立侧支循环。主要措施有:禁烟、减轻体重、控制高血压、治疗糖尿病和纠正异常血脂水平,有规律地活动下肢,注意足部局部护理特别重要,因为足趾损伤和感染常常是坏疽和截肢的突发原因。虽然有许多可选择的药物,其中血管扩张药物疗效较显著,如前列地尔、西洛他唑等,但可能仅对 25% 间歇性跛行病人有效。经过适当的非手术治疗,一些病人症状可自发性改善,然而大多数病人的症状都将预期缓慢地发展,最终需要行血管重建手术。

2. 手术治疗

(1)急性闭塞治疗:确诊为急性闭塞后,必须采取积极的治疗措施,应尽可能争取早期施行取栓术。主要方法:为 Fogarty 球囊导管取栓术或导管吸栓、溶栓术。另外,还需辅以抗凝、镇痛、扩血管等综合治疗。

(2)慢性闭塞治疗:根据指南,TASC B 级病变建议采用腔内介入治疗,TASC C\D 级病变包括长段和多节段的狭窄和闭塞性病变建议采用开放性手术治疗。当病人出现影响生活工作的间歇性跛行症状甚至出现静息痛、肢体缺失等症状,结合病人病史及辅助检查确诊为主髂动脉病变后,常需手术治疗。

(3)腔内介入治疗:血管腔内介入手术技术经十几年的发展,日渐成熟,其具有微创、安全、操作简便、恢复快、病人易于接受等优点,3 年通畅率可达 90% 左右,已成为公认的治疗动脉闭塞性疾病的首选方法之一。主要适用于病变较为局限的 I 型和部分 II 型病例,而

Ⅲ型病例成功率低。较适合腔内介入治疗的主髂动脉病变：①短段 <2cm 没有钙化的狭窄。②中等长度 2～5cm 无钙化的不复杂狭窄，短段 <2cm 有钙化的狭窄。③长段 5～10cm 的单纯狭窄，中等长度有钙化的狭窄或闭塞。如长段 >5cm 的复杂狭窄，>10cm 的狭窄或闭塞，导丝难以通过，易形成夹层或破裂等则须行开放手术。

血管腔内治疗新技术包括低温冷凝成形术、切割球囊、激光辅助血管成形术、应用药物涂层球囊和药物洗脱支架、自体骨髓干细胞移植、基因疗法、血管内超声消融等。

术后治疗：①抗凝治疗：围手术期继续应用普通肝素静脉泵入抗凝治疗，根据活化部分凝血活酶时间（APTT）来调节静脉肝素的用量，维持 APTT 在 60～80 秒，以防止治疗部位术后继发血栓形成。根据病变程度及手术情况，出院时给予口服华法林短期抗凝治疗（1～6 个月）或长期口服抗血小板药物（阿司匹林及氢氯吡格雷）治疗。②扩血管药物治疗：包括应用前列腺素 E_1（凯时）、贝前列腺素钠等扩张血管，改善患肢血运治疗。③术后检查：于出院前、术后 6～12 个月及此后每年行 CT 血管造影（CTA）和踝肱指数（ABI）测定，复查腹部及下肢动脉，以了解腹主动脉及髂动脉通畅情况。

【护理评估】

全面了解病人情况，年龄、性别、病史长短、是否有肢体破溃、坏疽、相关并发症，病人全身情况，尤其是心、肝、肾、肺功能及脑供血情况等。糖尿病病人手术前控制血糖；注意血细胞比容、血小板计数、凝血酶原时间等指标。

【常见护理诊断／问题】

1. 疼痛　与患肢缺血有关。

2. 焦虑　与患肢麻木，运动障碍有关。

3. 组织灌注量改变　与动脉闭塞所致远端肢体血运不足有关。

4. 皮肤完整受损的危险。

5. 知识缺乏：缺乏本病的预防知识。

6. 活动无耐力。

7. 潜在并发症：出血，感染，继发性血栓等并发症。

【护理目标】

1. 患肢疼痛程度减轻。

2. 病人焦虑，悲观情绪减轻。

3. 病人患肢血运有所改善。

4. 病人皮肤无破损。

5. 病人能正确描述本病的预防知识。

6. 病人活动耐力逐渐增加。

7. 病人并发症能得到预防，及时发现和处理。

【护理措施】

1. 术前护理

（1）心理护理：手术是病人治疗的重要手段，手术治疗会给病人生理、心理造成不同的影响。针对病人对手术高度紧张、恐惧、焦虑、担忧等心理状态，我们应不断地启发病人自述，观察各种心理反应，根据病人的心理状态和情绪变化，制定相应的护理目标并实施护理措施，解除和减轻病人的恐惧心理，消除各种心理压力，增强其心理适应能力，使病人以良好的心态主动配合手术和护理。

（2）患肢护理

1）注意患肢保暖，严禁冷热敷：冷敷引起血管收缩，不利于解除痉挛和建立侧支循环；热敷促进组织代谢，增加耗氧量，加重缺血，对严重缺血的组织无益，而且还易发生皮肤烫伤。

2）患肢运动：指导病人以舒适的步伐行走，出现症状后休息，症状消失后再走，如此反复，避免赤脚走路，一天行走时间是 1 小时左右。

3）患足护理：动脉闭塞性疾病病人多存在肢体末梢的血运障碍和缺血性营养障碍，如皮肤干燥、脱屑、趾甲畸形、变脆等，进一步发展可造成溃疡和坏疽。其护理包括：①每日用温水洗脚，用毛巾轻轻擦干，不可用力摩擦、揉搓皮肤；②保持皮肤干燥、滋润，穿棉袜及透气性能良好的松软鞋子，保持鞋袜干爽、洁净，足部可涂凡士林保持滋润；③保护足部免受损伤，注意足部保暖，严禁冷热敷；④保持适当的体育锻炼，以促进侧支循环形成；⑤肢端慢性溃疡和坏疽的术前准备，对于干性坏疽可用 3% 硼酸或消炎液湿敷，分泌物减少后改成生理盐水换药，每日 1～2 次，待创面感染控制、肉芽新鲜后方能手术。

（3）术前准备

1）术前完善相关检查，除常规外科术前检查外，必须进行动脉 CT 或动脉造影。评估心脑血管事件风险的检查包括经颅多普勒、颈动脉超声、心脏彩超、动脉血气分析、肺功能及常规检查。对心脏功能进行心脏危险程度改良评分。

2）术前嘱病人绝对戒烟，术前 3 天训练病人深呼吸及有效咳嗽。

3）术前晚避免进食产气食物，术前禁食 12 小时、禁饮 6 小时，并在床旁放置温馨提示卡，必要时需术前晚肥皂水灌肠 3 次，送手术室前放置胃管，以避免胃肠胀气影响手术野暴露而增加手术难度。

4）患有糖尿病及高血压者，应有效控制血糖、血压。围手术期需使空腹血糖控制在 8.0mmol/L 以下，餐后 2 小时血糖控制在 10.0mmol/L 以下。

5）重视肾功能的评估，注意肌酐指标。对于肾功能不全病人，术前采用 5% 葡萄糖生理盐水水化。

6）备皮。术前提醒病人沐浴，注意脐部清洁。备皮应在手术当日晨起时进行，需动作轻柔，避免局部皮肤损伤。

2. 术中护理

（1）患肢制动：病人取平卧位，保持静脉通畅，密切观察病人疼痛情况，球囊扩张病变血管的过程中，病人往往因疼痛剧烈而出现被动性下肢活动，影响治疗过程。此时护士对病人进行心理安慰，转移其对疼痛的注意力。当病人疼痛难忍、不能配合手术治疗时，用绷带固定，尽量保持患肢位置不动。因疼痛而致血压升高，可遵医嘱给予硝苯地平 10mg 舌下含服，并密切观察血压变化。若血压仍保持在较高水平，遵医嘱给予乌拉地尔 12.5mg 静脉滴注，控制血压。

（2）密切观察生命体征：顺行穿刺球囊扩张术中的常见并发症是迷走神经反射，多发生在顺行穿刺和拔除鞘管压迫止血过程中，病人表现为心率、血压骤降，意识不清等。在穿刺过程中如心率突然下降至 30～40 次 / 分，血压降至 70～50/40～30mmHg，迅速遵医嘱给予阿托品 0.5mg 静脉推注以提高心率，多巴胺 20mg 静脉滴注升高血压。护士应严密监测病人心率及血压的恢复情况。当出现恶心、呕吐等药物不良反应时，协助病人头偏向一侧，以防窒息。

3.术后护理

　　(1)一般护理：介入治疗术后平卧，穿刺点加压包扎，穿刺侧下肢平伸制动24小时，沙袋压迫6小时后取下，因为压迫时间过短会导致局部出血，过长则因过度压迫股静脉而造成深静脉血栓形成，同时卧床期间鼓励病人早期行肌肉收缩和舒张的交替运动，如足背屈及屈踝和屈膝活动，以借助腓肠肌群收缩挤压的"肌泵"作用，促进小腿深静脉血液回流，防止血栓形成。防止髋关节屈曲，指导病人咳嗽时用手按压伤口处，以免增加穿刺口压力。严密观察穿刺部位有无出血或皮下血肿，观察穿刺侧下肢皮肤颜色、温度及足背动脉搏动情况，若出现足背动脉搏动减弱、皮温低或穿刺点出血，应立即通知医生及时处理。开放性手术后应肢体平放，人工血管过膝的手术，禁忌过分屈膝，多取膝关节半屈位，为了减少吻合口的张力，应逐渐活动肢体关节，不可伸直过度，以防吻合口裂。由于手术创伤及术后抗凝药物的应用，创面渗血、渗液至深筋膜间隙，容易发生深筋膜综合征。因此应严密观察患肢有无肿胀、疼痛等。一旦发现立即通知医生，给予及时切开减压。注意局部的卫生。防止人工血管感染。术后严密监测体温及血象变化。如果术后7天仍有体温居高不下，白细胞增多，伴切口渗液等，说明有人工血管感染迹象，应及时通知医生，给予妥善处理。

　　(2)严密监测生命体征：术后24～48小时严密监测生命体征的变化，特别是合并心肺功能不全者，尤其要严密监测血压并控制血压，维持血压稳定。对术前心功能较差、心排出量偏低者，应严格控制输液总量及输液速度，当病人出现异常时，应遵医嘱及时予以镇静、强心、利尿、扩血管治疗。合并糖尿病的病人，严密监测并有效控制血糖。

　　(3)观察治疗前后下肢缺血改善情况：术后严密观察肢端的血液循环，包括足趾的颜色、温度、运动及足背、胫后动脉搏动情况，必要时用多普勒检查胫后、胫前及足背动脉血流信号变化，若发现肢端青紫、发凉、疼痛、动脉搏动消失等，警惕急性动脉血栓形成或严重缺血再灌注损伤的发生。疼痛剧烈时遵医嘱适当给予镇痛药，以免引起动脉痉挛。若出现患肢剧烈疼痛、麻木、苍白、皮肤温度降低、动脉搏动减弱或消失，应警惕有无动脉血栓形成的可能。

　　(4)下肢过度灌注综合征：闭塞的下肢动脉再通后，肢体远端会出现再灌注损伤，表现为下肢疼痛、肿胀、皮色紫暗、皮温降低，远端动脉搏动减弱或消失。术后应密切观察病人有无该症状及体征，可给予止痛、脱水、局部外敷硫酸镁治疗，及时消除患肢水肿、改善局部血供，使脉搏、皮温及皮色恢复正常。

　　(5)移植物感染：注意观察病人体温、白细胞计数、中性粒细胞分数，观察穿刺区域是否存在疼痛、发红等局部感染表现。造影剂肾病的发生率不同报道差别较大，非高危人群一般为5%左右，高危人群可达20%～30%甚至更高。

　　(6)在进行腔内治疗时，应进行充分评估：对于血肌酐高于正常者，不宜进行CTA检查或腔内治疗；对于原来存在肾功能损害、高血压、糖尿病、心力衰竭等高危病人，应尽量减少造影剂用量，术前术后常规给予水化治疗；若术后肾功能恶化严重，应及时进行血液透析治疗。人工血管转流术后可能出现吻合口出血、假性动脉瘤形成、血栓形成、人工血管感染等并发症：①吻合口出血、假性动脉瘤形成：吻合口出血多发生在术后24小时内，需密切观察病人的生命体征，伤口敷料颜色，引流管内引流的量、颜色，吻合口假性动脉瘤是动脉重建术后一个较远期的并发症，术后应密切观察吻合口有无搏动肿块，听诊有无血管收缩性杂音，应高度警惕吻合口假性的动脉瘤形成，监测下肢循环情况可及时了解人造血管通畅情况。②血栓形成：手术前行血管造影，以了解病变血管远端通畅情况；术中操作轻柔仔细,避免不必要的血管损伤及内膜斑块脱落;提高吻合技术;少输或不输库存血;术后给予正确体位;合理应用抗凝药物;鼓励病人进行床上肌肉收缩活动及早期离床锻炼。③感染:感染可引起血管移植失败,吻合口闭塞或破裂出血,切口不愈合,局部脓肿形成甚至败血症。术前预防性应用抗生素,做好皮肤准备,术中严格无菌操作,彻底止血,避免创口渗血或积液;术后保持刀口敷料清洁干燥,做好空气、物品的消毒工作以防止交叉感染,应用抗生素 5 天,密切观察病情。术中严格无菌操作是预防人造血管感染的关键,术前、术中、术后合理应用抗生素有助于预防人造血管感染和切口感染,并在术后注意观察病人体温变化,注意有无发热及切口局部红肿、热、痛等感染症状,术后 72 小时内体温升高常为手术反应,如体温过高或术后 4～6 天体温仍升高,应警惕感染的可能性,加强抗感染措施。

(7)功能锻炼:正确指导功能锻炼,提高病人术后生活质量。由于久坐和不运动,严重动脉缺血的病人可造成患肢失用性肌肉萎缩,而许多病人又通过屈膝、屈髋来缓解疼痛,久之易导致关节僵直及膝、髋关节屈曲性挛缩。虽然术后患肢血运很快恢复,但如不及时进行正确的功能锻炼,则难以使患肢恢复正常运动功能。术后针对个体的特殊情况,制订并指导实施适宜的肢体锻炼,能减轻残障,提高病人术后生活质量。

(8)抗凝治疗护理:术后常规应用抗凝药物治疗,可有效地防止动脉血栓形成。护理中应注意给药及时准确,向病人解释术后使用抗凝溶栓药物的必要性及可能出现的副作用,以取得病人及家属的配合。用药期间严密监测凝血指标,并根据凝血指标及观察结果随时调整用药量。密切观察病人皮肤、黏膜、牙龈有无出血,穿刺处有无渗血,同时要注意抗凝药物的使用时间,术后首次使用抗凝剂的时间和剂量,严格遵医嘱用药。药物治疗过程中,应严密观察病人有无出血倾向,例如有无皮肤瘀斑、牙龈出血、尿血等。

【护理评价】

1. 患肢疼痛程度有无减轻。

2. 病人焦虑,悲观程度有无减轻,情绪是否稳定,能否积极配合各项治疗和护理。

3. 病人患肢血运良好。

4. 皮肤有无破损,有无溃疡与感染发生,如发生能否得到及时发现和处理。

5. 病人能正确描述本病的预防知识。

6. 病人活动耐力有无增加,逐步增加活动量后有无明显不适。

7. 并发症得到有效控制。

【健康指导】

1. 活动指导　根据病人病情严重程度决定活动量,促使下肢侧支循环建立,但要逐渐增加活动量,避免过度活动,同时膝关节不可过度弯曲,术前患肢缺血时间较长或缺血较重者,术后可能会出现不同程度的患肢肿胀,一般约 2 个月逐渐消退。

2. 饮食生活指导　帮助病人了解吸烟对肢体及生命的威胁,使病人有足够的能力抵制香烟的诱惑;而高浓度乙醇对血管内皮细胞有一定的刺激和损伤,故需戒烟、酒。老年人消化功能差,所以应食用高蛋白、高维生素、低脂肪、低糖易消化的清淡饮食。复合维生素 B 可维持血管平滑肌弹性,但维生素 K 会影响抗凝药物的效果,应定量食用。嘱病人切勿赤脚走路,避免外伤,鞋子必须合适,女性病人不要穿高跟鞋,避免压迫。穿纯棉或羊毛制的袜子,每日勤换,预防真菌感染。

3. 用药指导　护士应指导病人药物的服用时间、剂量和方法,说明药物不良反应,如华法林钠、阿司匹林等。

4. 心理指导　保持心情舒畅，避免焦虑，注意劳逸结合，同时告知病人及家属有关下肢动脉闭塞知识，使之能更好地配合术后长期治疗和自我护理。

5. 出院指导　每周适当锻炼下肢多于 3 次，每次至少 30 分钟，避免过劳、外伤，戒烟、酒，进食低盐、低脂肪、低糖、高蛋白、富含维生素的清淡饮食，多食蔬菜、水果，保持大便通畅。继续治疗基础疾病，控制血压小于 140/90mmHg；空腹血糖控制在 3.6～6.1mmol/L，餐后 2 小时血糖 <7.8mmol/L。继续服用盐酸氯吡格雷、阿司匹林肠溶片及他汀类药物，定期复查凝血酶原时间、血脂、血糖等。若皮肤、牙龈等有出血倾向，应及时来院复诊。保持心情舒畅，注意劳逸结合。出院后第 1 个月、3 个月、6 个月来院复查，进行下肢踝肱指数（ABI）检查，半年后行 CTA 检查下肢血管通畅情况。

【典型病例】

病人，男，77 岁，六年前出现右下肢间歇性跛行，步行约 1000 米后出现右侧下肢及臀部酸痛、无力，休息后症状消失，3 年前出现间歇性跛行距离缩短至不足 60 米。1 年前出现伴有右足的发凉和麻木。病程中无发热、无胸闷气短、无恶心、无呕吐。

1. 首先应考虑的诊断是什么？

2. 简述该病人的病因。

3. 此时应采取哪些护理措施？

第 八 章

下肢动脉硬化闭塞症

下肢动脉硬化闭塞症(arteriosclerosis obliterans,ASO)是指由于动脉硬化造成的下肢供血动脉内膜增厚、管腔狭窄或闭塞,病变肢体血液供应不足,引起下肢间歇性跛行、皮温降低、疼痛乃至发生溃疡或坏死等临床表现的慢性进展性疾病,常为全身性动脉硬化血管病变在下肢动脉的表现。

【病因】

目前对本病的发病原因还不明了,可能是综合因素导致发病。本症与高脂血症有密切关系,有关因素还包括高血压、糖尿病、吸烟、肥胖等。因此,"九高一少"(高血脂、高血糖、高尿酸、高体重、高血压、高血液黏度、高年龄、高精神压力、高烟瘾和少运动的中老年人)是动脉硬化闭塞症的高危因素。发病率随年龄增长而上升,70 岁以上人群的发病率为 15%~20%,男性发病率略高于女性。

1. 吸烟　烟草中的一氧化碳会造成血管壁内皮细胞缺氧,促成动脉硬化;烟草中的尼古丁还可使高密度脂蛋白减少,低密度脂蛋白增加,从而加重动脉硬化,是动脉粥样硬化的主要危险因素之一。吸烟可以减少运动试验时的间歇性跛行距离,增加外周动脉缺血、心肌梗死、卒中和死亡的危险,增加严重下肢缺血(critical limb ischemia,CLI)和截肢的危险,疾病的严重程度和吸烟量呈正相关。

2. 糖尿病　糖尿病使本病发生率增加 2~4 倍,女性糖尿病病人发生本病的风险是男性病人的 2~3 倍。糖尿病病人的糖化血红蛋白每增加 1%,相应 ASO 风险增加 26%。糖尿病病人发生严重下肢动脉缺血的危险高于非糖尿病病人,截肢率较之高 7~15 倍。糖尿病可加速动脉硬化闭塞的进程,同时有糖尿病性微血管病变使病情更复杂。

3. 高血压　高血压是下肢 ASO 的主要危险因子之一,收缩期血压相关性更高,危险性相对弱于吸烟和糖尿病。长期高血压可引起血管内壁损伤,有利于动脉内壁的脂质浸入与沉着。

4. 高脂血症　高脂血症使下肢 ASO 的患病率增高,出现间歇性跛行的危险增加。

5. 高同型半胱氨酸血症　相对于普通人群,ASO 病人中高同型半胱氨酸的合并概率明显增高。同型半胱氨酸是动脉粥样硬化的独立危险因素,约 30% 的 ASO 病人存在高同型半胱氨酸血症。

6. 慢性肾功能不全　有研究表明慢性肾功能不全与 ASO 相关,对于绝经后女性,慢性肾功能不全是 ASO 的独立危险预测因素。

7. 炎症指标　动脉粥样硬化是涉及多种炎症细胞和因子的慢性炎症反应。与同龄无症状人群相比,炎性指标(如 C- 反应蛋白)增高的人群 5 年后发展为下肢动脉硬化闭塞症的概率明显增高。

【发病机制】

动脉硬化闭塞症的主要发病机制有下列几种学说：

1. 损伤及平滑肌细胞增殖学说 各种损伤因素，如高血压、血流动力学改变、血栓形成、激素及化学物质刺激、免疫复合物、细菌病毒、糖尿病及低氧血症等，导致内皮细胞损伤。内皮细胞损伤后分泌多种生长因子、趋化因子，刺激平滑肌细胞（SMC）向内膜迁移、增殖、分泌细胞外基质并吞噬脂质形成 SMC 源性泡沫细胞，最终形成动脉硬化斑块。

2. 脂质浸润学说 该学说认为血浆中脂质在动脉内膜沉积，并刺激结缔组织增生，引起动脉粥样硬化。

3. 血流动力学学说 在动脉硬化的发病过程中，血流动力学因素也起到一定作用，并与动脉粥样硬化斑块的部位存在相互关联。研究证实，动脉硬化斑块主要是位于血管壁的低切力区，而湍流则对斑块的破裂或血栓形成起到一定作用。硬化斑块往往好发于血管床的特定部位。

4. 遗传学说 遗传学调查显示本病有家族史者比一般人群高 2～6 倍，可能是由于遗传缺陷致细胞合成胆固醇的反馈控制失常，以致胆固醇过多积聚。

【临床表现】

下肢动脉硬化闭塞症症状的有无和严重程度受病变进展的速度、侧支循环的多寡、个体的耐受力等多种因素影响。症状一般由轻至重逐渐发展，但在动脉硬化闭塞症基础上继发急性血栓形成时，可导致症状突然加重。早期可无明显症状，或仅有轻微不适，如畏寒、发凉等，之后逐渐出现间歇性跛行症状，这是下肢动脉硬化闭塞症的特征性症状。表现为行走一段距离后出现患肢疲劳、酸痛，被迫休息一段时间；休息后症状可完全缓解，再次行走后症状复现，每次行走的距离、休息的时间一般较为固定；另外，酸痛的部位与血管病变位置存在相关性。病变进一步发展，则出现静息痛，即在病人休息时就存在肢端疼痛，平卧及夜间休息时容易发生。最终肢体可出现溃疡、坏疽，多由轻微的肢端损伤诱发。

1. 间歇性跛行 下肢动脉供血不足往往会导致下肢肌群缺血性疼痛，症状在运动过程中尤为明显，即出现间歇性跛行，通常表现为小腿疼痛。当血管病变位于近心端时（如主髂动脉闭塞、髂内或股深动脉病变），间歇性跛行也可发生于大腿或臀部，即臀肌跛行。症状的严重程度从轻度到重度不等，可严重影响病人的生活质量，部分病人因其他病变导致日常活动受限时症状可不典型。

除下肢动脉硬化闭塞症外，主动脉缩窄、动脉纤维肌发育不良、腘动脉瘤、腘动脉窘迫综合征、多发性大动脉炎、血栓闭塞性脉管炎等多种非动脉粥样硬化性血管病变，均可引起下肢间歇性跛行。此外，多种神经源性疾病、肌肉关节性疾病和静脉疾病也可能产生小腿疼痛症状，因此间歇性跛行的病因需要鉴别诊断（表 8-1）。

表 8-1 间歇性跛行的鉴别诊断

症状 / 疾病	疾病或不适	不适的性质	症状与运动的关系	休息的影响	体位的影响	其他特点
间歇性跛行（小腿）	小腿肌群	痉挛性疼痛	相同程度的运动后发生	很快缓解	无	重复性
慢性骨筋膜室综合征	小腿肌群	突发紧痛	一定程度运动后（如慢跑）发生	缓解很慢	抬高肢体可快速缓解症状	常见于肌肉发达的运动员

续表

症状/疾病	疾病或不适	不适的性质	症状与运动的关系	休息的影响	体位的影响	其他特点
静脉性间歇性跛行	全下肢，但大腿及腹股沟的症状通常更重	突发紧痛	步行后发生	缓解慢	抬高肢体可快速缓解症状	髂股深静脉血栓形成史，静脉淤血及水肿征象
神经根的压迫	沿患肢向下的放射性	尖锐的针刺样痛	立即或很短	不能很快缓解（休息过程中也常出现）	调整后背位置可能有助于缓解症状	有背部疾病史
症状性腘窝囊肿	膝关节后方沿小腿向下的疼痛	肿胀、酸痛、压痛	运动时发生	休息过程仍有症状	无	无间歇性跛行
间歇性跛行（髋部、大腿、臀部）	髋部、大腿、臀部	疼痛不适及无力感	相同程度的运动后发生	很快缓解	无	重复性
髋关节炎	髋部、大腿、臀部	疼痛不适	不同程度的运动后发生	不能很快缓解（休息时也常出现）	采用下肢获支撑的坐姿较为舒适	多变，可能与活动量和天气变化有关
脊髓压迫症	髋部、大腿、臀部（相应关节）	无力感多于疼痛感	行走或站立相同时间后发生	仅体位改变可缓解症状	可通过坐或前屈改变腰椎屈曲压力以缓解症状	频繁发作背部疾病史、腹内压增高可诱发症状
间歇性跛行（足）	足、脚弓	严重的深部疼痛和麻木感	相同程度的运动后发生	很快缓解	无	重复性
关节炎、炎症反应	足、脚弓	酸痛	不同程度的运动后发生	不能很快缓解（休息时也常出现）	可能通过不承重面缓解	多变、可能与活动量有关

2. **严重下肢缺血**　下肢出现缺血性静息痛、溃疡、坏疽等症状和体征，病程超过2周，严重程度取决于下肢缺血程度、起病时间以及有无诱发加重的因素。静息痛为在间歇性跛行基础上出现的休息时仍然持续存在的肢体缺血性疼痛。疼痛部位多位于肢端，通常发生于前足或足趾。静息痛在夜间或平卧时明显，病人需将患足置于特定位置以改善症状，如屈膝位或者将患足垂于床边。

患肢缺血持续加重可出现肢端溃疡，严重者发生肢体坏疽，合并感染可加速坏疽。缺血性溃疡多见于足趾或足外侧，任一足趾都可能受累，常较为疼痛。少数病例的溃疡可发生在足背。缺血性足部受到损伤，如不合脚的鞋子导致的摩擦或热水袋导致的烫伤，也可使溃疡发生在不典型的部位。

3. **急性下肢缺血**　下肢 ASO 的起病过程一般较缓慢，但当其合并急性血栓形成或动脉栓塞时，由于肢体动脉灌注突然迅速减少，可出现急性下肢缺血。急性下肢缺血即可发生在已有 ASO 临床表现的病人，也可发生在既往无典型症状的病人。急性肢体缺血的典型表现为"5P"症状，即疼痛（pain）、苍白（pallor）、无脉（pulselessness）、麻痹（paralysis）和感觉异常（paresthesia），也有将冰冷（poikilothermia）作为第 6 个"P"。症状的严重程度常常取决于血管闭塞的位置和侧支代偿情况。

疼痛是病人急诊就医的最常见症状。病人通常会主诉足部及小腿疼痛感。体检脉搏消失并可能出现患肢感觉减退。轻触觉、两点间辨别觉、振动觉和本体感觉的受累常早于深部痛觉。与足外侧相比，足内侧肌群在发病早期受下肢缺血的影响相对较小，如出现持续静息痛、感觉丧失和内侧足趾活动障碍，则提示患肢存在极为严重的缺血。在患肢缺血程度评估过程中，与对侧肢体进行比较非常重要（表 8-2）。

表 8-2 急性肢体缺血的症状和体征

特征	轻度	重度	不可逆
临床特征	不立即威胁肢体活动	如果及时治疗可挽救患肢	大量组织坏死、截肢不可避免
毛细血管反流	正常	存在，但较缓慢	缺如（大理石样改变）
肌无力	无	局部、轻度	显著、麻痹（强直）
感觉麻痹	无	轻度、部分感觉丧失	显著、麻痹
动静脉超声多普勒检查	有血流信号	有或无血流信号	无血流信号

根据病人症状的严重程度，按 Fontaine 分期，一般将临床表现分为 4 期。

第 1 期，轻微主诉期：病人仅感觉患肢皮温降低、怕冷，或轻度麻木，活动后易疲劳，肢端易发生足癣感染而不易控制。

第 2 期，间歇性跛行期：当病人在行走时，由于缺血和缺氧，较常见的部位是小腿的肌肉产生痉挛、疼痛及疲乏无力，必须停止行走，休息片刻后症状有所缓解，才能继续活动，如再行走一段距离后症状又重复出现。小腿间歇性跛行是下肢缺血性病变最常见的症状。

第 3 期，静息痛期：当病变进一步发展而侧支循环建立严重不足，使患肢处于相当严重的缺血状态，即使在休息时也感到疼痛、麻木和感觉异常。疼痛一般以肢端为主。

第 4 期，组织坏死期：主要指病变继续发展至闭塞期，侧支循环十分有限，出现营养障碍症状。在发生溃疡或坏疽以前，皮肤温度降低，色泽为暗紫色。早期坏疽和溃疡往往发生在足趾部，随着病变的进展，感染坏疽可逐渐向上发展至足部、踝部或者小腿，严重者可出现全身中毒症状。根据坏死范围又可分为 3 级：一级坏死（坏疽）局限于足趾；二级坏死（坏疽）扩延至足背或足底，超过趾跖关节；三级坏死（坏疽）扩延至距小腿关节或小腿。

【辅助检查】

1. 一般检查 因病人多为老年人，可能存在多种伴随疾病及动脉粥样硬化危险因素，需全面检查，包括血压、血糖、血脂测定，如胆固醇、甘油三酯、中性脂肪、脂蛋白电泳、载脂蛋白等；心电图、心肺功能和眼底检查等。

（1）血常规：血红蛋白增多症、红细胞增多症、血小板增多症。

（2）血糖：空腹和（或）餐后血糖，糖化血红蛋白。

（3）尿常规：血尿、蛋白尿等。

（4）肾功能：能否耐受血管外科手术。

（5）血脂：LDL 增高是独立危险因素，动脉粥样硬化发病率呈正相关。

2. 特殊检查

（1）踝肱指数（ABI）测定：ABI 测定是最基本的无损伤血管检查方法，易操作、可重复，可以初步评估动脉阻塞和肢体缺血程度。应用多普勒血流仪与压力计，测算下肢踝部动脉收缩压与上肢肱动脉收缩压之比。静息状态下 ABI 一般为 0.91～1.30，高于 1.30 提示动脉管壁僵硬不易压瘪；ABI 在 0.41～0.90 提示存在轻至中度缺血；ABI≤0.40，提示存在严重缺血。另外还有趾臂指数（TBI）可以了解末端动脉病变情况。

（2）彩色多普勒超声：为常用筛查手段，可见动脉硬化斑块大小、明确斑块性质，动脉管腔狭窄或闭塞的部位和程度等。属无创性检查，检出率高、实时动态、方便快捷、可重复，门诊即可完成。但超声检查的准确性依赖仪器及操作者的水平，因此尚有一定的局限性。

（3）计算机断层动脉造影（CTA）：已成为下肢动脉硬化闭塞症的首选检查方法，可清楚显示动脉病变的部位、范围、程度；明确诊断，并为治疗方案的确定提供帮助。不足之处是由于需使用含碘造影剂，对肾功能可能造成影响，肾功能不全者慎用。

（4）磁共振血管成像（MRA）：MRA 也是术前常用的无创性诊断方法，可显示 ASO 的解剖部位和狭窄程度。其优点是无需使用含碘造影剂。缺点是扫描时间长、老年或幼儿病人耐受性差。

（5）数字减影血管造影（DSA）：为诊断下肢动脉硬化闭塞症的"金标准"，能确切显示病变部位、范围、程度、侧支循环情况，延迟现象可评价远端流出道情况。DSA 对于病变的评估及手术方式的选择均具有重要意义，同时在有条件的医院，可在造影的同时行血管腔内治疗，同期解决动脉病变。但 DSA 作为一种有创检查，有一定的并发症发生率。

（6）经皮氧分压测定：通过测定局部组织的氧分压，可间接了解局部组织的血流灌注情况，评价缺血程度；并可用于判断肢端溃疡、伤口的愈合趋势，经皮氧分压过低，提示伤口不易愈合。

【诊断要点】

下肢 ASO 的主要诊断标准：

1. 年龄＞40 岁。

2. 有吸烟、糖尿病、高血压、高脂血症等高危因素。

3. 有下肢动脉硬化闭塞症的临床表现。

4. 缺血肢体远端动脉搏动减弱或消失。

5. ABI≤0.9。

6. 彩色多普勒超声、CTA、MRA 和 DSA 等影像学检查显示相应动脉的狭窄或闭塞等病变。

符合上述诊断标准前 4 条可以做出下肢 ASO 的临床诊断，ABI 和彩色超声可以判断下肢的缺血程度。确诊和拟订外科手术或腔内治疗方案时，可根据需要进一步行 MRA、CTA、DSA 等检查。

【鉴别诊断】

1. 血栓闭塞性脉管炎　本病多见于男性青壮年，90% 以上病人有吸烟史，它是一种慢性、周期性加剧的全身中、小型动静脉的闭塞性疾病。主要累及下肢的动脉如足背动脉、胫后动脉、腘动脉或股动脉等，约有 40% 病人在发病早期或发病过程中，小腿及足部反复发生游走性血栓性浅静脉炎。脉管炎者一般均无高血压史、糖尿病病史、冠心病病史等。动脉造影可见动脉呈节段性狭窄或闭塞状态，病变近、远端动脉光滑、平整，无扭曲及扩张段。根据发病年龄、部位及造影所见，可与 ASO 相鉴别。

2. 多发性大动脉炎　多见于年轻女性，主要侵犯主动脉及其分支的起始部，如颈动脉、锁骨下动脉、肾动脉等。病变引起动脉狭窄或阻塞，出现脑部、上肢或下肢缺血症状。根据病人的发病年龄及症状、体征、动脉造影等较易与 ASO 相鉴别。

3．结节性动脉周围炎 可有行走时下肢疼痛的症状。皮肤常有散在的紫斑缺血或坏死，常有发热、乏力、体重减轻、红细胞沉降率增快等，并常伴有内脏器官病变，很少引起较大的动脉闭塞或动脉搏动消失，要确诊本病需作活组织检查。

4．特发性动脉血栓形成 本病少见。往往并发于其他疾病如胶原性疾病（系统性红斑狼疮、结节性动脉周围炎、类风湿关节炎等）和红细胞增多症，也可发生于手术或动脉损伤后。发病较急，并可引起肢体坏疽。

5．急性下肢动脉栓塞 起病急骤，患肢突然出现疼痛、苍白、厥冷、麻木、运动障碍和动脉搏动减弱或消失。多见于心脏病者，栓子多数在心脏内形成，脱落至下肢动脉内。根据以前无间歇性跛行和静息痛，发病急骤，较易与 ASO 相鉴别。

【治疗要点】

1．非手术治疗 动脉硬化是一种全身性疾病，应整体看待和治疗，包括控制血压、血糖、血脂，严格戒烟等，使血脂和血压处于正常，解除血液高凝状态，促使侧支循环形成。

（1）饮食：肥胖者要减轻体重，限制脂肪摄入量，食物以低脂、低糖为主，多吃富含维生素和不饱和植物性脂肪的饮食，如豆类、水果、蔬菜等；少吃高胆固醇食物。

（2）运动和戒烟：适当的体育活动可恢复精神疲劳，调节紧张情绪，促进脂肪代谢，要量力、有计划地多做各项运动或锻炼，如步行、慢跑等。

（3）抗血小板和抗凝治疗：抗血小板药物共同的作用是抑制血小板活化、黏附、聚集和释放功能，从而产生预防血栓形成、保护血管内皮细胞、扩张血管和改善血液循环的作用。阿司匹林联合氯吡格雷可降低有症状的下肢 ASO 病人（无出血风险和存在心血管高危因素）心血管事件的发生率，应警惕出血风险。使用传统抗凝药（如华法林）并不能减少心血管事件的发生，而且可能增加大出血风险。

2．手术治疗 目的是重建动脉血流通道，改善肢体血供。

（1）手术适应证：严重间歇性跛行影响病人生活质量，经保守治疗效果不佳；影像学评估流入道和流出道解剖条件适合手术；全身情况能够耐受。<50 岁病人的动脉粥样硬化病变的进展性更强，导致疗效不持久，这类病人间歇性跛行的手术治疗效果不明确，手术干预要相当慎重，手术应在有经验的医疗中心进行。

（2）手术方式

1）动脉旁路术：应用人工血管或自体大隐静脉，于闭塞血管近、远端正常血管之间建立旁路，分解剖内旁路与解剖外旁路。解剖内旁路按照原正常的动脉血流方向构建，符合人体的正常生理结构，为首选的方法；解剖外旁路适用于不能耐受手术，以及解剖内旁路走行区存在感染的病人。

2）动脉内膜剥脱术：适用于短段主、髂动脉狭窄或闭塞的病人，由于腔内治疗技术的发展，目前已较少应用，多作为动脉旁路术的辅助，以利于构建良好的吻合口。

3）经皮腔内血管成形术/支架植入术：为微创治疗方法，手术风险低，恢复快。该方法经动脉穿刺，输送球囊导管至动脉狭窄或闭塞的部位，扩张、重建动脉管腔，结合血管腔内支架的使用，可获得较好的临床效果。以往该技术仅应用于短段病变，随着技术的进步，目前对于长段闭塞性病变也可成功开通，是首选的一线治疗。

3．血运重建 应根据病人的自身情况个体化选择合理的血运重建方式。无症状或症状轻微的下肢 ASO 无需预防性血运重建。

腔内治疗：许多中心选择腔内治疗作为首选的血运重建方法，因为相对手术而言，腔内治疗的并发症发生率和死亡率均较低，而且如果治疗失败还可以改用开放手术治疗。当间歇性跛行影响生活质量，运动或药物治疗效果不佳，而临床特点提示采用腔内治疗可以改善病人症状并且具有良好的风险获益比时，建议采用腔内治疗。治疗下肢 ASO 的血管腔内技术较多，例如经皮球囊扩张成形术（PTA）、支架植入、斑块切除术、激光成形术、切割球囊、药物球囊、冷冻球囊以及用药物溶栓治疗或血栓切除等。

4．严重下肢缺血（CLI）和保肢治疗 CLI 是下肢动脉疾病最严重的临床表现，特点为由动脉闭塞引起的缺血性静息痛、溃疡或坏疽。CLI 病人的预后远不如间歇性跛行病人好，表现在高截肢率及高死亡率，因此，对 CLI 的治疗应更为积极。CLI 治疗的目的是保肢，当技术可行时，应对所有 CLI 病人进行血管重建。在病人一般情况稳定的前提下，对心脑血管疾病的治疗不应该影响 CLI 的治疗。

（1）CLI 的药物治疗：CLI 药物治疗的目的是缓解静息痛、促进溃疡愈合，以及辅助救肢。抗血小板药物（阿司匹林、氯吡格雷和西洛他唑等）可以预防心血管及其他部位动脉硬化闭塞症的进展。前列腺素类药物（如前列地尔注射液或贝前列素钠）可以有效减轻静息痛、促进溃疡愈合，其中伊洛前列素可有效降低截肢率。

（2）CLI 的腔内治疗：CLI 治疗的最重要转变是从开放性旁路手术逐渐向创伤较小的腔内治疗的转变。在许多医疗中心，腔内治疗已经成为 CLI 血管重建的首选方案，而血管旁路术成为了后备选择。腔内治疗的最大优势是创伤小、并发症发生率低以及近期疗效好，但远期通畅率较低仍是限制其应用的主要原因，因此，更多地适用于亟需救肢但手术风险较高或预期生存时间较短的病人。CLI 的腔内治疗应以重建至少 1 支直达足部的血管为手术目标。

（3）CLI 的手术治疗：对于威胁肢体的严重缺血，如病人预期寿命 >2 年，在向体静脉可用且全身情况允许的条件下，开放手术也可作为首选。对于流入道和流出道均有病变的 CLI 病人，应优先处理流入道病变；如流入道血管重建后，肢体缺血或溃疡仍无好转，应进一步处理流出道病变。如果病人情况允许，也可考虑同时处理流入道和流出道病变。对于肢体已严重坏死、顽固的缺血性静息痛、合并感染或败血症，并且因合并症导致预期生存时间较短的 CLI 病人，应考虑首选截肢。

5．糖尿病性下肢缺血治疗 应重视糖尿病性下肢缺血的多科综合治疗。在国内学者提出的"改善循环、控制血糖、抗感染、局部清创换药、营养神经、支持治疗"六环法措施的基础上，还应增加：

（1）控制高危因素：如降压、降脂和戒烟；如果病因不祛除，病变继续发展，治疗的效果就不佳。

（2）截肢（截趾）：当坏疽的病变已经发生，截肢（趾）仍然不失为一种明智的选择。然而无论如何，下肢动脉血流的重建在治疗糖尿病下肢缺血的方法中是最重要和关键的措施。重建的方法同 CLI 的治疗。

6．急性下肢缺血的治疗 急性下肢缺血（acute limb ischemia，ALI）的病人可在数小时内发生神经和肌肉的不可逆性损伤，因此应强调对所有怀疑 ALI 的肢体血流情况进行多普勒超声检查，尽快评估并决定治疗方案。对于威胁肢体存活的 ALI 病人，需行急诊血运重建。经皮血栓抽吸装置可用于外周动脉闭塞所致的急性下肢缺血的辅助性治疗。外科手术治疗适用于出现运动或严重感觉障碍的病人，尤其是下肢缺血严重至已威胁患肢生存、腔内溶栓治疗可能延误血运重建时间的 ALI 病人。对于因心源性或其他来源栓子脱落引起的急性下肢动脉栓塞，动脉切开取栓术是首选的治疗方法。当肢体无法挽救时，需在病人全身情况恶化之前截肢。

【护理评估】

1. 一般情况　病人的年龄、性别，有无高血压、高血糖、高血脂的病史；心、肺、肾等身体重要脏器功能。

2. 专科情况

（1）间歇性跛行的间隔时间、距离。

（2）患侧肢体的皮温、皮色及动脉搏动情况。

（3）肢端坏疽的范围、严重程度。

（4）患肢疼痛的程度、性质及持续时间。

（5）术后患肢有无肿胀，皮肤的温度、色泽、感觉及足背动脉搏动的变化。

（6）应用抗凝药物期间观察口腔、鼻腔、牙龈有无异常出血，有无血尿、便血等出血倾向。

3. 辅助检查　血脂、血糖情况；彩色多普勒检查结果。

【常见护理诊断/问题】

1. 有皮肤完整性受损的危险　与肢端溃疡、坏疽有关。

2. 疼痛　与患肢缺血、组织坏死有关。

3. 活动无耐力　与患肢远端供血不足有关。

4. 抑郁　与疾病久治不愈有关。

5. 知识缺乏：缺乏患肢锻炼方法的知识及足部护理知识。

6. 潜在并发症：出血、远端栓塞、移植血管闭合。

【护理目标】

1. 病人患肢皮肤无破损。

2. 病人肢体疼痛程度减轻。

3. 病人活动耐力逐渐增加。

4. 病人抑郁程度减轻。

5. 病人学会患肢的锻炼方法，并能正确自我护理足部。

6. 病人术后并发症得到预防、及时发现和处理。

【护理措施】

1. 术前护理

（1）足部护理：每日用温水洗脚，以免烫伤，用毛巾擦干，不可用力摩擦、揉搓皮肤，趾与趾间用棉签将水吸干；保持皮肤干燥、滋润，穿棉质或羊毛质地的袜子，既吸汗又通气，袜子不要过紧或过松，及时更换，保持鞋袜干燥、洁净，足部可涂凡士林油保持滋润。足部是湿性坏疽或溃疡者的趾间用棉球隔开。足部若是干性坏疽注意保护，防止感染，并遵医嘱给予抗生素治疗。

（2）患肢适当保暖：禁冷敷，以免引起血管收缩，取合适的体位，睡觉时取头高足低位，使血液易灌流至下肢；避免长时间维持一个姿势不变，以免影响血液循环，坐时应避免一脚搁在另一脚膝盖上，防止动、静脉受压阻碍血流；皮肤瘙痒时，可涂止痒药膏，避免手抓，以免造成继发感染。

（3）卧床病人进行锻炼的方法：平卧位，抬高患肢 45°，维持 1～2 分钟，然后再足下垂床边 2～5 分钟，同时两足和足趾向四周活动 10 分钟，再将患肢放平休息 2 分钟，每次反复练习 5 次，每日数次。此活动为增加末梢血液循环，以促进侧支循环的建立，但不适用于溃疡或坏疽的情况。

（4）患肢疼痛遵医嘱给予有效的止痛药：如磷酸可待因片、布桂嗪（强痛定）、盐酸吗啡缓释片等。

（5）手术前医护人员向病人讲解手术方式（旁路或腔内的切口部位），若行 PTA 或支架手术，应告知病人术后绝对卧床 24 小时，并保持穿刺一侧肢体伸直制动体位。若放封堵器的病人应术后绝对卧床 24 小时，保持穿刺一侧肢体伸直制动体位 6 小时，并进行床上大小便练习。

（6）术前准备：术前禁食 4 小时、备皮、碘过敏试验，检查足背动脉搏动情况并标记，绝对戒烟。

（7）心理护理：病人住院期间均表现出不同程度的焦虑和对本病知识的缺乏。精神心理因素直接影响人的生命活动。由于肢体缺血性疾病的病程长，痛苦大，病人往往失去治疗的信心。护理人员要多与病人谈心，了解其心理痛苦，分析心理障碍类型根源，通过诱导解释、鼓励、安慰、疏导等方法解除顾虑，消除心理压抑，树立战胜疾病的信心。保证病区环境安静及床单位整洁、舒适。通过热情周到的服务，使病人解除思想负担，积极配合治疗，促使病人早日康复。

2. 术后护理

（1）局麻或者全麻术后护理常规。

（2）麻醉清醒后可平卧位或床头抬高 15° 的斜坡位，防止髋关节、膝关节过度弯曲，保持血管通畅。

（3）观察末梢血液循环，包括：皮温、色泽、足背动脉搏动情况，以便观察重建血管是否通畅。

（4）观察伤口有无出血、渗血情况。

（5）观察术后肢体肿胀及肢体循环情况，如肿胀及疼痛剧烈时应及时告知医护人员进行处理。

（6）药物护理：使用抗凝或溶栓药物治疗时，针眼处应长时间按压，如若大小便出血，牙龈出血或皮肤黏膜有出血点等，及时通知医生。

1）降血脂药物：血脂过高的病人经饮食控制后血脂仍不降者，可用降血脂药物治疗，目前常用的药物有烟酸肌醇、苯扎贝特（必降脂）、氯贝丁酯（安妥明）、辛伐他汀（舒降脂）、考来烯胺（消胆胺）、多烯脂肪酸、维生素 C、脉通等。

2）降血压药物：动脉硬化闭塞症的病人有 40%～50% 伴有高血压，常给手术带来一定的危险性，故应同时治疗高血压。常用的降血压药物有复方降压片、美托洛尔（倍他乐克）、卡托普利（开博通）、珍菊降压片等，需根据降压情况调节剂量。

（7）不宜过早离床活动：术后 4～5 天绝对卧床休息，可在床上行距小腿关节伸屈运动，减轻下肢肿胀及静脉血栓形成，下床活动应适量，勿长期站立或静坐。

（8）饮食护理：鼓励病人多饮水，进易消化、清淡饮食，多食蔬菜水果。要保持病人良好的食欲和足够的营养。随着生活水平的提高，要注意饮食结构，增加人体必需的营养素如蛋白质、脂肪、糖类、维生素、无机盐和水等，多食含纤维素丰富、含胆固醇量低以及低热量、低脂肪饮食，多喝水或淡茶水，可以减少肠内胆固醇的吸收，防止高脂血症与动脉硬化。

在饮食中,忌油腻、辛辣刺激食物,以免导致病情加重。要养成良好的饮食习惯,避免过饥或过饱,忌饮浓茶。

(9)术后并发症的观察

1)出血:是术后最常见的并发症,原因:止血不彻底,抗凝后未结扎的小动静脉断面出血,做血管隧道时操作粗暴,损伤皮下小血管,全身肝素化过度等。

2)远端栓塞:由于血管内动脉硬化残渣、血栓、内膜碎片等脱落导致远端组织栓塞。

3)人工血管过长扭曲:人工血管过长易发生扭曲,影响血流,甚至引起血栓形成。术后密切观察患肢远端皮肤的温度、色泽等。

4)腹部手术并发症:主髂动脉人工血管旁路术主要是经腹和经腹膜后两途径进行,术后易发生肠粘连、肠梗阻、腹膜后血肿等,观察病人有无腹痛、腹胀、呕吐及排便排气停止等症状。

5)感染:多伴有血肿、淋巴管瘘、皮肤坏死或移植血管污染等,观察伤口局部有无红、肿、热、痛等表现,严重者表现为畏寒、发热等全身症状,应遵医嘱合理使用抗生素预防感染。

6)保持各种管道的通畅,翻身时注意不要将导管打折或拔除,术后避免过多陪护,以保证病人休息。

【护理评价】

1.病人住院期间生活基本自理。

2.病人疼痛消失。

3.病人住院期间皮肤完好。

4.病人住院期间伤口未发生感染。

【健康指导】

1.休息与活动 睡觉和休息时取头高足低位,便于血液灌注下肢,避免长时间取同一姿势,影响血液循环,要注意适当的运动。

(1)步行锻炼:适用于早期病人或恢复期,每天坚持步行锻炼,步行的速度和距离应以不引起肢体疼痛为标准,一般经过数个月的步行锻炼,许多患肢间歇性跛行得到明显改善。

(2)伯尔格运动:适用于基本上不能行走的病人,可在床上锻炼。先让患肢抬高2～3分钟,后下垂于床沿3～5分钟,再半卧2～3分钟,如此重复练习5～10次,每日3次,可以防止肌肉萎缩,有利于肢体功能恢复。

(3)其他锻炼方法:应根据病人的体质、所处环境和爱好来选择,如气功、体操、散步、太极拳等。但恢复健康锻炼要循序渐进,逐渐增加运动量和延长活动时间,不宜勉强剧烈活动。病人要对动脉硬化闭塞症的恢复健康期指导有一定的了解,切实做到每一项。病人在积极进行中西医治疗外,适当参与一定的运动锻炼,会使患肢的血液循环有所改善,从而使自己的身体恢复得更快。

2.保暖患肢 切勿赤足,避免外伤,注意保暖,穿宽松的鞋袜。注意足部清洁,每日用温水洗脚,选择棉袜或羊毛袜,并且每日更换,修剪指甲时应小心谨慎,不要剪破皮肤。

3.饮食护理 指导病人进食低脂、低胆固醇、高蛋白、高维生素、低盐低钠、高钾饮食,忌烟酒,注意平衡营养,避免过饱,多食,每天食盐总量控制在6g以内,禁食一切用盐腌制的食物,每日脂肪量限制在40g以下,禁食油炸物、肥肉、猪肉及含脂肪多的点心,每天胆固醇的摄入量应低于200mg,适当限制绿色蔬菜及新鲜水果,防止食物中过多的维生素K进入机体影响抗凝效果,保持大便通畅,积极治疗慢性咳嗽,戒烟等。

4. 定期复查凝血功能。

5. 用药指导 定期用药。

6. 门诊随诊 出院后1个月复查,如出现下肢冰凉,肤色苍白,明显疼痛时应及时复诊。

【典型病例】

1. 病人,男,63岁,10年前出现双下肢间歇性跛行,步行约1000m后出现双下肢及臀部酸痛、无力,休息后症状消失,伴有双足发凉和麻木,症状逐渐加重,1年前跛行距离缩短至不足100m,曾在当地长期按椎间盘突出治疗无效,近半年来右足持续性疼痛,夜间重,右足拇趾干性坏疽。既往史:高血压病史10年,冠心病病史5年,腔隙性脑梗死5年,无糖尿病病史。专科检查:双足皮色苍白,皮温冰冷,末梢毛细血管充盈缓慢,右足拇趾坏疽,双侧股动脉、腘动脉、胫后动脉、足背动脉无动脉搏动。

2. 病人,男,82岁,因右下肢疼痛1天入院,既往高血压,糖尿病,冠心病病史。症状:右下肢疼痛、麻木,右足发凉、麻木、感觉异常,体征:双下肢皮肤无红肿和破溃,无静脉曲张,右下肢发凉,右股动脉、右腘动脉搏动弱,足背动脉均搏动可,右下肢感觉减退;下肢血管超声:双下肢动脉粥样硬化,左股浅动脉弥漫性狭窄,右股浅动脉、双侧胫前及胫后动脉高度狭窄或闭塞。

问题:1. 病例1中该病人右足持续性疼痛的护理要点有哪些?

2. 病例2中该病人入院后护理评估有哪几方面?

3. 静息痛期是下肢动脉硬化闭塞症中的哪一期?

第 九 章

血栓闭塞性脉管炎

血栓闭塞性脉管炎（thromboangiitis obliterans，TAO）又称 Buerger 病，是一种以中、小动脉节段性、非化脓性炎症和动脉腔内血栓形成为特征的慢性闭塞性疾病，主要侵袭四肢尤其是下肢的中小动脉和静脉，引起患肢远端缺血性病变。

【病因】

血栓闭塞性脉管炎的病因至今尚不清楚，一般认为与下列因素有关：

1. 吸烟　综合国内外资料，血栓闭塞性脉管炎病人中吸烟者占 60%～95%。临床观察发现，戒烟能使血栓闭塞性脉管炎病人病情缓解，再度吸烟又可使病情恶化。

2. 寒冷、潮湿　中国血栓性脉管炎的发病率以比较寒冷的北方为高。流行病学调查发现，80% 的血栓闭塞性脉管炎病人发病前有受寒和受潮史。

3. 感染、营养不良　临床观察发现，许多血栓性脉管炎病人有反复的真菌感染史。

4. 激素紊乱　血栓性脉管炎病人绝大多数为男性（80%～90%），而且都在青壮年时期发病。

5. 遗传　血栓性脉管炎病人中 1%～5% 有家族史。不少学者发现人类白细胞抗原的某些特殊位点与血栓闭塞性脉管炎的发病有关。

6. 血管神经调节障碍　自主神经系统对内源性或外源性刺激的调节功能紊乱，可使血管容易处于痉挛状态。长期血管痉挛可使管壁受损、肥厚，容易形成血栓而导致血管闭塞。

7. 免疫学说　临床研究表明脉管炎病人有特殊的抗人体动脉抗原的细胞和体液免疫性，血清中有抗动脉抗体存在。病人血管中发现各种免疫球蛋白和复合物，血清中发现抗核抗体存在，无抗线粒体抗体，人类白细胞抗原异常与这些自体抗体的存在提示本病可能是自身免疫性疾病。

8. 血管外伤　TAO 动脉闭塞多发生于踝、膝关节附近，认为与这两个关节反复伸屈运动，损伤动脉有关。动脉造影证实，屈膝时腘动脉确有受压。很显然，这种特定的动脉损伤很可能是 TAO 的发生因素之一。

【病理生理】

1. 动脉病变部位　TAO 基本是肢体动脉性疾病，多发生于下肢，常先单肢后双肢发病，且主要发病于腘动脉及其以下分支动脉。上肢可同时或先下肢后上肢发病，单独发病者仅占 10%～15%。上肢病变多在前臂和手部动脉。

2. 动脉病变与临床病变的关系　临床缺血性疾病的程度取决于动脉病变的类型、高度、范围和侧支血管建立的情况。

【临床表现】

本病特点是起病隐匿,进展缓慢,呈周期性发作。临床表现主要有:

1．疼痛 疼痛是本病最突出的症状。病变早期,由于血管痉挛,血管壁和周围组织神经末梢受到刺激而使患肢(趾、指)出现疼痛、针刺、烧灼、麻木等异常感觉。随着病变进一步发展,肢体动脉狭窄逐渐加重,即出现缺血性疼痛。轻者行走一段路程以后,患肢足部或小腿胀痛,休息片刻疼痛即能缓解,再次行走后疼痛又会出现,这种现象称为间歇性跛行。

2．发凉 皮温降低,患肢发凉、怕冷,对外界寒冷敏感是血栓闭塞性脉管炎常见的早期症状。随着病情的发展,发凉的程度加重,并可出现动脉闭塞远端的肢体皮温降低。

3．皮肤色泽改变 患肢缺血常使皮肤颜色呈苍白色,肢体抬高后更为明显。下述试验有助于了解肢体循环情况:

(1)指压试验:指压趾(指)端后观察局部皮肤或甲床毛细血管充盈情况,如果松压后5秒皮肤或甲床仍呈苍白或瘀紫色,表示动脉供血不足。

(2)肢体抬高试验:抬高肢体(下肢抬高70°～80°,上肢直举过头),持续60秒,如存在肢体动脉供血不足,皮肤呈苍白或蜡白色。

(3)静脉充盈时间:抬高患肢,使静脉排空、瘪陷,然后迅速下垂肢体,观察足背浅表静脉充盈情况。如果静脉充盈时间大于15秒,表示肢体动脉供血不足。

4．游走性血栓性浅静脉炎 40%～50%的血栓性脉管炎病人发病前或发病过程中可反复出现游走性血栓性浅静脉炎。急性发作时,肢体浅表静脉呈红色条索、结节状,伴有轻度疼痛和压痛。

5．肢体营养障碍 患肢缺血可引起肢体营养障碍,常表现为皮肤干燥、脱屑、皲裂;汗毛脱落、出汗减少;趾(指)甲增厚、变形、生长缓慢;肌肉萎缩、肢体变细。严重时可出现溃疡、坏疽。

6．肢体动脉搏动减弱或消失 根据病变累及的动脉不同,可出现足背动脉、胫后动脉、腘动脉或尺动脉、桡动脉、肱动脉等动脉搏动减弱或消失。

【辅助检查】

血栓闭塞性脉管炎病人血流动力学检查可提供有参考价值的资料,如肢体血流图,肢体血管彩色超声,肢体多普勒超声和节段动脉压,踝/肱压力指数等检测,可以确定肢体动脉狭窄或闭塞的部位、程度,肢体血流状态以及侧支循环形成情况。血管造影可以明确病损的部位和范围,更可与动脉粥样硬化性病损相鉴别。

1．实验室检查

(1)血液凝血和溶纤维蛋白因子测定:测定抗凝血酶Ⅲ(AT-Ⅲ),纤溶酶原,α-巨球蛋白等,了解血液是否存在高凝状态。

(2)组织病理学检查。

(3)血、尿及肝肾功能检查了解病人全身情况,测定血脂、血糖及凝血指标,明确有无高凝倾向和其他危险因素。

(4)风湿免疫系统检查:排除其他风湿系疾病可能,如 RF、CRP、抗核抗体、补体、免疫球蛋白等。

2．特殊检查

(1)测定跛行距离和跛行时间:可了解动脉血供情况。

(2)测定皮温:若双侧肢体对应部位皮温相差2℃以上,提示皮温降低侧动脉血流减少。

（3）肢体抬高试验：了解动脉的缺血程度。

（4）踝肱指数测定：正常值＞1.0，若＞0.5或1，为缺血性疾病；＞0.5，为严重缺血。

3．影像学检查

（1）多普勒超声显像仪：可显示动脉的形态、直径和流速等；血流仪可记录动脉血流波形。波形幅度降低或呈直线状，表示动脉血流减少或动脉闭塞。

（2）动脉造影：可以明确患肢动脉阻塞的部位、程度、范围及侧支循环建立的情况。

（3）CTA或MRA：为无创性检查，可以明确下肢动脉病变程度部位以及侧支循环建立的情况，可以作为确定治疗方案包括手术方案的重要依据。

【鉴别诊断】

1．动脉硬化闭塞症　本病多见于50岁以上的老年人，往往同时伴有高血压、高血脂及其他动脉硬化性心脑血管病史（冠心病、脑梗死等），病变主要累及大、中动脉，如腹主动脉、髂动脉、股动脉等，X线检查可见动脉壁的不规则钙化，血管造影显示有动脉狭窄、闭塞，伴扭曲，成角或虫蚀样改变。主要鉴别点见表9-1。

表9-1　TAO与ASO的鉴别

项目	TAO	ASO
吸烟史	几乎全有	不一定
始发年龄	20～40岁，平均35岁	45岁以后，平均60～65岁
女性病人	少见	20%
下肢病变位置	股-髂动脉以上少	多
病变进展	急性恶化者少	20%～25%
游走性浅静脉炎	30%～100%	罕见
肢体近端血管杂音	很少	50%以上
高血压	很少	30%～60%
高血脂	罕见	36%～40%
糖尿病	罕见	10%～20%
冠心病	罕见	30%～40%
脑血栓形成	罕见	较多见
免疫学检查	阳性率明显高	很少见
影像学检查	除动脉闭塞外，多属正常	除动脉闭塞外，还迂曲、扩张、狭窄和钙化
病理学检查	炎症变化	AS变化
预后	良	不良

2．急性动脉栓塞　起病突然，既往常有风湿性心脏病伴房颤史，在短期内可出现远端肢体苍白、疼痛、无脉、麻木、麻痹。血管造影可显示动脉连续性的突然中断，而未受累的动脉则光滑、平整，同时心脏超声还可以明确近端栓子的来源。

3．多发性大动脉炎　多见于青年女性，主要累及主动脉及其分支动脉，包括颈动脉、锁骨下动脉、肾动脉等，表现为动脉的狭窄或闭塞，并产生相应的缺血症状。同时在活动期可有红细胞沉降率增快，并有其他风湿指标异常。

4．糖尿病性坏疽　应与血栓闭塞性脉管炎晚期出现肢端溃疡或坏疽进行鉴别，糖尿病者往往有相关病史，血糖、尿糖升高，而且多为湿性坏疽。

5. 雷诺病 多见于青年女性,主要表现为双上肢手指阵发性苍白、发绀和潮红,发作间期皮色正常。患肢远端动脉搏动正常,且鲜有坏疽发生。

6. 自身免疫病 主要通过病史采集、一些特征性实验室检查及组织活检来鉴别。

7. 结节性动脉周围炎 本病主要侵犯中、小动脉,肢体可出现类似血栓闭塞性脉管炎的缺血症状。

8. 特发性动脉血栓形成 甚少见,多并发于其他疾病,如系统性红斑狼疮,结节性动脉周围炎,类风湿关节炎等结缔组织疾病或红细胞增多症等。

9. 其他非血管性疾病 如冻伤、平底足、痛风、神经营养性溃疡,坐骨神经痛、关节炎、末梢神经炎等也应注意鉴别。

【治疗要点】

防止病变进展,改善和增进下肢血液循环。

1. 非手术治疗

(1)一般处理:严禁吸烟;患肢保暖,防止受冷、受潮和外伤,避免使用热疗;疼痛严重者可应用止痛药和镇静药,慎用成瘾药物。对干性坏疽创面,应在消毒后包扎创面,预防感染。感染创面可湿敷处理。锻炼患肢,促使侧支循环建立。

(2)药物治疗:主要适用于早、中期病人,包括下列几类。

1)血管扩张剂:由于血栓闭塞性脉管炎存在明显血管痉挛,因此可使用下列药物来缓解症状:①血管 α 受体阻断药;②钙离子通道阻滞药。

2)抗凝剂:理论上抗凝剂对血栓闭塞性脉管炎并无效,但有报道可减慢病情恶化,为建立足够的侧支循环创造时间,这可能与预防在脉管炎基础上继发血栓形成有关。目前使用的抗凝剂为肝素及华法林,但抗凝治疗一般在临床很少应用。

3)血小板抗聚剂:可防止血小板聚集,预防继发血栓形成。

4)改善微循环的药物:前列腺素 E_1(PGE_1),此类药物可抑制血小板聚集,并扩张局部微血管,静脉用药可明显缓解疼痛,并促进溃疡愈合。

5)止痛药:为对症处理,缓解静息痛。

6)激素:一般不宜使用,仅在病变进展期(如血沉较快),在短期内可予使用。

7)抗生素:主要应用于存在肢体末端溃疡、坏疽合并感染者,以肌内注射及静脉用药为主,最理想的是根据细菌培养及药物敏感试验结果选用抗生素,由于大部分病人为革兰阴性杆菌感染为主,因此也可以直接使用相关抗炎治疗,常用药物有环丙沙星、第三代头孢菌素及阿莫西林/克拉维酸钾(安美汀)等。

8)局部治疗:对干性坏疽无菌包扎防止感染,对溃疡可外用康复新换药。

(3)高压氧疗法:通过高压氧治疗,提高血氧含量,促进肢体的血氧弥散,改善组织的缺氧程度。

2. 手术治疗 目前血栓闭塞性脉管炎的手术方法较多,但由于病变多累及中小动脉,因此手术效果欠理想。手术术式主要有下列几种。

(1)腰交感神经节切除术。

(2)动脉旁路术。

(3)动脉血栓内膜剥除术。

(4)动静脉转流术。

(5)大网膜移植术。

（6）肾上腺切除术。

（7）截肢术。

（8）自体骨髓干细胞肌注移植术。

【护理评估】

1. 术前评估

（1）健康史：病人的年龄、性别，有无长期大量吸烟史，有无感染、外伤史，有无糖尿病病史，有无在湿冷环境下工作史。

（2）身体状况

1）患肢疼痛的程度、性质、持续时间；有无采取相应的止痛措施及止痛效果。

2）患肢皮温、颜色、足背动脉搏动情况。

3）患肢（趾、指）有无坏疽、溃疡与感染。

4）辅助检查以了解动脉闭塞的部位、范围、性质、程度以及侧支循环建立情况。

（3）心理和社会支持情况：病人对反复出现的极度疼痛、肢端坏死与感染产生的痛苦、焦虑和悲观心态的程度；病人对预防本病发生有关知识的了解程度；家庭成员能否给予病人足够的支持。

2. 术后评估

（1）手术情况：手术方式、范围和麻醉方式。

（2）局部伤口情况：有无切口渗血、渗液情况。

（3）患肢血液循环：患肢远端皮肤的温度、色泽、感觉和足背动脉搏动的变化。

【常见护理诊断/问题】

1. 疼痛　与患肢缺血、组织坏死有关。

2. 抑郁　与疾病久治不愈有关。

3. 活动无耐力　与患肢远端供血不足有关。

4. 组织完整性受损　与肢端坏疽有关。

5. 知识缺乏：缺乏患肢锻炼方法的知识及本病预防知识。

6. 潜在并发症：继发性血栓形成、静脉回流障碍等。

【护理目标】

1. 病人患肢疼痛的程度减轻。

2. 病人抑郁程度减轻。

3. 病人活动耐力逐渐增加。

4. 病人皮肤无破损。

5. 病人能正确描述本病的预防知识，并学会患肢的锻炼方法。

6. 病人并发症能得到预防、及时发现和处理。

【护理措施】

1. 非手术治疗的护理

（1）改善下肢血液循环，缓解疼痛。

1）严格戒烟：告知病人绝对禁烟，因为尼古丁可使血管收缩及动脉痉挛，也可能造成坏疽。

2）适当保暖：告知病人应注意肢体保暖，保暖可使血管扩张并促进血液循环。因末梢神经对热敏感性降低，不可用热水袋给患肢直接加温，寒冷季节可穿棉袜、棉鞋，不穿太紧的鞋袜，可采用增加棉被、提高室温等措施来保暖，避免暴露在寒冷的环境中，以防血管收缩而减少患肢的血流，但须注意温度升高会使局部组织耗氧量增加，加重缺血缺氧，故不应用过热的水泡脚，采用温水洗脚即可。

3）缓解疼痛：早期疼痛较轻的病人可遵医嘱应用扩血管药物缓解血管痉挛，中医中药也有一定疗效；疼痛剧烈的中、晚期病人常使用麻醉性镇痛药，对疼痛难以缓解者，可行连续硬膜外阻滞方法止痛。

（2）心理护理：血栓闭塞性脉管炎疾病病程长，患肢疼痛和肢端坏死导致病人辗转不安、彻夜难眠，甚至对治疗失去信心，不仅影响病人正常的工作、生活，而且加重其经济负担，因而病人精神压力很大。护理人员应具有高度的同情心，主动与病人交谈，耐心地开导病人，通过护患交流，帮助病人消除悲观情绪，树立信心，促进身心健康的恢复。

（3）皮肤破溃的预防及控制

1）避免肢体损伤：用中性肥皂水清洗四肢，防止皮肤干燥，龟裂；告诉病人用手或水温计试水温，避免用脚趾试水温，以免烫伤；被蚊虫叮咬后避免用手抓痒，以免皮肤破溃而形成经久不愈的溃疡。

2）预防继发感染：当溃疡发生或肢体坏死应减少活动，卧床休息，减少损伤部位耗氧量；加强创面换药，避免受压及刺激，保持创面清洁；遵医嘱应用抗生素等抗感染药物。

（4）适当休息和活动

1）鼓励病人多散步，可促进动脉血液循环，以行走时不出现疼痛为度。

2）指导病人做 Buerger 运动：此项运动利于改变姿势，被动地增进末梢血液循环，以促进侧支循环建立。

3）当发生以下情况不宜运动：腿部发生溃疡及坏疽时，运动会增加组织代谢，增加组织耗氧；动、静脉发生血栓时，运动可使血栓脱落而造成栓塞。

2. 手术治疗的护理

（1）术前护理

1）心理护理：由于肢端疼痛和组织缺血坏死，使病人产生痛苦和抑郁心理，医护人员鼓励安慰病人，帮助病人消除悲观情绪、树立信心，使之积极治疗和护理。

2）戒烟：在该病的治疗中，戒烟是所有治疗方法的基础。因此，应向病人详细讲述吸烟的危害性，告知病人绝对禁烟，因为尼古丁可使血管收缩及动脉痉挛，也可能造成坏疽。

3）患肢护理：主要原则是改善下肢血液循环。注意肢体保暖，勿使肢体暴露于寒冷环境中，以免血管收缩。保暖可促进血管扩张，但应避免用热水袋、热垫或热水给患肢直接加温，因热疗使组织需氧量增加，将加重肢体病变程度。取合适体位，病人睡觉或休息时取头高足低位，使血液容易灌流至下肢。告知病人避免长时间维持同一姿势（站或坐）不变，以免影响血液循环。坐时应避免将一腿搁在另一腿膝盖上，防止动、静脉受压，阻碍血流。保持足部清洁干燥，每天用温水洗脚，告诉病人先用手试水温，勿用足趾试水温，以免烫伤。皮肤瘙痒时，可涂拭止痒药膏，但应避免用手抓痒，以免造成开放性伤口和继发感染。如有皮肤溃疡或坏死，保持溃疡部位的清洁、避免受压及刺激；加强创面换药，可选用敏感的抗生素湿敷，并遵医嘱应用抗感染药物。

4）疼痛护理：运动疗法可促进患肢侧支循环建立，对减轻疼痛有一定的疗效。疼痛剧烈时，可酌情暂时使用适当的镇痛药，但应当避免药物成瘾。同时给予心理护理，提高病人对疼痛的耐受力。

5）功能锻炼：指导病人进行 Buerger 运动，促进侧支循环的建立（方法是：平卧位，患肢抬高45°，维持1～2分钟；然后坐起，患肢下垂床边2～5分钟，并做足部旋转、伸屈运动10次；最后将患肢放平休息2分钟。每次重复练习5回，每日练习数次)。鼓励病人步行锻炼，以疼痛的出现作为活动量的指标。有以下情况不宜运动：腿部发生溃疡及坏死时，运动将增加组织耗氧；动脉或静脉血栓形成时，运动可导致血栓脱落造成栓塞。

6) 术前准备：①皮肤准备：血管外科的手术切口多属于Ⅰ类切口，即清洁或无菌切口。为保证手术切口的顺利愈合，手术前应做好术区皮肤的准备工作。a. 方法：去除手术区的毛发和污物，用肥皂水和清水清洁皮肤，以达到预防切口感染的目的。b. 肢端慢性溃疡和坏疽的准备：对于慢性溃疡需长期外科换药，待创面感染控制、新鲜肉芽组织生长后，方能手术。干性坏疽部位应保持干燥，每日用0.5%活力碘消毒3～4次，以免继发感染。②术前指导：a. 戒烟：戒烟有双重效果。一是戒烟可以缓解病情，烟中含有尼古丁及一氧化碳，尼古丁不仅会引起血管收缩及动脉痉挛，而且会增加心率，对血管系统造成较大的损伤。吸入一氧化碳后，一氧化碳会与血红蛋白结合，血中一氧化碳血红蛋白浓度增加，降低携氧能力，使得组织缺氧。一氧化碳也能增加脂类沉积于血管壁，以及使血小板黏稠度增加，容易形成血栓。二是戒烟可以避免术后排痰困难、呼吸道阻塞甚至窒息的危险。吸烟可以刺激呼吸道引起分泌物增加，特别是对有慢性呼吸道疾病行气管插管全麻的病人，呼吸道分泌物明显增多，术后有发生肺炎、肺不张的可能。因此，有吸烟习惯的病人，术前耐心劝解病人绝对戒烟，利于疾病的康复。b. 胃肠道准备：需在腰麻、硬膜外麻醉或全麻下进行手术的病人，一般术前禁食12小时、禁饮4小时。c. 备血：术前根据手术种类，准备充分的手术用血。d. 过敏试验：术前做好抗生素等药物的过敏试验，术前未做过血管造影又有术中造影条件的，应做碘过敏试验，以备术中造影。

7) 行干细胞动员期间的护理要求：在使用重组人粒细胞集落刺激因子注射液时，应注意观察病人有无发热、寒战，体温≤37.5℃不需特殊处理，>37.5℃时给予物理降温，同时还应观察有无头痛、头胀、乏力、骨痛等不良反应，必要时给予相应的对症措施。干细胞动员期间病人应卧床休息，多饮水，多食富含维生素C的食物，预防感冒。指导病人采集前1天禁食油腻食物，以馒头、蔬菜等清淡食物为主，防止出现乳糜血液。由于白细胞的短时间内快速增高，可使血液黏稠度增高，易引起血栓的形成，护理上在严密观察病人的神志、尿量、生命体征的变化之外，还要警惕卧床病人下肢深静脉血栓的发生，遵医嘱使用抗凝剂可预防心脑血管事件的发生。

(2) 术后护理

1) 心理护理：病人一旦从麻醉中醒来，迫切需要知道手术效果，因此，接手术的护士需用愉快的表情、亲切的言语告知手术顺利，同时注意应多传达正面信息，减轻病人的疑虑，使其在治疗过程中处于最佳心理状态。同时护士应根据病人术中、术后的具体情况，以及术后不适的原因做好病人及家属的解释工作，给予相应处理，并创造一个相对安静、舒适的环境，保证其充分休息，恢复体力。

2) 体位护理：麻醉和硬膜外术后尚未清醒的病人，为了防止舌根后坠和口腔内的分泌物或存留的呕吐物吸入气管引起吸入性肺炎或窒息，应去枕平卧，将头转向一侧。待麻醉清醒后拔除尿管并协助其排痰。穿刺点加压包扎24小时，患肢制动6～8小时，患侧髋关节伸直、避免歪曲。术后抬高患肢，使肢端高于心脏20～30cm，便于回流。血管重建术后卧床制动1周，动脉血管重建术后卧床制动2周，自体血管移植者若愈合较好，卧床制动时间可适当缩短。

3）病情观察

①生命体征观察：手术后24～48小时严密监测生命体征的变化，对合并心肺功能不全者，应定时测量血压、脉搏、呼吸、心电图、血氧饱和度、动脉血气分析等，并根据监测指标予以处理。观察体温变化，特别是对术后发热的病人，向病人解释此症状会逐渐好转，不必担忧。术后应保持血压稳定，如低血压，应结合意识、尿量、末梢循环变化，予以相应处理。血压偏高而肢体冰冷、色紫等，如血容量足够，可应用血管扩张剂。

②血管通畅度观察：仔细观察肢体的血液循环状况，了解血管的通畅度。凡对血管内膜有创伤的手术，术后都有血栓形成的可能。术后除及时行抗凝治疗外，应重视病人的主诉，密切观察有无血栓形成的临床表现。观察有无肢端麻木、疼痛、皮色苍白、皮温降低、动脉搏动减弱或消失等，以警惕动脉血栓或动脉栓塞的发生。

③手术切口观察：手术后应观察伤口有无出血、渗血、渗液、敷料脱落及感染等征象。若伤口有渗血、渗液，及时更换敷料，加压包扎。若伤口出血，应立即通知医生，找出原因并及时处理。对于正在使用抗凝治疗的病人，及时调整肝素剂量，排除因抗凝剂过量导致的出血。对烦躁、昏迷病人，须使用约束固定，防止自行抓脱敷料。如大、小便污染敷料后应立即更换，防止引起伤口感染。

④尿量观察：预防和警惕术后肾功能改变，重大手术、病情危重的病人，术后应留尿管，观察尿量变化，每小时尿量应>30ml。

4）疼痛护理：疼痛一般24～72小时后逐渐减轻，观察病人疼痛的部位、性质及程度，减少或消除引起疼痛的原因并给予对症处理，病人的负性心理如紧张、焦虑等可加重术后疼痛，应给予心理疏导。指导病人运用非药物方法减轻疼痛，如按摩、放松或听音乐等，分散病人的注意力。遵医嘱给予口服镇静、止痛类药物，必要时肌内注射哌替啶等，控制伤口疼痛。如病人使用镇痛泵，给予妥善固定，防止镇痛泵脱落。

5）功能锻炼：卧床制动病人，应鼓励其在床上做足背伸屈活动，以利小腿深静脉血液回流。

6）饮食护理：视手术种类、麻醉方式及肠功能恢复情况而定。腰麻、硬膜外麻醉或全麻手术后病人，若意识清醒、一般情况好，术后6小时可少量饮水，次日晨开始进半流质食，逐渐过渡至普食。局麻病人手术后无不良反应即可进食。鼓励病人多饮水，宜食高蛋白、高维生素、低脂肪饮食，多食新鲜蔬菜、水果、粗粮、豆类等；避免辛辣刺激性食物。

7）自体干细胞肌注移植法的护理

①护理要点：注意对患肢进行必要的保暖，防止肢体温度过低不利于恢复，从而影响疗效。观察患肢血供，定时触摸足背动脉的搏动是否正常；观察患肢皮肤的颜色、温度及感觉；观察穿刺点有无出血、渗血，有无局部淤血现象；卧床期间应适当抬高及活动患肢，促进血液循环。术后前2天均需卧床静养，其后可逐步增加患肢的活动，至术后第2～3天根据病人的情况指导其下地活动，适度活动有助于促进侧支循环的尽早建立。具体方法：卧床期间可先行足部环绕、伸屈运动，下肢活动时幅度要小，防止伤口疼痛。换药时观察伤口情况，以此逐步增大活动量和活动幅度。需要注意的是患肢的活动一定要有护士的科学引导，遵循循序渐进的原则。每次活动后均应密切观察局部血液循环情况，同时注意有无其他不适。

②术后局部反应：病人术后会出现局部不良反应，主要表现为穿刺点局部红、肿、热、痛等炎症反应。对于此类反应采用酒精纱布外敷，约2天后好转。病人还会出现全身不良反

应，如疲劳、全身乏力，通过卧床休息、静脉输液加速体内一些毒素的排泄，2～3天后好转。

③干细胞移植术后可能发生的并发症：外周血采集干细胞时的并发症主要有枸橼酸钠毒性反应。因采集过程中会引起病人血液中的钙离子下降，轻度的表现为口周、脸部或手指发麻，严重者可引起心律不齐。为预防发生这一反应，术中均预防性使用10%葡萄糖酸钙注射液20～40ml，稀释后缓慢静脉推注，推注时要密切观察心率的变化。

8）坏疽和溃疡的处理：由于缺血严重，处理失当，外伤感染而出现的组织溃疡或坏疽，治疗困难，而且局部处理的好坏又常常是整体治疗成败的一个关键。指甲畸形（如甲厚、嵌甲等）常会损伤甲沟而发生甲周炎和甲下感染，这往往是局部溃疡和坏疽的开始，应该适时修剪嵌甲或拔出趾甲，解除刺激，通畅引出，以免破坏甲床，引起末节指骨骨髓炎。一旦形成骨髓炎，就应该摘除腐骨或施行切趾手术。

在趾坏疽、感染或溃疡时，要分隔各趾，以防止邻趾被分泌物或脓汁浸渍而发生糜烂或诱发坏疽。如果病变在趾中节或根部，最好用无菌棉球在趾端分隔，使病变趾与邻趾互不接触，处于相对暴露状态，适时清拭分泌物，保持局部干燥，就如烧伤的暴露疗法一样。如果病变在趾端，可在趾中节或根部分隔。如果采用包扎，应以包扎敷料不被分泌物浸透为原则。已处于濒危状态（皮肤发绀、压之不退色和皮温很低）或已经坏疽时，任何方法也难以挽救，也可采用暴露方法，使之成为干性坏疽。在晚间或行走时，局部酒精纱球清拭后用无菌纱布包扎。局部用呋喃西林纱布或药膏不仅无益，反而会因湿度太大，不利于皮肤渗液蒸发。已经形成干性坏疽，可任其枯干，等待时机施行切趾手术。如果出现大面积湿性坏疽，应适当时减轻张力，使组织液外渗，以防止或减轻局部感染，必要时将趾部分切除，使残端开放。如果足背或跖底湿性坏疽，应切开引流，必要时予以切除，减少毒素吸收。特别在已有感染时，局部用抗生素盐水纱布湿敷，逐渐切除坏疽的组织。还应注意足背皮肤干性坏疽，而皮下组织呈湿性坏疽，也应采取上述措施。

对感染已经控制，血液循环明显改善，分解清楚的趾或指坏疽，可做趾或指"高位切除"，以争取趾或指残端一期愈合。血液循环的改善一般与治疗时间有关，在血液循环满意改善后，干性坏疽可自行脱落，残端也会很快愈合。

9）并发症的观察及护理：由于手术方法不同，其术后并发症也各有不同的表现。

①动脉重建术及动脉血栓内膜剥除术后：若动脉重建术后出现肢体肿胀、皮肤颜色发紫、皮温降低，应考虑重建部位的血管发生痉挛或继发性血栓形成，应报告医生，协助处理或做好再次手术准备工作。

②静脉动脉化手术术后常见的并发症有静脉回流障碍：在分期或一期下肢深组低位术后，由于有胫前、大隐、小隐静脉和膝关节静脉网的存在，静脉回流多无严重障碍，部分病人小腿可有轻度肿胀，多能在短期内消失。下肢深组高位手术的病人可有严重的静脉回流障碍，因为大隐静脉和股深静脉远端不能代替股浅静脉的功能，甚至有发生缺血性坏死的趋势。观察患肢远端皮肤的温度、色泽及大隐静脉搏动情况。指导病人抬高患肢高于心脏水平20～30cm，术后遵医嘱继续使用抗血小板药物。

【护理评价】

1．病人患肢疼痛程度有无减轻。

2．病人抑郁程度有无减轻。

3．病人活动耐力是否增加，逐步增加活动量后，有无明显不适。

4．病人皮肤是否完整。

5．病人是否学会本病的预防知识及患肢的功能锻炼。

6．病人是否发生并发症。

【健康指导】

1．术前指导

（1）心理指导：指导病人减轻焦虑、抑郁情绪，配合手术。

（2）体位指导：休息时取头高足低位，使血液容易灌注至下肢，避免长时间同一姿势不变及双膝交叉，以免影响血液循环。

（3）行为指导：严格戒烟，注意保暖，禁热敷。保护足部，保持足部清洁、干燥，皮肤瘙痒时避免用手抓，可涂止痒药膏。采用 Buerger 法行功能锻炼，促进侧支循环建立。

2．术后指导

（1）体位指导：术后抬高患肢高于心脏水平 20～30cm，以利于血液回流。静脉血管重建术后卧床制动 1 周，动脉血管重建术后应卧床制动 2 周。

（2）病情观察指导：术后护士定时监测体温、脉搏、呼吸、血压；观察肢体温度、色泽、感觉和脉搏强度及切口渗血情况。

（3）行为指导：卧床制动期间鼓励病人在床上做足背伸屈运动，以利小腿深静脉血液回流。

3．出院指导

（1）行为指导：绝对戒烟。保护患肢，切勿赤足行走，避免外伤，鞋子必须合适，穿棉制袜子，每日勤换袜子。改善居家环境，创造干净、舒适的居家场所，避免寒冷、潮湿的刺激。勤晒被褥，冬天注意保暖。

（2）用药指导：遵医嘱继续服用抗血小板药物及扩血管药物。

（3）复查指导：出院后 3～6 个月到门诊复查，了解患肢血运及伤口愈合情况。

（4）合理饮食：以高蛋白、低脂肪、高热量、高维生素饮食为佳。不宜饮酒和食用生冷、辛辣等刺激食物。

4．预后　血栓闭塞性脉管炎治疗困难，因为动脉闭塞多发病于远端，所以动脉重建术机会不多，二是侧支血管不易很好建立，加之病人治疗时断时续，再次吸烟，未能很好防护，以及自身免疫性疾病有周期性恶化的特点，不少病人肢体缺血病变反复恶化，甚至出现坏疽或丧失肢体。对于这些病人，在过去常被称为"TAO 复发"，其实不如说"TAO 恶化"更加确切。

在过去，除一般中药外其他治疗药物很少，"复发"病人相当多，近年来有效的中西药物增多，病人多知道用药方法，虽然存在治疗不够规范、系统的问题，毕竟获得一定的疗效，严重"复发"者明显减少。

在以往的病人中，确有不少早期诊断，经系统治疗、严格戒烟、恰当防护，肢体缺血表现可以获得较为满意的改善，其中部分病人达到了所谓的"临床治愈"程度。

总之，对 TAO 治疗一定要提高"您要吸烟，还是要腿，两者不可兼得"的认识，坚信戒烟是最好防治方法的结论。精心足部护理（防寒、避免外伤），定期复诊，注意病变恶化的治疗，绝大多数病人可以获得生命和肢体预后良好的结果。

【典型病例】

一般资料：病人，男，32 岁。

现病史：病人 3 个月前无明显诱因出现右下肢间歇性跛行，右足发凉伴持续性疼痛，夜间加重；于当地医院行下肢血管造影（右股浅、腘动脉闭塞，右胫腓干、胫后动脉和腓动脉闭塞）。行股动脉切开取栓术，术后第 6 天造影示股浅动脉血栓闭塞，为进一步治疗，门诊以"血栓闭塞性脉管炎"于 2015 年 12 月 10 日轮椅入院。入院护理查体示右小腿皮温凉，色泽苍白；右足前部发绀，第 1 足趾干性坏疽；右股动脉搏动弱，腘动脉、足背和胫后动脉未触及。左下肢皮温暖，色泽正常，足背动脉可触及。静息状态下应用 NRS，病人疼痛评估 4 分。完善术前检查，于 12 月 15 日在静脉麻醉下行右下肢自体骨髓干细胞肌注法移植术。现为术后第 1 天，右下肢伤口敷料干燥、无渗血。留置外周静脉管 1 根，在位固定好，病人现右下肢皮温较术前温暖，色泽正常，足背动脉未触及。

实验室检查：12 月 16 日白细胞计数 11.77×10^9/L，Fg 8.19g/L，红细胞沉降率 25mm/h，C- 反应蛋白 6.09mg/L，补体 C4 71.81mg/dl。

主要治疗：静脉滴注前列地尔扩血管药物，口服沙格雷酯抗血小板聚集治疗。

其他史：病人既往健康。吸烟 20 年，40 支 / 天。

1. 什么是血栓闭塞性脉管炎？

2. 该病人处于血栓闭塞性脉管炎的第几期，有什么临床表现？

3. 病人出院后应给予其哪些健康指导？

第十章

下肢浅静脉曲张

　　下肢浅静脉曲张(superficial varicose veins of the lower extremities，SVVLE)是指：隐静脉，浅静脉伸长、迂曲呈曲张状态，浅静脉内压力升高，管壁相对薄弱，在静脉压作用下可以扩张，瓣窦处的扩张导致原有的静脉瓣膜无紧密闭合，发生瓣膜功能相对不全，产生血液倒流(图 10-1，图 10-2)。

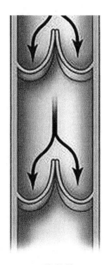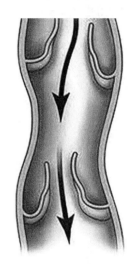

正常静脉　　　　　　　　　　　曲张静脉

图 10-1　下肢浅静脉曲张 1

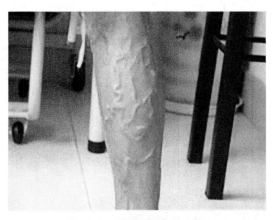

图 10-2　下肢浅静脉曲张 2

该病在持久站立工作、体力活动强度高、久坐者多见。单纯性下肢浅静脉曲张指病变仅局限于下肢浅静脉者，其病变范围包括大隐静脉、小隐静脉及其分支，绝大多数病人都发生在大隐静脉，临床诊断为大隐静脉曲张。

【解剖和生理】

1. 大隐静脉系统　大隐静脉自足背静脉弓的内侧开始直向上行，经内踝前方沿胫骨缘而抵达股骨内侧髁后部，向上外行，在腹股沟韧带下穿过卵圆窝注入股静脉。在大隐静脉进入股静脉之前的 5～7cm 一段中接纳许多属支（图 10-3），它们分别是：

（1）旋髂浅静脉：接受腹壁下外侧和大腿外侧近端皮肤的血液。

（2）腹壁浅静脉：接受腹壁下内侧皮肤的血液。

（3）阴部浅静脉：引流男性阴囊与阴茎部血液以及女性大阴唇血液。

（4）股外侧浅静脉：位于大隐静脉的外侧。

（5）股内侧浅静脉：位于大隐静脉的内侧。

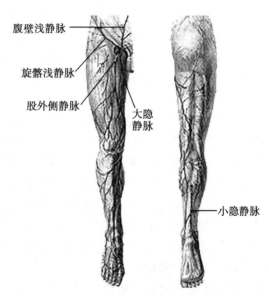

图 10-3　下肢静脉的解剖

2. 小隐静脉系统　起自足背静脉弓的外侧，在跟腱和外踝后缘之间上行，在小腿下 1/3 段，位于深筋膜的浅面处受皮肤和浅筋膜覆盖；在小腿中 1/3 段，在腓肠肌腱覆盖下进入筋膜下组织；在上 1/3 段，穿过深筋膜，进入腘窝注入腘静脉。上段小隐静脉处于较深位置，受筋膜支持，一般无明显曲张静脉。

3. 交通静脉支　交通静脉在下肢静脉曲张中占有重要地位，这是因为交通静脉破坏必然导致浅静脉曲张。下肢浅、深静脉之间和大、小隐静脉之间，都有许多交通支相互沟通。大腿部浅、深静脉之间的交通支，主要位于缝匠肌下，内收肌管和膝部 3 处；小腿部以内踝交通静脉和外踝交通静脉最为重要，内踝交通静脉有 3 支，引流小腿下 1/3 内侧面的静脉血；外踝交通静脉引流小腿下 1/3 外侧面的静脉血。它们的瓣膜功能不全，往往与大、小隐静脉曲张的发生和静脉淤滞性溃疡的形成有密切关系。大、小隐静脉之间最重要的一个交通支位于膝部附近。

【病因与发病机制】

1. 病因　单纯性下肢浅静脉曲张多由于浅静脉第一对瓣膜（隐股静脉瓣膜）关闭不全导致的浅静脉血流反流，增加下肢静脉的压力而引起。再有，重要原因是先天性的静脉壁薄弱。病人常合并有周身或局限性的静脉壁缺陷，在静脉压力增加的情况下，便产生静脉的扩张、迂曲。最后，长期站立、肥胖和腹腔压力等因素因可增加静脉压力，均会增加静脉曲张发生发展的可能。

据统计，我国 25%～40% 女性、20% 男性均表现有静脉曲张症状。外科医师、护士、教师等需长时间站立的职业均是高危人群。此外，静脉曲张与遗传、口服避孕药及妊娠也有关联。

（1）静脉壁薄弱和静脉瓣膜缺陷：静脉壁相对薄弱，在静脉压作用下扩张，瓣窦处的扩张导致原有的静脉瓣膜不能紧密闭合，发生瓣膜功能相对不全，血液倒流。瓣膜发育不良或缺失，不能发挥有效防止倒流的作用，导致发病。

（2）静脉内压持久升高：静脉血本身由于重力作用，对瓣膜产生一定的压力，正常情况下对其不会造成损害，但当静脉内压力持续升高，瓣膜会承受过重的压力，逐渐松弛、脱垂、使之关闭不全。多见于重体力劳动、长期站立工作，妊娠、慢性咳嗽、长期便秘等。

（3）年龄、性别：由于肢体静脉压仅在身高达最高时才达最高压力，青春期前身体正在发育，故静脉口径较小，可防止静脉扩张，所以尽管 30 岁前有患严重静脉曲张，大多数随年龄增长，静脉壁和瓣膜逐渐失去张力，症状加剧。

2. 发病机制

（1）正常情况下，下肢静脉回流是依靠心脏搏动而产生的舒缩力量，在深筋膜内包围深静脉的肌肉产生泵的作用，以及呼吸运动时胸腔内负压吸引三方面的协同作用。静脉瓣膜起着血液回流中单向限制作用。若有瓣膜缺陷，则单向限制作用就会丧失，引起血液倒流对下一级静脉瓣膜产生额外冲击，久之就会导致下级静脉瓣膜的逐级破坏。静脉瓣膜的破坏使倒流的血液对静脉壁产生巨大的压力，可引起静脉相对薄弱的部分膨胀。重体力劳动、长期站立、妊娠、慢性咳嗽、长期便秘等可使静脉内压力增高，进一步加剧了血液对瓣膜的冲击力和静脉壁的压力，导致静脉曲张。长期的静脉曲张，血液淤滞，最终产生淤积性皮炎，色素沉着和慢性硬结型蜂窝织炎或形成溃疡。

（2）静脉曲张的病理变化主要发生在静脉壁的中层。在初期，中层的弹力组织和肌组织都增厚，这种变化可视为静脉压力增大所引起的代偿性反应。晚期，肌组织和弹力组织都萎缩、消失，并为纤维组织所替代，静脉壁变薄并失去弹性而扩张。静脉瓣也发生硬化、萎缩。病变静脉周围组织的微循环由于静脉压的增高而发生障碍，引起营养不良，导致纤维细胞的增生。病变部位的皮下组织弥漫性纤维变性伴水肿，水肿液内含大量蛋白质，蛋白质又可引起纤维组织增生。静脉淤滞使淋巴管回流受阻，淋巴液中含有大量的蛋白质又加重了组织纤维化。如此恶性循环的结果是局部组织缺氧，抗损伤能力降低，而容易发生感染和溃疡。

中医认为，本病乃因先天禀赋不足，筋脉薄弱，加之久行久立，过度劳累，损伤筋脉，以致经脉不合，气血运行不畅，淤血阻滞脉络扩张充盈，日久交错盘曲、类似瘤体之状。亦有因远行、劳累之后，涉水淋雨、遭受寒湿，寒凝血脉，淤滞筋脉络道而为病。淤久不散，化生湿热，流注于下肢经络，复因搔抓、虫咬等诱发，腐溃成疮，久难收敛。

【病理生理】

下肢静脉曲张的血流动力学改变主要表现为主干静脉和毛细血管压力增高。浅静脉扩张主要由前者引起,而毛细血管压力升高造成皮肤微循环障碍,引起毛细血管扩张,毛细血管周围炎及通透性增加,纤维蛋白原、红细胞等渗入组织间隙及毛细血管内微血栓形成。由于纤溶活性降低,渗出的纤维蛋白积聚、沉积于毛细血管周围,造成局部代谢障碍,导致皮肤色素沉着、纤维化、皮下脂质硬化甚至皮肤萎缩,最后形成静脉性溃疡。由于血清蛋白渗出和毛细血管周围纤维组织沉积,引起再吸收障碍,淋巴超负荷,导致下肢水肿。小腿下内侧区域的深静脉血柱重力最大,肌泵收缩时该区域所承受的反向压力也最高,因此,静脉性溃疡常特征性地出现在该区。

【临床表现】

下肢前静脉曲张多以大隐静脉曲张多见,单独的小隐静脉曲张较少见;以左下肢多见,但双侧下肢可先后发病,主要临床表现为:

1. 初起可无明显症状,有些病人常感患肢酸感、沉重、胀痛、易疲劳、乏力,休息后可缓解。

2. 患肢小腿浅静脉渐现隆起、扩张、变曲,有时可迂曲成团或囊状,尤以站立时明显,抬高腿后消失。

3. 病程长者,小腿下端、踝部的皮肤有营养的变化,皮肤变薄、色素沉着、瘙痒、湿疹。部分病人可有瘀血性皮炎特点:皮肤萎缩、干燥、脱屑、渗液,湿疹样皮炎和溃疡。

4. 出血　由于外伤或曲张静脉或小静脉自发性破裂,引起急性出血。

5. 血栓性浅静脉炎　下肢曲张的静脉出现红肿、硬块、灼热、压痛,沿曲张的静脉可触及硬结节或条索状物。

6. 肿胀　在踝部、足背可出现轻微的水肿,严重者小腿下段亦可有轻度水肿。

7. 继发感染　由于病人抵抗力减弱,容易发生继发感染。常见的有血栓性浅静脉炎、丹毒、急性蜂窝织炎、象皮肿等。

下肢静脉曲张的 CEAP 分级

0级:无可见或触及的静脉疾病体征。

1级:有毛细血管扩张、网状静脉、踝部潮红。

2级:有静脉曲张。

3级:有水肿,但无静脉疾病引起的皮肤改变,如色素沉着、湿疹和皮肤硬化等。

4级:有静脉疾病引起的皮肤改变。

5级:有静脉疾病引起的皮肤改变和已愈合的溃疡。

6级:有静脉疾病引起的皮肤改变和正发作的溃疡。

【体格检查】

1. 一般情况　应注意病人的发育、营养状况、体质强弱等。

2. 肢体检查

(1) 皮肤颜色及温度:有无皮肤变色、色素沉着、皮肤散在的红色皮疹、红肿热痛,伴有瘙痒、渗出及溃疡。

(2) 皮肤营养变化:下肢静脉曲张早期,肢体皮肤无明显营养障碍,随着病情加重,主要表现足靴区皮肤变薄、干燥、脱屑,色素沉着、渗出、瘀血性皮炎等。

(3) 浅静脉曲张:患肢浅静脉扩张、隆起、弯曲、甚至迂曲成团块状或成蚯蚓状,站立时更为明显。并伴有小腿肿胀。

(4) 血栓性浅静脉炎:曲张静脉处呈红肿、硬结节和索状肿物,压痛,局部皮肤温度增高。

（5）下肢溃疡：下肢静脉曲张的晚期，常伴有瘀血性皮炎，瘙痒，由于病人搔抓或外伤，皮肤破损和继发感染，可致经久不愈的溃疡。溃疡多发生在内踝附近，继发感染。

3. 下肢静脉功能试验

（1）深静脉通畅试验（Perthes test）：阳性者不适合行大隐静脉剥脱手术。

（2）大隐静脉瓣膜功能试验（Trendelenburg test）。

（3）交通静脉瓣膜功能试验（Prart test）。

【辅助检查】

根据临床表现，选用超声多普勒检查或彩色超声多普勒检查、容积曲线、下肢静脉压测定和静脉造影等辅助检查，以更准确地判断病变性质。

1. 化验室检查。

2. X线检查。

3. 无创伤性检查。

4. 超声多普勒检查　简单方便，为临床首选。

5. 彩色超声多普勒检查。

6. CT静脉血管成像检查　适应于复杂性静脉病变。

7. 血管造影。

【诊断要点】

下肢浅静脉曲张具有明显的形态特征，通过一般体格检查即可明确诊断。站立后，下肢浅静脉突起，即提示静脉曲张的可能。若要进一步全面了解病情，则需进一步进行详细体格检查，了解静脉瓣膜功能及深静脉通畅情况，必要时需进行静脉超声或造影检查。如下肢有足靴区溃疡、重度皮炎等，需要注意交通静脉是否受累。

单纯性下肢静脉曲张诊断并不难，根据临床实践总结诊断标准如下：

1. 有长期站立及能够导致腹压增高的病史（妊娠及盆腔肿瘤史、慢性支气管炎、习惯性便秘等），多有下肢静脉曲张的家族病史。

2. 病人下肢静脉明显迂曲扩张，站立时更为明显；常伴有血栓性浅静脉炎，晚期可发生足靴区皮肤色素沉着、纤维化、溃疡等。

3. 深静脉通畅试验　大隐静脉瓣膜功能不全，可能有交通支静脉瓣膜功能不全。

4. 超声多普勒检查或静脉造影示　大隐静脉瓣膜功能不全，大隐静脉迂曲扩张，或同时伴有深静脉瓣膜功能不全。

5. 伴有色素沉着，溃疡，血栓性浅静脉炎，出血，渗液等并发症。

【鉴别诊断】

1. 下肢静脉血栓形成　病人有突发性下肢粗肿、肿胀病史。在深静脉血栓形成后期出现下肢浅静脉曲张，以小腿分支静脉及小静脉曲张为主。患肢肿胀明显，伴有肢体沉重、胀痛不适，活动、站立后加重，卧床休息后不能完全缓解，胫前、足踝部呈凹陷性水肿，皮肤营养障碍较明显。多普勒超声检查提示深静脉血液回流不畅，同时存在血液倒流。下肢静脉造影显示：深静脉管壁毛糙，静脉管腔呈不规则狭窄，部分静脉显示扩张。交通支静脉功能不全和浅静脉曲张。

2. 布加综合征　布加综合征是指肝静脉或（和）肝段下腔静脉部分或完全阻塞，导致静脉血液回流障碍引起的脏器组织淤血受损的临床症状。主要临床表现为脾大，大量而顽固性腹水，食管静脉曲张常合并出血，胸腔壁静脉曲张，双下肢水肿及静脉曲张，皮肤色素沉着、溃疡等。B超检查显示：肝体积和尾状叶增大，肝脏形态失常、肝静脉狭窄和闭塞。临床中根据病人的病史，仔细进行体格检查以及B超检查，必要时进行腔静脉插管造影，以明确诊断。

3. 静脉畸形骨肥大综合征　其特征是肢体增粗、增长，浅静脉异常粗大并曲张，皮肤血管瘤三联征，下肢静脉造影可以发现深部静脉畸形呈部分缺失，分支紊乱，浅静脉曲张等。临床中根据病人的病史及其特征，较易鉴别。

4. 原发性下肢深静脉瓣膜功能不全　症状相对较重，超声或下肢静脉造影，观测到下肢深静脉瓣膜不全的特殊现象。

5. 下肢深静脉血栓形成后综合征　有深静脉血栓形成病史，浅静脉扩张伴有肢体明显肿胀。

【治疗要点】

下肢浅静脉曲张绝大多数是大隐静脉曲张（少数为小隐静脉曲张或大、小隐静脉曲张），临床上极为常见，主要表现为下肢尤其在小腿，浅静脉隆起、扩张弯曲甚至迂曲成团、酸胀、乏力，久站后出现足部水肿，晚期小腿和踝部皮肤常有褐色色素沉着和湿疹。如时间过长或治疗不当均可导致下肢水肿，局部组织缺氧，引起皮肤角化、脱屑，轻微外伤可导致愈合不良，迁延为经久不愈的慢性溃疡，俗称"老烂腿"。20%～25%或以上的下肢静脉性疾病合并下肢溃疡形成。

由于下肢静脉曲张是一种常见病，医生也会由于认识水平的不同作出不同的治疗方案。

选择下肢浅静脉曲张的正确治疗方法应该结合不同的病因、发病机制、临床表现和病人的全身情况以及治疗要求，不同的诊断，其治疗方法是不同的。明确诊断后，采取相应正确的治疗方法，可以减少误诊误治。

【治疗原则】

下肢静脉曲张的治疗原则是：

1. 促进下肢血液回流，消除淤血状态。

2. 清热抗炎，控制肢体感染。

3. 保护患肢，防止外伤。

【治疗方法】

1. 非手术治疗

姑息治疗：仅能改善症状，适用于妊娠期发病，鉴于分娩后症状有可能消失。早期临床表现轻微、高龄、手术耐受力极差或全身情况差者，病人应适当卧床休息，间断抬高患肢和避免长期久站、久坐。医用弹力袜（循序减压袜）具有良好的弹性和约束力，可以减少活动时因肌肉收缩产生的浅静脉高压，使静脉曲张处于萎瘪状态，配合适当地增加静脉壁弹性、减少渗出。但合并下肢动脉硬化闭塞症的病人慎用弹力袜，并且弹力袜应白天穿，夜晚脱去并采用下肢稍抬高的体位睡眠。

2. 单纯硬化剂治疗

（1）硬化剂注射和压迫疗法：利用硬化剂注入排空的静脉曲张后引起的炎症反应使之闭塞。也可以作为手术的辅助治疗，处理残留的曲张静脉。硬化剂注入后，局部用纱布卷压迫，自足踝至注射处近侧穿弹力袜或缠绕弹力绷带，立即开始主动活动。大腿部维持压迫1周，小腿部6周左右，应避免硬化剂渗漏造成组织炎症、坏死后进入深静脉并发血栓形成。

（2）局部硬化剂注射：即所谓的"打针""注射疗法""液体刀"等，是一种非针对病因的治疗手段，复发率高，并发症较多（如硬化剂过敏，损伤周围神经而引起肢体顽固性疼痛，硬化剂漏入皮下导致皮肤及皮下脂肪坏死而形成难愈性溃疡，甚至造成深静脉血栓形成），仅作为手术后局部轻度复发病人的辅助治疗。目前国内血管外科学者在适当的病人治疗中，推广使用国产新型泡沫硬化剂，疗效有待观察。

3. 手术治疗　下肢静脉曲张若不及时治疗，至晚期可并发血栓性浅静脉炎、血管破裂出血、瘀血性皮炎、小腿溃疡等。因此，应及时手术治疗，避免并发症的发生。临床上常用的手术方式有以下几种：

（1）大隐静脉高位结扎剥脱术＋激光或电凝腔内成形术：该手术是下肢静脉曲张性疾病最常用的根治方式。手术关键在于高位结扎大隐静脉或小隐静脉主干，全部剥出大、小隐静脉主干，全部结扎大隐静脉高位属支，结扎深浅静脉交通支。若伴有小腿溃疡，应在以上手术的基础上结扎交通支，并于溃疡周围经皮环形缝扎。术后应捆绑弹性绷带，否则仍有复发的可能。优点：小切口，美观，效果好，不复发。

（2）高位结扎剥脱术和经皮缝扎术：适用于大隐静脉瓣膜和交通支瓣膜功能不全所引起的静脉曲张、小腿溃疡等。优点：小切口，美观，效果好，不易复发；缺点：经皮缝扎处疼痛明显，影响术后活动。

（3）下肢静脉曲张点式戳口抽剥术：适用于单纯大、小隐静脉曲张，术后复发的静脉曲张等病人。特点：伤口小而美观，并发症少，术后伤口愈合快。

（4）创面植皮术：并发大面积溃疡，难以自行愈合者，患肢血液循环改善，患部炎症控制，创面干净，肉芽新鲜，可施行邮票状或点状植皮术。促进创面愈合，缩短疗程。注意：一定掌握植皮时机，重视术前和术后处理，术中取透亮的薄皮片，植皮可获得成功。

（5）股浅静脉瓣膜环缩术：又称股浅静脉瓣膜带戒术。适用于股浅静脉瓣膜结构、形态正常，静脉管径扩大造成瓣膜关闭功能不全者。手术操作简单，损伤小，并发症少。

4. 腔内治疗　大隐静脉高位结扎＋剥脱术＋（腹腔镜下）穿通静脉离断术，适用于穿通支瓣膜功能不全病人，单纯高位结扎和剥脱术后仍有下肢顽固性溃疡者。

（1）静脉腔内治疗：是近年来发展起来的大隐静脉曲张的微创治疗方法，是利用激光能量在静脉腔内产生血液气泡，以其独特的方式将热能传递给血管壁，血管壁纤维化收缩、关闭，皮肤却保持完整无损。手术在局部麻醉下进行，创伤很小，仅有微小的皮肤穿刺点，恢复快，住院时间短，仅适宜部分病人。但有神经损伤、皮肤损伤、浅静脉闭合不全、深静脉血栓、静脉炎等并发症。

（2）血管外激光或脉冲光：和去除斑点的雷射美容原理一样，优点是只需局部麻醉，治疗时间短，疼痛低，伤口小，不留难看的瘢痕，可立刻行走。但只针对微细的蜘蛛状静脉曲张，要自费且需数次疗程才有效果。

（3）血管内烧灼治疗：在膝盖或足踝内侧做小切口，放入极细的导管，用高频波（或称射频）或激光光束烧灼、阻断曲张的静脉血流。单纯的血管内烧灼治疗手术有可在局部麻醉情况下进行、不必住院、瘢痕与疼痛较少、治疗后绑上弹绷可走动回家，成功率高等优点。且大多数病人可能不仅单用此法解决，需辅以其他方式如微创静脉曲张旋切，才可有较完整的治疗。

（4）微创静脉曲张旋切内视镜系统：使用内视镜及抽吸旋切方式将蚯蚓般的静脉绞碎吸出，伤口比传统手术小，美观。

（5）静脉曲张激光闭合术（静脉 EVLT 技术）：应用半导体激光传导的特性，将细细的光

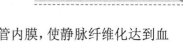

导纤维穿刺进入血管内,通过传导激光,从而达到精确损毁血管内膜,使静脉纤维化达到血管闭合的目的。迄今为止,EVLT激光治疗术治疗静脉曲张损伤最小、操作最简便、方法最安全,是名副其实的微创技术。

5. 中药治疗

中药物理治疗法:物理治疗是利用药物渗透性,通过皮肤直达病灶,是最安全的治疗方法。治疗静脉曲张,一般口服药物难以到达患处,药物分子几乎被分解,而脉管舒、脉溃康这类药物,就是通过外用贴敷,药物靶向进入病灶,保证药物充分利用,改善血液高凝状态、血液淤滞的情况,有效缓解静脉曲张引起的酸、沉、肿、胀等症状,,对静脉曲张具有良好的治疗作用。

【预防】

1. 该病有遗传倾向,一般在30岁左右发病,因此在儿童和青少年时期应勤于运动,增强体质,有助于防治。

2. 肥胖者应该减肥,保持正常体重不能超重。肥胖虽不是直接原因,但过重的分量压在腿上会使腿部静脉负担增加,可能会造成腿部静脉回流不畅,使静脉扩张加重。

3. 长期从事重体力劳动和站立工作者,建议穿弹力袜套。避免提超过约10kg的重物。

4. 妇女经期和孕期等特殊时期要给腿部特殊的关照,多休息,要经常按摩腿部,帮助血液循环,避免静脉曲张。

5. 戒烟,因吸烟能使血液黏滞度改变,血液变黏稠,易淤积。口服避孕药也有类似作用,应尽量少服用。

6. 抬高腿部和穿弹力袜,应养成每日数次躺下将腿抬高过于心脏的姿势,如此可促进腿部静脉循环。抬高双腿使体位改变,帮助静脉血液回流。弹力袜要选择弹性较高的医用袜,在每日离床前,将双腿举高慢慢套入。弹力袜的压力能改善且预防下肢静脉曲张。

7. 每天坚持一定时间的行走,行走可以发挥小腿肌肉的"肌泵"作用,防止血液倒流的压力。应养成每日穿弹力袜运动腿部1小时的习惯,如散步、快走、骑脚踏车、跑步等,适量运动可以促进下肢静脉血回流。

【健康宣教】

对于腿部的"青筋",可以做一些简单的小活动,舒缓静脉曲张,阻止病程恶化。

1. 锻炼小腿肌肉　小腿肌肉是一个辅助血泵,帮助静脉把血液泵回心脏,可减慢静脉曲张恶化。当小腿长期缺乏运动,便失去了这个功能。骑脚踏车、步行和游泳都有助于强化小腿肌肉。

2. 生活上缓解下肢静脉曲张

(1)每晚睡觉前,要养成用热水洗脚的习惯,并自我检查小腿是否有肿胀情形。忌用冷水洗脚。用热水洗脚能消除疲劳,有利于睡眠,更能活血化瘀。但不可使用40℃以上的热水长时间泡脚。保持脚及腿部清洁,并避免受外伤造成皮肤破溃。

(2)经常游泳可使机体压力得到减轻,而水的压力则有助于增强血管弹性。常进行腿部按摩,两手分别放在小腿两侧,由踝部向膝关节揉搓小腿肌肉,帮助静脉血回流。

(3)饮食宜清淡而富有营养,多吃新鲜蔬菜、水果等,可选食山楂、油菜、赤豆等活血之品,还可选食牛肉、羊肉、鸡肉等温性食物,以温通经络。

(4)每晚睡前,将腿垫高约6cm并保持最舒适的姿势,即可促进双足血液流动,舒缓静脉的压力,但不要因此而让腿部僵直,适得其反。

（5）坚持穿循序减压弹力袜，并每日早起下床前即穿上弹力袜，因腿部肿胀，通常于下床后站立几分钟就会发生。注意弹力袜的弹性功能是否改变，当失去弹性时应立即更换。

3．老年人腿足保健七法

（1）足浴：用热水泡脚，特别是生姜或辣椒煮水泡脚，使腿部的静脉血液及时向右心回流，有利于减轻腿部的静脉淤血，防治下肢静脉曲张。另外，临睡前用热水泡脚，有助于安神除烦，进入深度睡眠。

（2）按摩脚：洗脚后，双手搓热，轻揉搓相关部位或穴位，全脚按摩，也可局部按摩，多按摩涌泉穴（足心）或太冲穴（一、二足趾关节后）或太溪穴（内踝高点与跟腱之间凹陷中）。对头晕、失眠、厌食、面色晦暗、疲劳、高血压、便秘等有防治作用。

（3）高抬脚：每天将双脚翘起2～3次，平或高于心脏，此时脚、腿部血液循环旺盛，下肢血液流回肺和心脏的速度加快，得到充分循环，头部可得到充足而新鲜的血液和氧，同时对脚部穴位、反射区也是一个良性刺激。

（4）搓揉腿肚：以双手掌紧夹一侧小腿肚，边转动边搓揉，每侧揉动20次左右，然后以同法揉动另一只腿，能增强腿力。

（5）扳足：取坐位，两腿伸直，低头，身体向前弯，以两手扳足趾和足踝关节各20～30次，能锻炼脚力，防止腿足软弱无力。

（6）扭膝：两足平行靠拢，屈膝微向下蹲，双手放在膝盖上，膝部前后左右呈圆圈转动，先向左转，再向右转，各20次左右。可治下肢乏力、膝关节疼痛。

（7）甩腿：一手扶物或扶墙，先向前甩动小腿，使腿尖前向上翘起，然后向后甩动，使脚尖用力向后，脚面绷直，腿亦尽量伸直。在甩腿时，上身正直，两腿交换各甩数十次。此法可预防半身不遂、下肢萎缩无力及腿麻、小腿抽筋等。

【护理评估】

1．健康史　是否存在长期站立工作、重体力劳动、慢性咳嗽、便秘等诱发因素。

2．身体状况　明确下肢瓣膜功能及深静脉通畅情况。注意局部皮肤损伤情况及病人自理能力。

3．心理状况　病人常担心工作生活受影响，害怕局部皮肤恶变。

【常见护理诊断／问题】

1．知识缺乏：与缺乏功能锻炼及低糖、低脂饮食相关知识，与病人文化水平及生活环境有关。

2．疼痛　与静脉回流受阻有关。

3．皮肤完整性受损　与皮肤营养障碍、慢性溃疡有关。

4．活动无耐力　与下肢静脉回流障碍有关。

5．潜在并发症：深静脉血栓形成、潜在静脉出血的危险、小腿曲张破裂出血所致。

【护理目标】

1．病人了解关于下肢静脉曲张的相关知识及患肢功能锻炼。

2．疼痛减轻或消失。

3．创面无继发感染，逐渐愈合。

4．病人活动耐力逐渐增加。

5．病人并发症能得到预防、及时发现并处理。

【护理措施】

1. 知识缺乏

（1）向病人讲解疾病相关知识及预防措施。

（2）告知病人监测血糖的重要性及低糖、低脂饮食内容。

（3）教会病人足背伸屈运动。

2. 疼痛

（1）向病人讲解疼痛的原因，帮助其放松，避免情绪紧张。

（2）密切观察病人对疼痛的反应，给予支持与安慰。

（3）抬高患肢，指导病人正确功能锻炼的方法，以免加重疼痛。

（4）可以使用疼痛评估表，对病人进行有效评估。

3. 皮肤完整性受损

（1）术前适当休息，抬高患肢。

（2）加强皮肤准备，溃疡处换药，使之尽快愈合。

4. 活动无耐力

（1）促进下肢静脉回流，改善活动能力。

（2）穿弹力袜或绑弹力绷带，自上而下、松紧适度。

（3）术后弹力绷带包扎，抬高患肢，早期活动，先做足背伸屈活动，24～48 小时后鼓励病人下地行走，以促进静脉回流。

5. 潜在并发症

（1）合理控制饮食：清淡、少糖、富含粗纤维饮食。

（2）适量运动，正确下肢功能锻炼。

（3）监测病人生命体征，患肢皮温、皮色正常。

【护理评价】

1. 病人是否掌握静脉曲张相关知识及能采取有效措施预防。

2. 病人患肢不适感是否缓解。

3. 病人是否发生小腿慢性溃疡或溃疡是否得到有效处理并愈合。

4. 病人活动耐力是否增加，增加活动量后有无不适感。

5 并发症是否得到有效预防、及时发现与处理。

【健康指导】

1. 避免站立过久或长时间行走，宜卧床休息，将患肢抬高略超过心脏水平，以促进血液回流，减轻下肢静脉内压力。

2. 指导病人养成良好的排便习惯。习惯性便秘者，睡前饮白开水一杯或口服轻泻剂，避免长期长时间蹲位。

3. 告诉病人患肢穿弹力袜或使用弹力绷带，使曲张静脉处于萎瘪状态，减轻患肢症状。

4. 每天用温水泡洗患肢 1～2 次，擦干后涂护肢脂保护。

【典型病例】

一般资料：病人，男，52 岁，教师。

主诉：右下肢皮肤蚯蚓样隆起伴酸胀 15 年余。病史：病人 15 年前发现右下肢皮肤蚯蚓状隆起，站立时明显。无胸闷气短等，当时未行诊治。15 年来症状逐渐加重，下肢静脉曲张逐渐明显，伴右下肢酸胀，以小腿较重，无皮肤脱屑、溃烂及皮温改变，足靴处色素沉着，活动无障碍，无畏寒发热。患病以来精神尚可，体重无明显减轻。患高血压15年，血压最高162/110mmHg，目前长期服用降压药物，血压可控制，暂无并发症。入院护理查体示：体温36.6℃，脉搏83次/分，呼吸17次/分，血压130/72mmHg，神清，右小腿可见下肢静脉曲张，迂曲成团，足靴处色素沉着，皮温正常，下肢肿胀，无活动障碍。下肢静脉造影示：右下肢静脉曲张。右下肢 Trendelenburg 试验（+），Perthes 试验（−），Pratt 试验（−）。右下肢侧股动脉、胫后动脉、足背动脉可及，趾端血运可。

1. 病人静脉曲张的危险因素是什么？

2. 病人有哪些主要的护理措施？

3. 简要给出健康指导。

第十一章

下肢深静脉血栓形成

下肢深静脉血栓形成（deep venous thrombosis）是指血液在下肢深静脉血管腔内不正常凝结，由液体转化为固体，阻塞静脉腔，以致静脉回流障碍，静脉血管壁呈现炎性改变，导致患肢明显肿胀疼痛，浅静脉扩张及患肢皮温及体温均升高。如果未及时治疗，可导致肺栓塞及因血栓形成后综合征，影响正常生活和工作能力，甚至致残。

【病因】

静脉血管壁损伤、血流缓慢及血液高凝状态是导致深静脉血栓形成的三大因素。其中血液高凝状态为最重要的因素，静脉损伤时可因内皮脱落及内膜下层胶原裸露，或因静脉内皮及其功能损害，而引起生物活性物质释放启动内源性凝血系统，静脉壁电荷改变，血小板聚集形成血栓，血流缓慢，主要见于久病卧床、久坐不动、手术以及肢体制动状态的病人。

血液高凝状态主要见于：妊娠、产后、术后、创伤、肿瘤以及长期服用避孕药等情况。使血小板计数增高，凝血因子含量增加，导致血管内异常凝结形成血栓。

危险因素：年老、长期卧床、近期施行较大手术（尤其是下肢、盆腔等手术时的长时间仰卧、长时间截石位、长时间肢体制动、长时间坐位）、脑卒中、恶性肿瘤、骨折、肢体制动、妊娠、产褥期、各种慢性病、静脉曲张、肥胖、真性红细胞增多症、脓毒血症、口服避孕药、长时间乘坐飞机、火车、汽车等。抗凝血酶、蛋白C和蛋白S的缺乏，以及凝血因子V基因Leiden突变导致的抗活化蛋白C现象所致的遗传性促血栓因子。高半胱氨酸血症、某些维生素类如B_{12}、B_6或叶酸的缺乏。此外，纤溶系统异常、纤维蛋白原缺乏，因子Ⅱ突变和因子Ⅷ水平的增高也是血栓形成的潜在原因。

Virchow提出静脉血栓形成的3个相关因素，至今仍被各国学者所公认。完整的血管内膜是血小板聚集的生理屏障，一旦静脉壁受到损伤，释放促凝物质，使血小板聚集，在此基础上导致血栓形成。内膜损伤又可释放凝血因子Ⅲ及其他组织因子，启动外源性凝血系统，凝血酶原被激活，继而血小板和纤维蛋白以及各种血细胞共同形成血栓。任何原因对下肢深静脉的热损伤（如手术中局部渗血，用热盐水纱布的加压）、机械性损伤（如术中的牵拉、压迫）、感染性损失（如术后深静脉旁的软组织感染）都会造成静脉内膜的损伤。临床上常见的术中静脉损伤，挤压、静脉注射刺激性药物如高渗性液体、某些抗癌药、抗生素等，在同一静脉处反复穿刺，静脉内留置导管、静脉置管的各种有创性操作等，这些情况能引起静脉收缩和内膜损伤，导致管壁内弹力板断裂而使血小板和纤维蛋白沉积，并网罗各种血细胞而形成血栓。75%是因为慢性病如脑卒中、恶性肿瘤、心肌梗死、慢性呼吸系统疾病、肺部感染者，其肢体活动减少，血流缓慢是主要因素。近年来研究表明，乘坐汽车、火车、飞机等旅行持续在6小时，尤其是较长时间睡觉者，由于下肢静脉血液的滞缓，使静脉血栓性疾病增加 5 倍左右。恶性肿瘤、外伤或麻醉、手术、卒中等使局部凝血酶聚集，纤维蛋白活性下降，将病人推向血液高凝状态，继而发生血栓形成。髋关节置换术的老年病人，术前运动量已明显减少，甚至卧床，加之心肺功能下降，使下肢血流处于相对滞缓状态，在接受人工关节置换时还会因制动、麻醉、止血带的作用，对深静脉造成挤压，进一步加重血液淤滞，从而导致深静脉血栓形成。胸部、腹部、盆腔、下肢等较大手术应激状态可释放大量组织因子、凝血酶原，使血液凝固增加，手术造成的失血、脱水也可导致血液浓缩。同时病人的自身因素如高龄、肥胖、吸烟、糖尿病、心功能不全等，可促使病人进入高凝状态。

【病理生理】

典型的静脉血栓包括：头部为白血栓，颈部为混合型血栓，尾部为红血栓，血栓形成后可向主干静脉的近端和远端滋长蔓延，然后在纤溶酶的作用下血栓可溶解消散，然而血栓形成后常引起静脉壁及静脉周围组织的炎症反应，造成血栓与静脉壁粘连并逐渐纤维机化，最终形成边缘毛糙，管径粗细不一的再通静脉，同时因静脉瓣膜被破坏，造成继发下肢深静脉瓣膜功能不全，也就是深静脉血栓形成后综合征。下肢 DVT 分 3 类：周围型、中央型和混合型。

1. 周围型　又称为小腿肌肉静脉丛血栓形成，因血栓形成后血栓局限，多数病人症状减轻，多数经过治疗可自溶，少数未治疗或治疗不当者，可向大腿发展成为混合型。临床主要表现为小腿疼痛和轻度肿胀、活动受限，体征为足背屈曲时牵拉腓肠肌引起疼痛（Homans 征阳性）以及腓肠肌压痛（Neuhof 征阳性）。

2. 中央型　又称为髂股静脉血栓形成，表现为臀部以下肿胀，下肢、腹股沟及患侧腹壁浅静脉怒张，皮温升高，深静脉走向有压痛，血栓向上可延伸至下腔静脉，向下可至整个下肢深静脉，形成混合型，一旦血栓脱落可致肺栓塞，危及病人生命。

3. 混合型　即全下肢深静脉及肌肉静脉丛内均有血栓形成，可由周围型发展而来，开始症状轻未注意，以后逐渐肿胀，平面逐渐上升，直达全下肢水肿才被发现。

4. 股青肿　混合型下肢 DVT 广泛累及肌肉内静脉丛，由于髂股静脉以及侧支全部被血栓堵塞，下肢高度水肿，因淤血严重，临床表现为疼痛剧烈，患肢皮肤呈暗紫色，称之为疼痛性股青肿，经常伴有动脉痉挛，下肢动脉搏动消失，皮温降低以致发生高度循环障碍。

5. 股白肿　当下肢深静脉发生急性栓塞时，下肢水肿在数小时内可达到最高程度，肿胀呈凹性高张力状态，当合并感染刺激动脉引起持续痉挛，可见全肢体的肿胀，皮肤苍白及皮下网状小静脉扩张，称之为疼痛性股白肿。

虽然股青肿及股白肿较少见，是下肢 DVT 的特殊类型，更是紧急情况，需要紧急施行手术取栓，以保患肢。

【临床表现】

下肢深静脉血栓形成是最常见的，根据血栓发生的部位，病程不同而有不同的临床表现。

1. 中央型　发生在髂 - 股静脉的血栓，左侧多于右侧，起病急骤，全下肢肿胀明显，患侧髂窝，股三角区有疼痛和压痛，浅静脉扩张，皮温及体温均升高（图 11-1，图 11-2）。

2. 周围型　包括股静脉和小腿深静脉血栓形成，前者由于髂 - 股静脉通畅，主要特征为大腿肿痛而下肢肿胀并不严重，后者的临床特点是突然出现小腿剧痛，患足不能着地踏平，行走时症状明显加重，小腿肿胀且有深压痛，做踝关节过度背屈试验时小腿剧痛（Homans 征阳性）。

3. 混合型　全下肢深静脉血栓形成，主要表现为全下肢明显肿胀、剧痛，股白肿，股三角区、腘窝、小腿肌层可有压痛,任何形式的活动均可使疼痛加重,若病情进一步发展,肢体极度肿胀,压迫下肢动脉以及出现痉挛,从而导致下肢动脉血供障碍,足背和胫后动脉搏动消失,进而小腿和足背出现水疱,皮肤温度明显降低继而呈青紫色(股青肿),若处理不及时,即可发生静脉性坏疽。

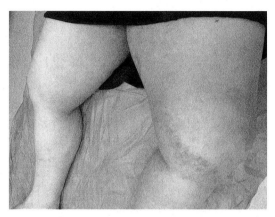
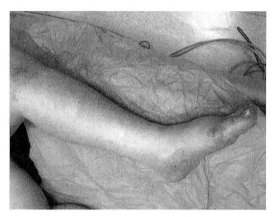

图 11-1 下肢深静脉血栓形成 1 　　　　　　图 11-2 下肢深静脉血栓形成 2

【辅助检查】

1. 超声多普勒检查　在临床中为首选的检查方法,它的优势在于无放射性,携带方便,无创伤及费用低,通过检测静脉最大流出率来判断下肢主干静脉是否有阻塞,彩色多普勒超声可显示静脉腔内强回声,静脉不能压缩或者无血流通过等血栓形成的现象。

2. 下肢静脉顺行造影　可显示下肢静脉的形态,直接反映有无血栓存在,以及血栓的形态、位置、范围和侧支循环形成的情况。

3. 放射性核素检查　新鲜血栓对 ^{125} 碘(凝血)因子 I 的摄取量大于等量血液的摄取量,若摄取量超过正常 5 倍,即表示早期血栓形成,是一种无损伤的检查方法。

4. 血液检查　血液 D- 二聚体在临床上有一定的实用价值,它是纤维蛋白复合物在溶解时产生的降解产物,下肢深静脉血栓形成时纤溶系统被激活,血液 D- 二聚体浓度上升。

【诊断要点】

患肢突然肿胀、疼痛,浅静脉扩张,患肢皮肤温度升高,彩色多普勒超声检查提示,(股总静脉、下肢股浅静脉、腘静脉及胫后静脉)下肢血栓所在位置,病人 D- 二聚体升高,即可诊断为下肢深静脉血栓。

【鉴别诊断】

1. 下肢血肿　多表现为局部肿胀,皮下淤血斑,软组织彩色多普勒超声可鉴别。

2. 淋巴水肿　多见于淋巴损伤,淋巴系统肿瘤,多呈"象皮肿",淋巴造影可鉴别。

3. 心衰、低蛋白引起的下肢水肿　多表现为双下肢肿胀,呈凹陷性水肿,心脏彩色多普勒超声及血化验可鉴别。

4. 腓肠肌撕裂或者其他骨骼肌损伤　此种损伤后的症状、体征与周围型下肢 DVT 相似,与下肢受外伤有关,病人多数在外伤或者剧烈活动后发病,如忽略外伤或剧烈活动史,常被误诊为下肢 DVT。

5. 全身性疾病　下肢水肿可以由不同系统的疾病引起,如充血性心力衰竭、慢性肾功能不全、贫血、盆腔恶性肿瘤等,这些疾病引起的下肢水肿为双侧的、对称的,无浅静脉怒张,无皮肤颜色变化。

【治疗要点】

治疗方法可分为非手术治疗和手术取栓两类。

1. 非手术治疗 包括一般处理、祛聚、溶栓和抗凝疗法。

(1)一般处理:卧床休息,抬高患肢,以减轻肢体肿胀,可适当给予利尿药,离床活动时应穿医用弹力袜或弹力绷带。

(2)祛聚疗法:如拜阿司匹林、双嘧达莫(潘生丁)、右旋糖酐、复方右旋糖酐40注射液(绅水清)等能扩充血容量,降低血液黏稠度,有效防止血小板聚集。

(3)溶栓疗法:病程不超过72小时的病人,常用溶栓药物有尿激酶,链激酶等,能够激活血浆中的纤溶酶原转化为纤溶酶,溶解血栓。双下肢深静脉血栓的导管溶栓治疗,从安全性、时效性、综合性和长期性等方面入手。溶栓疗法关键是抓住时机,溶栓越早效果越好,无禁忌证时尽早开始溶栓疗法,能够促进体内纤溶酶活化,造成血栓内部崩解和表面溶解。

1)安全性:对长段急性血栓介入治疗,植入滤器可有效预防肺动脉栓塞,采用经溶栓导管药物溶栓,可显著降低抗凝剂和溶栓剂的用量,减少内脏出血的并发症。

2)时效性:急性DVT明确诊断后,应尽早做导管溶栓治疗,以达到缩短病程,提高血管管腔完全再通的概率,避免或者减少静脉瓣膜粘连,降低瓣膜功能不全,血栓再次复发的发生率,尽量阻止病程进入慢性期和后遗症期。

3)综合性:对DVT采用导管抽吸,机械吸栓等介入性血栓清除术,对伴有髂静脉受压综合征或伴有静脉闭塞的DVT病人结合使用PTA和支架植入术,以达到迅速恢复血流,增高介入治疗的效果。

4)长期性:在溶栓导管溶栓后,宜继续抗凝6个月以上,定期随诊、复查以避免或减少DVT的复发。

5)导管溶栓的适应证:①急性DVT;②亚急性DVT;③DVT慢性期或后遗症期急性发作。

6)禁忌证:①3个月以内的脑出血和手术史,1个月内有消化道以及其他内脏出血和手术史者;②患肢有较重的感染;③急性髂股静脉或者全下肢DVT,血管腔内还有大量游离血栓而未进行下腔静脉滤器置入术的病人;④难治性高血压病人;⑤75岁以上的病人慎重选择溶栓。

7)溶栓途径:①顺行溶栓:经病人腘静脉穿刺处置管,经患肢股静脉置管,经患肢小隐静脉切开置管。②逆行溶栓:经健侧股静脉插管至患侧髂股静脉,保留溶栓导管溶栓;经颈内静脉插管至髂股静脉,保留溶栓导管进行溶栓。溶栓药主要为肝素和尿激酶,溶栓时间不超过7日。

8)术后处理:①静脉内保留溶栓导管溶栓2~3天,病人出现轻度发热,这种情况通常不需特殊处理,必要时可在无菌条件下更换导管;②一般术后1、3、6、12个月复查,彩超复查以观察通畅情况。

9)并发症的防治:①出血和溶血:抗凝过程中,应密切观察病人皮下、黏膜以及内脏出血现象,如病人出现神经系统症状,应首先考虑脑出血的可能,立即停用抗凝溶栓药物并行头颅CT检查,明确诊断如果有出血,可加用止血药物;对出血量大的病人,可行穿刺引流术或者手术减压和血肿清除术。②残留血栓和血栓复发:溶栓治疗中血栓复发与基础病变造成的血液高凝状态，治疗不彻底以及治疗中静脉内膜损伤有关，在溶栓过程中应同时注入肝素抗凝，皮下注射低分子量肝素，保留导管 3～7 天。③肺栓塞：在溶栓过程中如果病人出现呼吸困难、发绀、胸闷、咳嗽或咯血、动脉血氧饱和度降低等症状，应考虑肺栓塞，在溶血前，对下腔静脉、髂股静脉内存在新鲜血栓或者漂浮血栓的病人，植入下腔静脉滤器阻挡脱落血栓是预防肺栓塞的最有效的办法。年龄较轻者，术后可视情况取出滤器。

10）疗效评价：DVT 的导管溶栓治疗在出院前，出院后 6 个月、1 年、3 年进行疗效评价，分为 4 级，评级优、良、中者为治疗有效。①优：患肢周径、张力、活动度均基本正常，治疗后周径差 <1.0cm，造影显示血流全部恢复或者基本恢复，异常侧支血管不显示，对比剂不滞留，管壁比较光滑。②良：患肢周径、张力、活动度接近正常，周径差在 1.0～1.5cm，造影显示血流大部分恢复，有少量侧支血管建立，对比剂并无明显滞留，管壁光滑。③中：患肢周径、张力、活动度较明显改善，造影显示血流部分恢复，有较多侧支血管建立，对比剂轻度滞留，管壁欠光滑。④差：患肢周径、张力、活动无明显改善，周径差 >2.0cm，造影显示血流未恢复，有大量侧支血管建立，对比剂明显滞留，管壁不光滑。

（4）抗凝疗法：用于范围较小的血栓，常用药物为普通肝素或低分子量肝素静脉或皮下注射，通过降低机体血凝功能预防血栓的繁衍和再生，以促进血栓消融，达到低凝状态后口服华法林（维生素 K 拮抗剂 3～6 个月）。

1）肝素的抗凝机制：肝素为常用抗凝药，具有作用快、持续时间短、可随时调整剂量、体内或体外均有抗凝作用等特点。肝素主要通过抑制凝血因子的活性，可直接灭活凝血酶，可通过抑制凝血酶对因子Ⅷ的激活，从而阻止可溶性纤维蛋白多聚体转变为不溶性纤维蛋白，可刺激血管内皮细胞释放血浆素原活化素，以促进纤溶活性，肝素治疗时间一般是 7～10 天，这为血栓与静脉壁粘连并稳定所需要的时间。肝素只采用静脉、皮下或肌内注射途径给药，静脉注射后立即生效，迅速达到高峰，继而作用逐渐降低，在体内半衰期为 60 分钟，3～4 小时作用消失。约 50% 被肝脏降解、经肾脏排泄，肝功能不全的病人，肝素在体内储积时间延长，严重肝、肾功能不全的病人不应该使用此药品。为安全起见，使用肝素时应经常进行实验室监测，根据监测指标随时调整药物剂量，使肝素在血液中保持有效浓度，避免因为用量过大而出血。

2）长效抗凝剂：与肝素不同，它在体内有效，体外无效，给药后需要 12～24 小时后方起效，24～72 小时达到有效浓度，即便是静脉注射给药，也不能加快其作用，停药后仍可维持 2～7 天。现用的长效抗凝剂均为口服药物，如华法林、利伐沙班。

抗凝机制为维生素 K 参与肝内凝血酶原及凝血因子的合成，而长效抗凝药物为维生素 K 的拮抗剂，通过抑制依赖性维生素 K 等物质形成凝血酶原和某些凝血因子的合成，因而影响凝血过程，起到抗凝作用。服用长期抗凝剂需经一定时间后才起效，其抑制作用是可逆的，给予维生素 K 后即可逆转。

2. 手术治疗　目前对于下肢深静脉血栓的病人一般不做手术取栓治疗，因为对血管内膜的破坏可导致进一步的血栓形成；对于髂股静脉广泛血栓形成，病情继续加重或已出现股青肿者，施行取栓术挽救肢体。近年来，随着血管腔内微创介入治疗技术的不断发展，对于中央型和混合型的血栓形成，可在数字减影血管造影（DSA）下行腔静脉滤器植入术，将滤器放置到位于肾静脉平面以下，平第 2、3 腰椎之间水平，并将专用的溶栓导管通过深静脉穿刺后鞘管建立的静脉通道置入血栓内，通过带有多侧孔的溶栓导管将溶栓药物持续推注到血栓中，与血栓充分接触后直接溶栓。

【护理评估】

1. 术前评估　血栓形成的诱因，局部和全身症状以及既往史。

（1）健康史

1）一般情况：包括病人的年龄、性别、婚姻、职业及饮食。

2）血栓形成的诱因：近期有无外伤、手术、分娩、感染。

3）既往史：是否长期服用避孕药、卧床、肢体固定、久坐不起，有无肿瘤，吸烟史。

（2）身体状况

1）局部：评估患肢疼痛的部位、时间，有无肿胀，患肢感觉情况，评估患肢肿胀及下肢浅静脉扩张的程度，远端动脉搏动情况，皮温，皮色及感觉等。

2）全身：评估病人有无头痛、头胀等其他症状，溶栓及抗凝治疗期间是否有出血倾向，如皮下出血点，牙龈出血，鼻出血，穿刺点以及伤口有无渗血，是否有血尿或黑便等。

3）辅助检查：通过多普勒超声检查，静脉造影，血液 D- 二聚体检查，了解深静脉血栓形成的部位、范围，尿或粪便潜血阳性等。

2. 术后评估　①手术治疗效果评价：患肢远端皮肤颜色、色泽、温度、感觉、肿胀以及足背动脉搏动情况；②局部伤口情况：穿刺处敷料清洁干燥，有无渗血、红肿，有无皮下血肿、管道滑脱或移位，有无出血倾向。

【常见护理诊断 / 问题】

1. 疼痛　与深静脉内血液淤滞回流障碍，动脉痉挛，或手术创伤有关。

2. 生活自理缺陷　与患肢明显肿胀，感觉迟钝，绝对卧床休息有关。

3. 皮肤完整性受损的危险　与卧床休息活动受限以及患侧肢体肿胀、皮肤张力高有关。

4. 体温过高　与血栓形成对静脉壁及静脉周围组织的炎症反应有关。

5. 睡眠紊乱　与患肢疼痛肿胀及卧床活动受限有关。

6. 潜在并发症：出血，肺动脉栓塞。

【护理目标】

1. 病人自诉疼痛略有缓解或疼痛消失。

2. 绝对卧床期间，生活及生理需求得到满足。

3. 病人的并发症得到及时预防、发现及处理。

【护理措施】

1. 非手术治疗护理 / 术前护理

（1）缓解疼痛及休息

1）绝对卧床休息：急性期卧床 10～14 天，禁止热敷、按摩患肢，防止血栓脱落，在床上进行一切活动，如进食、大小便等，并要避免咳嗽、深呼吸、剧烈翻身及按摩挤压肿胀的肢体等。这些行为均可使下肢静脉血栓脱落，从而增加肺动脉栓塞的机会。

2）抬高患肢：高于心脏平面 20～30cm，可促进静脉回流并降低静脉压，减轻疼痛和水肿。

3）有效止痛：可遵医嘱给予适当有效止痛措施，口服镇痛药物，肌内注射镇痛药或术后应用镇痛泵。

4）非药物措施：分散病人注意力，如听音乐，听收音机或看报纸等。

5）药物治疗观察：非手术疗法应用溶栓、抗凝、祛聚药物，共同副作用都是出血，要严密观察病人有无出血倾向，如穿刺点青紫、尿血和黑便。

6）需要长期输液或经静脉给药者，避免在同一部位同一静脉反复穿刺。

7）戒烟：烟草中的尼古丁可刺激血管收缩，影响静脉回流。

8）重视病人主诉，观察病人站立后下肢有无色泽改变，水肿、浅静脉怒张及肌肉有无深压痛，有异常及时报告医生。

（2）饮食护理：进食低盐、低脂、低胆固醇，忌辛辣刺激食物，进食富含纤维食物，如芹菜、韭菜、蜂蜜、香蕉，保持大便通畅，以免引起腹内压增高而影响下肢静脉回流。

（3）病情观察和记录：密切观察患肢疼痛的时间、部位、程度、动脉搏动、皮肤温度、色泽和感觉情况，如有异常及时通知医生。每日测量并记录患肢不同平面的周径，注意固定测量位置，以便于比对。

（4）加强生活护理与基础护理，满足病人生理需求。

（5）心理护理：向病人讲解疾病相关知识及目前所需要的治疗及护理注意事项，取得病人配合，增强战胜疾病的信心。

2. 术后护理

（1）病情观察：观察生命体征变化，伤口敷料有无出血、渗血及全身出血倾向，观察患肢皮肤温度、色泽、感觉及动脉搏动的强弱，以判断术后血管通畅及肿胀消退情况等，同时观察病人有无头痛头胀，恶心呕吐，意识障碍等情况，如有异常及时通知医生。

（2）体位：抬高患肢高于心脏平面20～30cm，膝关节微屈，不能下床者，行足背屈伸运动及屈伸下肢各关节的运动，鼓励病人做力所能及的活动，家属协助做被动按摩下肢，在床上活动时避免动作过大。应鼓励病人早期离床活动，患肢穿弹力袜的情况下增加行走距离和锻炼下肢肌肉，以免血栓再形成并促进下肢深静脉再通及侧支循环的建立（图11-3）。

（3）观察出血倾向：用药期间注意观察病人有无出血倾向，注意观察患肢皮肤黏膜、消化道、泌尿系、鼻腔、牙龈及全身有无出血；刷牙时动作轻柔，用软毛牙刷，避免碰撞及跌倒。

（4）肺动脉栓塞观察及护理：若病人出现胸痛、呼吸困难、血压下降时，提示可能发生肺动脉栓塞，立即嘱病人平卧，避免咳嗽、深呼吸、剧烈活动，同时给予高浓度氧气（4～6L/min）吸入，立即报告医生，配合抢救。

（5）下肢深静脉血栓后综合征：经治疗后症状有好转，但每次站立或者活动后，下肢即肿胀水肿，逐渐引起下肢浅静脉曲张，小腿皮肤色素沉着、硬化甚至溃疡，经久不愈，治疗方法以非手术为主，包扎弹力绷带或穿弹力袜。

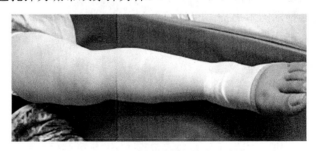

图11-3 患肢采用弹力袜治疗方法

【护理评价】

1. 病人疼痛是否得到缓解，掌握自我缓解疼痛的方法。

2. 病人绝对卧床期间，生理需要及生活需要是否得到满足。

3. 病人并发症是否得到及时预防、发现和处理，溶栓治疗期间有无出血倾向，有无因血栓脱落引起肺动脉栓塞。

【健康指导】

1. 戒烟 告知病人禁烟，防止烟草中的尼古丁刺激引起血管痉挛收缩。

2. 饮食指导 进食低盐、低脂、低胆固醇、高纤维素饮食，避免用力排便，保持大便通畅。

3. 保护患肢及静脉 指导病人正确、合理地使用弹力袜减轻症状，避免久坐久站，当患肢肿胀不适时及时卧床休息，抬高患肢高于心脏水平 20～30cm；长期静脉输液时应尽量避免在同一部位反复穿刺，以免静脉壁损伤引起深静脉血栓形成。

4. 适当活动，促进静脉回流 鼓励病人加强日常锻炼，促进静脉回流，避免膝下垫硬枕及过度屈髋，避免用紧腰带和紧身衣服以免影响静脉回流，防止血栓形成，对于长期卧床和制动的病人应适当加强床上定期翻身，做四肢的主动或被动锻炼。

5. 定期及时复诊 按医嘱服用口服药，出院 3～6 个月后门诊复查，若出现突然下肢剧烈肿胀疼痛，浅静脉曲张伴有发热等，提示下肢深静脉血栓形成的可能，应及时就诊。

【典型病例】

病人，女，75 岁，自诉 4 天前无明显诱因自觉左下肢小腿肿胀伴疼痛，疼痛呈针刺样，无明显放射痛，未在意，自觉活动及站立时，肿胀不缓解反加重，局部皮肤颜色略发亮，无溃疡及色素沉着，双下肢皮肤无红肿及皮温增高，无皮肤苍白，温度减低，无间歇性跛行，无麻木及感觉障碍，病程以来无头晕头痛，无胸闷憋气，无咳嗽咳痰，下肢肿胀已发展至大腿，门诊以"左下肢深静脉血栓形成"收入院。

（1）双下肢周径：髌上 15cm，左侧 56cm，右侧 44cm；髌下 15cm，左侧 43cm，右侧 36cm。

（2）左下肢 Homans 征（+）。

（3）既往史：病人 20 天前因胃癌根治术，术后卧床休息，活动量少。

（4）辅助检查：左下肢静脉彩色多普勒超声提示：左下肢股总静脉、股浅静脉、腘静脉及胫后静脉血栓，右下肢股静脉、髂静脉及下腔静脉未见血栓。

（5）实验室检查：D- 二聚体 16.1mmol/L。

（6）血同型半胱氨酸测定：10μmol/L。

入院当天病人在局部麻醉下行"右腹总静脉入路下行下腔静脉滤器植入术 + 左髂静脉置管溶栓术"。

1. 如何确诊病人是下肢深静脉血栓形成？

2. 病人置溶栓导管术的术后护理有哪些？

3. 应如何对病人进行健康教育？

第十二章

门静脉高压症

门静脉高压症（portal hypertension）是指门静脉的血流受阻、血液淤滞时，引起门静脉系统压力的增高。临床上表现有脾大和脾功能亢进、食管胃底静脉曲张及破裂出血、腹水等，具有这些症状的疾病称为门静脉高压症。

【解剖概要】

门静脉主干是由肠系膜上、下静脉和脾静脉汇合而成，其中约 20% 的血液来自脾。门静脉的左、右两干分别进入左、右半肝后逐渐分支，其小分支和肝动脉小分支的血流汇合于肝小叶内的肝窦（肝的毛细血管网），然后汇入肝小叶的中央静脉，再汇入小叶下静脉、肝静脉，最后汇入下腔静脉。

门静脉系与腔静脉系之间存在有 4 个交通支。

1. 胃底、食管下段交通支　门静脉血流经胃冠状静脉、胃短静脉，通过食管胃底静脉与奇静脉、半奇静脉的分支吻合，流入上腔静脉。

2. 直肠下端、肛管交通支　门静脉血流经肠系膜下静脉、直肠上静脉与直肠下静脉、肛管静脉吻合，流入下腔静脉。

3. 前腹壁交通支　门静脉（左支）的血流经脐旁静脉与腹上深静脉、腹下深静脉吻合，分别流入上、下腔静脉。

4. 腹膜后交通支　在腹膜后，有许多肠系膜上、下静脉分支与下腔静脉分支相互吻合。

在这四个交通支中，最主要的是胃底、食管下段交通支。这些交通支在正常情况下都很细小，血流量都很少。

【病理生理】

门静脉无瓣膜，其压力通过流入的血量和流出阻力形成并维持。门静脉血流阻力增加，常是门静脉高压症的始动因素。按阻力增加的部位，可将门静脉高压症分为肝前、肝内和肝后 3 型。

1. 肝前型门静脉高压症的常见病因是肝外门静脉血栓形成（脐炎、腹腔内感染如急性阑尾炎和胰腺炎、创伤等）、先天性畸形（闭锁、狭窄或海绵样变等）和外在压迫（转移癌、胰腺炎等）。

2. 肝内型门静脉高压症又可分为窦前、窦后和窦型。常见的肝内窦前阻塞病因是血吸虫病。

3. 肝后型门静脉高压症的常见病因包括巴德 - 吉亚利综合征（Budd-Chiari syndrome）、缩窄性心包炎、严重右心衰竭等。

【临床表现】

脾大、脾功能亢进、呕血或黑便、腹水或非特异性全身症状（如疲乏、嗜睡、厌食）。曲张的食管、胃底静脉一旦破裂，立刻发生急性大出血，呕吐鲜红色血液。由于肝功能损害引起凝血功能障碍，又因脾功能亢进引起血小板减少，因此出血不易自止。由于大出血引起肝组织严重缺氧，容易导致肝性昏迷。

【辅助检查】

1. 实验室检查

（1）血常规：脾功能亢进时，血细胞计数减少，以白细胞计数降至 $3 \times 10^9/L$ 以下和血小板计数减少至 $(70 \sim 80) \times 10^9/L$ 或以下最为明显。

（2）肝功能检查：常反映在血浆白蛋白降低而球蛋白增高，白、球蛋白比例倒置。

（3）乙型肝炎病原免疫学检查：以了解门静脉高压症的病因。

2. 影像学检查

（1）食管吞钡X线检查：在食管为钡剂充盈时，曲张的静脉使食管轮廓呈虫蚀状改变；排空时，曲张的静脉表现为蚯蚓样或串珠状负影。

（2）腹部超声检查：可以显示腹水、肝密度及质地异常、门静脉扩张；多普勒超声可以显示血管开放情况，测定血流量，但对于肠系膜上静脉和脾静脉的诊断精确性稍差。门静脉高压症时门静脉内径≥1.3cm。

（3）内镜检查：是诊断食管静脉曲张的重要手段，可以直接观察食管、胃底部有无静脉曲张，阳性率高于上消化道钡剂检查。

（4）腹腔动脉造影的静脉或直接肝静脉造影：可以使门静脉系统和肝静脉显影，确定静脉受阻部位及侧支回流情况，还可为手术方式提供参考资料。

【诊断要点】

主要根据肝炎和血吸虫病等肝病病史和脾大、脾功能亢进、呕血或黑便、腹水等临床表现，一般诊断并不困难。体检时如能触及脾，就可能提示有门静脉高压。如有黄疸、腹水和前腹壁静脉曲张等体征，表示门静脉高压严重。如果能触到质地较硬、边缘较钝而不规整的肝，肝硬化的诊断即能成立，但有时肝硬化缩小而难以触到。还可有慢性肝病的其他征象，如蜘蛛痣、肝掌、男性乳房发育、睾丸萎缩等。

【治疗要点】

外科治疗门静脉高压症主要是针对门静脉高压症的并发症进行治疗；有效制止急性食管胃底静脉曲张破裂出血；解除或改善脾大、脾功能亢进及顽固性腹腔积液。食管胃底曲张静脉破裂出血的处理包括非手术疗法和手术疗法。

1. 非手术疗法　食管胃底曲张静脉破裂出血，尽可能采用非手术治疗。

（1）建立有效的静脉通道，扩充血容量，防治失血性休克。

（2）药物止血：首选血管收缩药或与血管扩张药硝酸酯类合用，药物治疗早期的再出血率较高，必须采取进一步的措施防止再出血。

（3）使用三腔管压迫止血：其原理是利用充气气囊分别压迫胃底和食管下段的曲张静脉，以达到止血目的。

（4）内镜治疗：经内镜将硬化剂（国内多选用鱼肝油酸钠）直接注射到曲张静脉腔内（EVS），使曲张静脉闭塞，其黏膜下组织硬化，以治疗食管静脉曲张破裂出血和预防再出血。

（5）经颈静脉肝内门体分流术（transjugular intrahepatic portosystemic shunt，TIPS）：是采

用介入放射方法,经颈静脉途径在肝内肝静脉与门静脉主要分支间建立通道,置入支架以实现门体分流,TIPS 的内支撑管的直径为 8～12 mm,TIPS 可明显降低门静脉压力,一般可降低至原来压力的 50%,能治疗急性出血和预防再出血。

2. **手术治疗** 急诊手术的适应证:①病人以往有大出血病史,或本次出血来势凶猛,出血量大,或经短期积极止血治疗仍有反复出血者,应考虑急诊手术止血。②经过严格的内科治疗 48 小时内仍不能控制出血,或短暂止血又复发出血,应积极行急诊手术止血。

【护理评估】

1. 术前评估

(1) 健康史

1) 一般状况:年龄、性别、婚姻、职业和是否长期大量饮酒史。

2) 既往史:评估有无慢性肝炎、血吸虫病、黄疸、腹水、呕血、黑便、肝性脑病等病史;发病与饮食的关系,如有无进食粗硬、刺激性食物;有无腹腔内压力骤然升高的因素,如剧烈咳嗽、呕吐等;评估病人是否常有黏膜及皮下出血,是否贫血,是否易感染。

(2) 身体状况

1) 局部状况:有无腹部膨隆、腹壁静脉曲张;肝、脾大小和质地;有无腹水,有无移动性浊音。

2) 全身状况:评估病人生命体征、意识状态、面色、皮肤色泽、尿量及颜色,判断有无出血性休克、肝性脑病先兆症状。有无黄疸、肝掌、蜘蛛痣及皮下出血点等。

3) 辅助检查:了解血常规、肝功能和影像学检查结果;了解胃镜和腹部 CT 等检查可帮助判断食管胃底静脉曲张程度及出血部位。

(3) 心理及社会支持情况

1) 了解病人对突然大量出血是否感到紧张、恐惧。

2) 病人是否因长时间、反复发病,工作及生活受到影响而感到焦虑不安和悲观失望。

3) 评估家庭成员能否提供足够的心理和经济支持。

4) 病人及家属对门脉高压症的治疗、预防再出血的知识了解程度。

2. 术后评估

(1) 手术情况:了解麻醉方法和手术类型、范围,术中出血量、补液量及引流管安置情况。

(2) 身体状况:评估病人生命体征、意识状态、血氧饱和度、尿量、肝功能等,了解有无出血、肝性脑病、感染等并发症的发生。

【常见护理问题】

1. **焦虑** 与呕吐、黑便造成神经刺激和对手术治疗效果及预后情况的担心有关。

2. **体液过多** 与低蛋白血症、血浆胶体渗透压降低、醛固酮分泌增加有关。

3. **体液不足** 与食管胃底曲张静脉破裂出血有关。

4. **营养失调** 与肝功能损害、营养摄入不足和消化吸收障碍等有关。

5. **潜在并发症**:出血、肝性脑病、感染和静脉血栓。

6. **知识缺乏**:缺乏预防上消化道出血、肝脏疾病的有关知识。

【护理目标】

1. 病人焦虑、恐惧状态缓解或减轻,积极配合治疗和护理。

2. 病人的腹水减少,体液平衡能得到维持。

3. 病人体液不足得到改善。

4.病人能主动进食富含蛋白、能量、膳食纤维等营养均衡的食物或接受营养支持治疗。

5.病人未出现出血、感染、肝性脑病、静脉血栓等并发症。

6.病人能正确叙述预防上消化道出血、肝脏疾病的有关知识。

【护理措施】

1.减轻恐惧，稳定情绪　门静脉高压症的病人，长期患有肝病，病人多有不同程度的焦虑表现，另外住院治疗时间长，对手术及预后的种种顾虑，病人会失去战胜疾病的信心。有时在并发急性大量出血时，来势凶猛、出血量大，病人常可出现恐惧的心理状态。为此，我们要针对性地做好解释和思想工作，说明术前充分准备的必要性，以稳定病人情绪，充分调动病人的主观能动性，争取病人的密切配合，以尽可能达到最佳治疗效果。面对并发急性出血的病人，护士应沉着冷静地接待，在采取各项抢救措施的同时，保持安静，避免在床边讨论病情，稳定病人情绪。

2.合理供给营养

（1）饮食指导：根据病情需要提供适当的饮食指导，并安排舒适的环境，以促进食欲，增加进食量。

（2）营养支持：除肝性昏迷病人外，可给予高糖、高维生素和高蛋白易消化饮食。进食时避免过硬、过烫、酸性、生冷、刺激性强的食物，防止食物擦破侧支血管，引起出血。脂肪吸收不佳病人，应特别补充脂溶性维生素；缺乏维生素病人，适当补充维生素；有明显低蛋白血症者，宜输入白蛋白；但若病人有肝性昏迷先兆，应暂时给予低蛋白饮食，因过多的蛋白质会引起肝性脑病，而过低的蛋白质会引起负氮平衡。严重贫血者宜输全血或红细胞。

（3）口腔护理：食欲缺乏、恶心、呕吐的病人，在饮食前应给予口腔护理，促进食欲。

3.控制或减少腹水形成

（1）注意休息，术前尽量取平卧位，以增加肝、肾血流灌注；应避免剧烈运动，适当限制病人活动，腹水轻、下肢水肿轻者在室内活动，以不疲劳为宜，时间每次宜在10分钟左右；重症病人绝对卧床休息，可适当在床上活动。

（2）注意补充营养，纠正低蛋白血症，但是忌蛋白过量。肝硬化腹水时肝脏合成、分解蛋白功能相对较弱，如蛋白量摄入过多，不仅会增加肝脏负担，而且还可在体内产生大量的氨，诱发肝性脑病，如不能及时发现、救治，可严重危害病人生命。所以，既要补充蛋白质又要防止肝性脑病，在饮食上给予易消化、易吸收的优质蛋白，并要严格掌握每日入量。另外一定要禁酒戒烟，不要滥用"护肝"药物，以免增加肝脏负担。

（3）限制液体和钠的摄入，钠的摄入量限制在500～800mg/d（氯化钠1.2～2.0g/d），少食咸肉、酱菜、罐头等钠含量高的食物。

（4）腹水严重而致呼吸困难者可给予半卧位；腹水感染者，遵医嘱用抗生素，注意观察体温变化；腹胀严重者，遵医嘱合理使用利尿药，同时记录24小时出入量，大量利尿的同时注意观察有无低钾、低钠血症的发生。护士应严密观察病人是否有烦躁、神志淡漠、嗜睡、腱反射减弱或消失、软弱无力、软瘫、肠鸣音减弱或消失、心悸、心律不齐等表现。发生症状时及时汇报医生以便下一步治疗。

（5）测量腹围和体重：每日测腹围1次，每周测体重1次。

4.预防肝性脑病的发生　为减少肠道细菌数量，避免胃肠道残血被分解产生氨，诱发肝性脑病，做到：①控制饮食，术前数日内禁食蛋白质，以碳水化合物摄入为主。②灌肠或导泻，可用生理盐水或弱酸性溶液灌肠，刺激排泄以减少肠道细菌，进而减少氨的产生。忌用肥皂水，因其为碱性，可增加对氨的吸收；口服 33% 硫酸镁导泻，以清除肠内积食、积血或含氮化合物。③抑制肠道细菌生长，可服用肠道不吸收的抗生素如新霉素或链霉素等，抑制肠道细菌。

5. 食管胃底静脉曲张破裂出血病人的护理

（1）恢复血容量，纠正电解质紊乱：迅速建立静脉通路，按出血量补充液体，及时备血、输血。对肝硬化者宜用新鲜血，因其含氨量低。根据实验室检查结果调节输液种类和速度，注意纠正水、电解质紊乱，及时补钾、控制钠的摄入量。对腹腔积液和水肿病人，记录出入量，并按医嘱限制钠的摄入量。对使用利尿药的病人，严密观察其水、电解质变化，避免低钾低钠现象。

（2）止血的治疗措施及护理：按时应用止血药，注意药物不良反应。冰盐水或冰盐水加血管收缩剂做胃内灌洗，灌洗至回抽液清澈。低温灌洗液可使胃黏膜血管收缩，减少血流，减低胃分泌及运动。经内镜止血，主要是将硬化剂直接注射到曲张静脉腔内，使曲张静脉闭塞，其黏膜下组织硬化，还可经内镜食管曲张静脉套扎术。内镜止血主要用于食管静脉曲张破裂出血的治疗，对胃底曲张静脉破裂出血无效。另外，应立即处理呕吐物，做好口腔护理，保持呼吸道通畅，有效地吸氧，并做好手术准备。

（3）三腔管压迫止血的护理

1）准备：此管有 3 个腔，一个腔通圆形的胃气囊，充气后压迫胃底；一个椭圆形通食管的气囊，充气后压迫食管下段；一个管通胃腔，经此管可进行吸引、冲洗和注入止血药。置管前先检查三腔管有无老化、漏气，向病人解释放置三腔管的目的、意义、方法和注意事项，以取得病人的配合；先将食管气囊和胃气囊分别注入约 150ml 和 200ml 气体，观察充盈后的气囊是否膨胀均匀、弹性良好，有无漏气，然后抽空气囊，并分别做好标记备用。

2）插管方法：将管壁涂上液状石蜡后，经病人一侧鼻孔轻轻插入，边插管边嘱病人做吞咽动作，直至插入 50～60cm，用注射器从胃管内抽到胃液后，提示管端已达胃腔，后向胃气囊内注入 150～200ml 空气，用止血钳夹闭管口，将三腔管向外提拉，感到有阻力感时，表明胃气囊已压于胃底贲门部，利用滑车装置在管端悬以 0.5kg 重物作牵引压迫。然后抽取胃液观察止血效果，若仍有出血，再向食管气囊注入 100～150ml 空气以压迫食管下端（图 12-1）。置管后，胃管接胃肠减压器或用生理盐水反复灌洗，观察胃内有无新鲜血液吸出。若无出血，同时脉搏、血压渐趋稳定，说明出血已经得到控制；反之，表明三腔管压迫止血失败。

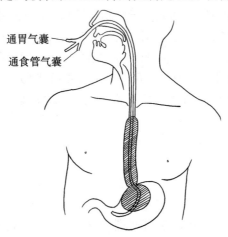

通胃气囊

通食管气囊

图 12-1　三腔管压迫止血法

3）置管后护理：①注意体位：病人应侧卧位或头部转向一侧，便于吐出唾液。②口腔护理：及时清洁，减少令病人不适的血腥气味，或减少因产生恶心而并发再出血；吸尽病人口、鼻、咽喉部分泌物，以防吸入性肺炎；滑润鼻腔，调整牵引绳，防止鼻翼及口唇部黏膜压伤。③间隔放气：病人用食管、胃气囊长时间压迫可产生堵闷、呼吸不畅等不适感，受压黏膜局部因压迫过久有可能发生糜烂和坏死，所以三腔管压迫期应每12小时放气20～30分钟，使胃黏膜局部血液循环暂时恢复，然后重新注气减轻不适，避免并发症。④生命体征监测：严密观察，注意生命体征的变化，详细记录胃肠减压引流液，判断出血是否停止，以便及时手术处理。⑤防止窒息：若气囊破裂，导管可上滑堵塞咽喉引起严重的呼吸困难，甚至窒息。因此，床边应备有剪刀，一旦有上述情况发生应立即剪断三腔气囊。⑥拔管：三腔管放置48～72小时（或止血24小时后）可考虑拔管，拔管前可先排空食管气囊，后排空胃气囊，再观察12～24小时，如确已止血，吞服液体石蜡30～50ml，将管缓慢拔出。⑦拔管后清洁口、鼻腔，嘱病人及时吐出口咽的分泌物和咳痰。⑧若气囊压迫48小时后胃管内仍有新鲜血液抽出，表明压迫止血无效，应紧急手术止血。

6. 术前准备　护理人员应协助病人做好心、肺、肝、肾等重要脏器功能的检查，尤其肝功能情况和食管胃底静脉曲张的程度，从而掌握病情，明确病人的各系统状况，判断手术耐受力，按要求做好术前或者急症手术的各项准备。

7. 术后护理

（1）一般护理：管床护士与麻醉师、手术医师做好床旁交接，了解麻醉清醒情况、术中有无特殊情况发生。严密观察生命体征及神态变化：如意识、体温、血压、脉搏、呼吸、血氧饱和度的变化，并及时记录，计24小时出入量，监测血、尿常规及肝、肾功能与凝血机制。根据病人情况间断或者持续吸氧，持续胃肠减压。术后取平卧位，次日根据情况改为半卧位，保证病人睡眠和休息。加强基础护理，协助翻身、叩背。鼓励病人早日下床活动，并做深呼吸和咳嗽。

（2）胃肠减压护理：胃的急性扩张影响呼吸及循环功能，造成呼吸循环障碍，断流术后病人易出现胃蠕动迟滞导致急性胃扩张。因此，术前放置的胃管是极其重要的，应保持胃管的通畅、持续性减压，并且负压吸引力不宜过强，以防引起消化道再出血，密切观察胃液的颜色、性质、量，一旦有大量的新鲜血液时，应考虑有再出血情况的发生，立即报告医生进行处理。

（3）引流管护理：门脉高压症病人由于肝功能受损、血小板减少以及凝血功能障碍等影响，术后腹腔引流管会有多量淡血性液体引出，有时引流的血比较浓，容易造成引流管管腔的堵塞，所以引流管除了妥善固定，防止打折、扭曲、受压、脱落外，还应该经常挤压。严密观察引流量及性质，当发现引流液呈鲜红色且每小时量超过100ml时，应及时报告医生处理。

（4）术后切口护理：术后护理人员要严密观察病人术后切口状况，观察切口有无出血、渗液，保持敷料清洁干燥。病人咳嗽时采取平卧，并轻按切口部位，减少切口张力。对于肥胖病人要严防切口脂肪液化。

8. 并发症护理

（1）术后出血

1）消化道出血：目前认为，脾切除和断流术后再出血的原因主要是断流不彻底及术后门静脉高压性胃病加剧；另外，脾静脉、门静脉血栓形成也是导致再出血的原因。病人除了表现为面色苍白、口干、心率加快、血压下降等血容量不足的一般症状外，主要表现为胃管

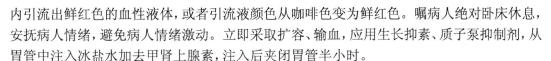

内引流出鲜红色的血性液体，或者引流液颜色从咖啡色变为鲜红色。嘱病人绝对卧床休息，安抚病人情绪，避免病人情绪激动。立即采取扩容、输血，应用生长抑素、质子泵抑制剂，从胃管中注入冰盐水加去甲肾上腺素，注入后夹闭胃管半小时。

2）腹腔内出血：是术后严重并发症，断流术后常见，多发生在术后 24～72 小时，且术后发生腹腔内大出血的概率和病人自身机体有很大关系，一般手术前病人肝功能越差则手术后出现大出血的概率越大，且出血量会越多。病人常因大出血导致肝性昏迷或弥散性血管内凝血（disseminated or diffuse intravascular coagulation，DIC），其原因主要是肝功能代偿，脾功能亢进引起凝血功能障碍，可为胰尾血管、脾蒂血管、胃短血管、胃周血管出血及膈面、脾床的创面渗血。全身症状与消化道出血相似，其他主要表现为从脾窝引流管中引出鲜红色血性液体 500ml/24h 或超过 100ml/h。护理人员应准确评估出血量、速度及全身情况，予以快速补液，扩容后输注凝血酶复合物止血，应用生长抑素降低门静脉压力。观察腹腔引流管引流的血性液体是否减少、颜色是否变淡、全身情况有无改善。若继续出血，全身状况无明显改善，应该开腹手术止血。

（2）术后发热：发热是术后常见的反应，术后发热常见于以下方面：

1）吸收热：是由于创口组织分解物的吸收引起发热，一般 38℃左右，2～3 日后恢复正常，给予物理降温等外科常规护理即可。

2）脾热：是由于术后脾窝积液未充分引流致膈下积液、反应性胸膜炎及胸腔积液引起，也与脾切除后脾蒂动、静脉残端血栓溶解吸收产热有关。表现为术后长时间发热，体温波动于 38.5℃左右，精神倦怠、乏力等。护理措施是密切观察体温变化，配合物理降温，发热前给予吲哚美辛栓塞入肛门，可有效控制体温。并遵医嘱在强力、有效抗生素的作用下，适当应用激素降温，及时送检血常规、细菌培养，协助腹部 B 超、X 线胸片等复查，以证实有无感染病灶。保持皮肤清洁、干燥，并及时补充水和电解质，维持水和电解质平衡。

3）术后感染：与肝硬化失代偿期合成血浆白蛋白下降、脾功能亢进致白细胞减少有关，同时也与手术创伤刺激导致机体免疫力低下有关，主要引起呼吸道、切口、腹腔内感染及泌尿系感染。①全麻术后气道分泌物多，痰液黏稠不易咳出，病人因伤口疼痛不敢咳嗽，导致肺泡萎缩致肺不张，继发肺部感染。因此在护理工作中，应早期协助病人做轻微的床上活动，如病情允许尽早鼓励下床活动，早期活动可加速全身血液循环，增加机体需氧量，刺激呼吸活动的增强，增强其抵抗疾病能力，减少肺部并发症的发生。还应教会和鼓励病人做有效咳痰，切口疼痛者应提前使用止痛药，拍背时动作轻柔，减少疼痛刺激。加强口腔护理，及时清除口腔分泌物，根据痰液状况掌握雾化吸入次数，雾化过程中注意控制流量，以免长时间湿度过大加重肺水肿。②术后注意观察切口敷料是否渗血，特别是大量腹水、水肿的病人，换药时遵守无菌原则，避免交叉感染，已发生切口感染病人应及时换药、通畅引流，及时抗感染和纠正低蛋白血症。③腹腔感染常见于左膈下，与脾窝积血、引流不畅、胰尾损伤坏死等因素有关。护理要点强调术后早期半卧位、保持引流通畅、下床活动时引流管低于切口平面且勿将引流液倒流入体内。④门静脉高压症术后泌尿系感染病人，需要做好尿道口的护理，采用碘溶液或生理盐水进行清洗。充分固定尿管，防止使用过程中发生脱落、打折、受压，同时也防止牵扯滑动从而使细菌入侵膀胱。

（3）肝性昏迷：手术和麻醉均可影响肝脏功能，尤其是分流手术后，至少一部分门静脉血不经过肝脏而直接进入腔静脉，肝血流动力学改变，肠道所产生的氨等有害物质直接进入体循环。在护理过程中要注意有无肝性昏迷的征象：如行为改变、嗜睡、冷淡、神志恍惚、谵妄、扑翼样震颤、肝性口臭等。若发现应立即报告医生。处理的措施有：①限制牛奶、鸡蛋的摄入，采用低蛋白、糖类为主的食物、且应少量多餐；②限制输入水解蛋白、库存血；③减少客人来访，注意安全，定期呼唤并观察意识的改变；④使用缓泻剂灌肠和口服乳果糖以促使氨气排泄，合理使用抗生素，防止感染。协助医生祛除发病因素，并注意避免诱发因素，包括：避免使用镇静催眠药、麻醉药等；避免快速利尿和大量放腹水，及时处理严重的呕吐和腹泻，防止循环血量减少、蛋白质丢失及水电解质平衡紊乱，加重对肝脏的损害；禁止大量输液，液体过多可引起低血钾、稀释性低血钠、脑水肿等，从而加重肝性脑病；积极预防和控制上消化道出血，出血停止后也应灌肠和导泻，以清除肠道内积血，减少氨的吸收。

（4）急性肾衰竭：肝硬化失偿期病人多表现为腹水、水肿、少尿及肾功能减退。主要与长期肝功能减退后肝脏代谢、解毒能力下降，体内毒素累积对肾脏的刺激有关，也因肝脏对体内激素的灭活性下降，血中醛固酮增加，促使继发性抗利尿激素升高，引起肾脏滤过率下降，从而加重了对肾脏的损害。术后护理过程中，要密切观察血容量是否充足，特别注意观察病人肾功能及尿量改变。术后在保证补足液体量的同时应用利尿药，并控制液体量及钠盐的补给。根据血电解质检验结果，必要时给予低盐饮食，准确记录 24 小时尿量，及时纠正水、电解质平衡，尤其注意防止低钾血症。出现尿量减少时，要及时留取血液、尿液标本，做血尿素氮、肌酐、电解质测定。

（5）血栓形成：门脉高压症术后门静脉血栓形成原因复杂，有学者认为与肝硬化失代偿期对激素灭活水平下降，血中雌激素升高，血液黏稠度增高有关；也与脾切除后对血小板的吞噬减少，血小板升高有关。肠系膜或下肢深静脉血栓形成主要表现为突然剧烈腹痛、腹胀、恶心、呕吐、肛门停止排便排气，或下肢肿胀、疼痛。可尽早行彩色 B 超、CT、血管造影等检查确诊。术后护理应鼓励病人尽早活动下肢，防止血栓形成，动态监测血小板计数，及时使用抑制血小板药物。

9. TIPS 术中及术后护理

（1）术中护理

1）向病人介绍血管介入室环境：血管介入室配有许多电子设备、仪器，以及各种抢救设备及工作人员穿手术衣、防护铅衣，戴铅围脖、铅眼镜。为此医护人员应热情、和蔼地接待病人，并介绍医护人员情况和各种仪器等，使病人熟悉并接受血管介入室。

2）对病人进行心理安慰：医护人员应主动向病人介绍手术进程，让病人心中有数，并安慰鼓励病人，增强病人的自信心，提高其耐受力，使其积极配合手术实施。术中在进行门静脉穿刺和肝实质内通道扩张时病人会出现较剧烈的疼痛，护士应采取不同的交流方式，热情与病人交谈，如轻握病人的手，分散病人的注意力；必要时经静脉注入哌替啶 50～100mg，以减轻疼痛，缓解心理压力和紧张情绪。

3）密切观察病情变化：术中密切观察病情变化，及时正确处理异常情况，对手术成功非常重要。病人被送到血管介入室后，护士应立即连接好各种监护仪，严密观察血压、心率、呼吸、血氧饱和度的变化，并做好记录，建立静脉通道；将备好的抢救药物、仪器再次检查以备急用。

（2）术后护理

1）术后严密观察病人病情变化，并作好记录。对术中行间接门脉造影的病人，术后平卧 24 小时，穿刺处用弹力绷带包扎固定 24 小时，观察穿刺部位局部有无渗血、肿胀，以及皮肤颜色、肢体温度、痛觉、末梢循环等有无改变，如有异常应报告医生及时处理。

2）在饮食方面，术后第1天嘱病人多饮水，促进造影剂排出。及时指导病人进食，术后1周给予清淡、易消化的流质饮食，以低盐、低蛋白为宜，忌粗糙、过于辛辣食物，禁烟酒，避免受凉感冒。

3）术后应用抗凝剂。TIPS病人术后为保持人工通道的通畅，预防分流道内血栓形成，抗凝剂治疗是非常重要的。术后连续3天使用低分子量肝素钠静脉维持泵入，用药期间根据病人的出凝血时间、血小板计数及其自觉症状，护士应注意观察不良反应，严格掌握用量及静脉泵入速度。早期主要表现为出凝血时间异常、血小板计数异常、皮肤黏膜淤血、牙龈出血、穿刺部位出血等。发现异常时立即报告医生调整肝素用量，使用3天后改为口服抗凝药物。在抗凝治疗期间，向病人说明规律服用抗凝剂的重要性。

（3）术后并发症护理

1）肝性脑病的护理：肝性脑病是TIPS主要并发症，与病人的术前Child分级和分流道口径有关，术后则因支架直径、安置角度及肝脏血流动力学发生改变有关，亦可能是因为严重的急性出血导致肠内蛋白质吸收增加、感染，大量利尿等诱发。在TIPS术后，护士应严密观察病情变化，每天主动与病人交谈，并交代病人家属注意病人有无性格行为及精神状态等方面的异常改变，同时结合血氨、肝肾功能、电解质等指标对病人病情进行综合分析，以便早期发现，及时对症处理，当病人出现精神错乱、性格和行为失常、烦躁、嗜睡等症状，应采取安全保护措施，安排专人看护，加用床挡，必要时使用约束带，防止坠床等意外发生。

2）分流道狭窄和闭塞的护理：支架狭窄和闭塞是TIPS术后中远期的主要并发症。如果一旦出现狭窄和闭塞应高度重视，行动态超声监测，经B超证实支架血流受堵或支架不畅，应重新球囊扩张或置入支架。

3）出血护理：术后腹腔出血及消化道再出血是TIPS术后最严重的并发症。因此，术后应观察病人腹部情况，准确记录大便颜色、性质和量，观察有无早期出血症状，发现异常立即告知医生，给予积极对症处理和治疗。

【护理评价】

1. 病人是否情绪稳定，能配合各项诊疗和护理。

2. 病人生命体征平稳、体液平衡、尿量正常。

3. 病人的营养需要得到满足，低蛋白血症或贫血得到有效控制或改善。

4. 病人腹水减少，腹围缩小，腹胀减轻。

5. 病人术后并发症得到预防，或被及时发现和处理。

【健康指导】

1. 饮食　进食高热量、丰富维生素饮食，维持足够的能量摄入；肝功能损害较轻者，可酌情摄取优质高蛋白饮食（50～70g/d）；肝功能严重受损及分流术后病人，限制蛋白质的摄入；有腹水病人限制水和钠的摄入。少量多餐，养成规律进食习惯。进食无渣软食，避免粗糙、干硬及刺激性食物，以免诱发大出血。指导病人制订戒烟、酒计划。

2. 活动　避免劳累和过度活动，保证充分休息。一旦出现头晕、心慌、出汗等症状，应卧床休息，逐步增加活动量。

3. 避免引起腹内压增高的因素　如咳嗽、打喷嚏，用力排便，提举重物等，以免诱发曲张静脉破裂出血。

4. 保持乐观、稳定的心理状态　避免精神紧张、抑郁等不良情绪。

5. 注意自身防护　用软毛牙刷刷牙，避免牙龈出血，防止外伤。

6.定时复诊　指导病人及家属掌握出血先兆、基本观察方法和主要急救措施,列举出急救电话号码,紧急就诊的途径和方法。

【典型病例】

病人,男,56岁,自觉上腹部不适,恶心,1小时前突然呕出大量鲜血,内有少量食物残渣。既往有乙型肝炎病史。体格检查:血压 90/60mmHg,脉搏 118 次/分,一般情况较差,贫血貌,巩膜无黄染,心肺无特殊,腹平软,无压痛,肝肋下未及,脾肋下刚及,无移动性浊音。血红蛋白 70g/L,白细胞 $3.1×10^9$/L,血小板 $56×10^9$/L,胆红素 32.4mmol/L,尿常规无异常。

1.首先应考虑的诊断是什么?

2.简述该病人的发病机制。

3.此时应采取哪些护理措施?

第十三章

肠系膜静脉血栓

肠系膜静脉血栓（mesenteric venous thrombosis，MVT）为肠道缺血性疾病，临床罕见，起病隐匿，缺乏特异性的临床表现，加之部分医生对本病的认识不足，早期诊断困难，误诊率及病死率较高，预后较差。1935年，Warren 等把它作为一种特殊的临床疾病来描述。

【病因】

本病可分为原发性 MVT 和继发性 MVT。

1. 原发性 MVT　原发性是指同其他任何疾病或发病因素无关而自发的，即特发性肠系膜静脉血栓。MVT 病人中约 20% 为原发性，原因不明，与血脂增高、血液黏稠度增高、血小板增多、休克等因素有关。

2. 继发性 MVT　对于存在已知易患因素的 MVT，如高凝状态、肝硬化、脾功能亢进、肿瘤、感染、创伤、胰腺炎、憩室性疾病等，称为继发性 MVT。临床上绝大多数是继发性 MVT（表 13-1）。

（1）肝硬化：各种病因引起的肝硬化及充血性肿大，由于肝门静脉压力升高，肝门静脉及其属支向肝血速度减慢、流量减少，容易造成涡流，同时由于淤血造成内皮细胞缺氧，诱发致血小板沉淀堆积形成血栓，容易形成肠系膜静脉血栓。

（2）腹腔感染：多为腹腔或肠道感染病灶的细菌直接进肝门静脉系统所引起，如新生儿肝炎、胆囊炎、空腔脏器的穿孔、小肠炎症性病变、腹腔盆腔脓肿及腹部术后感染等，可直接引起肠系膜静脉血栓。

（3）肝门静脉损伤：腹部手术及外伤各种腹腔的手术均可导致肝门静脉系统的血栓形成，特别是脾切除术后最常见，与多种因素有关：首先脾切除术可能对脾静脉直接损伤，另外脾切除术后多有血小板增多，特别是临床需要脾切除的病人往往伴有严重脾功能亢进，脾切除后血小板增多、呈跳跃式增长，而脾静脉残端可以成为血栓形成起始部位，高凝状态下血栓迅速蔓延至肠系膜静脉或肝门静脉。

（4）高凝血症：腹部肿瘤，特别是结肠及胰腺的肿瘤，常伴有肝门静脉系统的高凝状态，可导致肠系膜静脉血栓形成。近年来还发现遗传性凝血功能紊乱也参与肝门静脉血栓的形成，包括蛋白 C、蛋白 S 和抗凝血酶Ⅲ缺乏，真性红细胞增多症，血小板增多症等。部分女性病人长期服用避孕药也可以形成血液高凝。

（5）其他原因：肿瘤等可以压迫肝门静脉、肠系膜静脉，导致肝门静脉系统血流受阻，致肠系膜静脉血栓。肝门静脉系统血栓也可以发生于食管 - 胃底静脉硬化治疗、选择性经肝行肝门静脉系统穿刺造影、肝移植和经颈内静脉肝分流术后等。

表 13-1　肠系膜静脉血栓危险因素

血栓形成倾向	肾病综合征
原发性	高同型半胱氨酸血症
蛋白 C/S 缺乏	局部血管壁损伤
抗凝血酶缺乏	炎症因素
凝血酶原基因变异	炎症性肠病
亚甲基四氢叶酸还原酶基因变异	胆囊炎
因子 V 基因 Leiden 缺乏	胰腺炎
继发性	憩室炎
红细胞增多症	腹膜炎
血小板增多症	阑尾炎
骨髓纤维化	腹部手术
JAK2 基因变异 7	腹部创伤
自身免疫性疾病	血流滞缓
抗磷脂抗体	肝硬化
恶性肿瘤	充血性心力衰竭
阵发性睡眠性血红蛋白尿	充血性脾大
口服避孕药	特发性因素
激素替代治疗	

【解剖】

1. 肠系膜上静脉解剖　在肠系膜上动脉的右侧，肠系膜根部上行，至胰头后面与脾静脉汇合而成门静脉；收集十二指肠、空肠、回肠、盲肠、阑尾、升结肠、结肠右曲、横结肠、结肠左曲之间的肠管及部分胃、胰的静脉血注入门静脉。

2. 肠系膜下静脉解剖　与肠系膜下动脉伴行，收集降结肠、乙状结肠及直肠上部的静脉血，向右上行走至胰头后面注入脾静脉（或注入肠系膜上静脉），也有直接注入门静脉汇合处，少数注入上述两静脉的夹角内（图 13-1）。

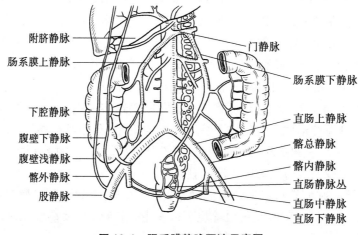

图 13-1　肠系膜静脉回流示意图

【病理生理】

肠系膜上静脉系统血栓形成后将使静脉系统压力升高，如并发肝门静脉血栓，可导致食管 - 胃底静脉曲张，出现腹水、脾大，可合并脾功能亢进。单纯的肠系膜上静脉血栓或肝门静脉系统血栓形成者均可导致肠坏死。广泛肠系膜静脉血栓有时可引起肠系膜上动脉系统痉挛，坏死肠段甚至可累及十二指肠，后果严重。

病变早期，肠管因动脉血供仍在，可暂不出现缺血表现，而只表现为静脉淤血。此时肠黏膜屏障未受到器质性破坏，故早期除去血栓后肠管功能有望完全恢复。随着静脉淤滞加重，静脉压升高到与动脉灌注压相等，此刻动脉血供完全阻断，肠壁高度水肿并渗出，肠管完全缺血达 15 分钟，小肠黏膜屏障即出现破坏，缺血 3 小时就会发生肠黏膜脱落。若此时立即恢复血供，肠黏膜上皮尚可再生，否则病情进一步发展，直至整段肠管坏死，细胞外液大量积聚于第三间隙；同时，缺氧、缺血导致肠黏膜屏障被破坏，细菌移位，肠道无氧代谢产物及内毒素进入血液循环，导致感染性休克和低血容量休克。

【临床表现】

根据病程及临床表现，可分为急性、亚急性和慢性肠系膜静脉血栓。急性病人常以突发腹痛至医院就诊，亚急性病人多为腹痛症状持续数天至数周不等，但未发生肠坏死，而慢性肠系膜静脉血栓病人多由曲张静脉破裂出血等门脉高压症状就诊。

本病发病年龄为 40～60 岁，男性多见。急性病人多出现剧烈发热、腹痛、腹胀、腹泻、恶心呕吐、便血等症状，部分病人可出现麻痹性肠梗阻的临床表现。查体可发现腹痛的程度与体征不一致，为本病比较特异的一项表现。慢性病人临床表现较轻，因往往已形成丰富的侧支循环，肠梗死发生率明显低于急性病人。随着病情的发展，病人可能出现压痛、移动性浊音（+）等征象。液体量丢失或滞留在第三间隙可出现脱水表现。严重的病人可出现腹膜炎征象，如反跳痛、肌紧张、板状腹等。一经发现病人出现肠穿孔或透壁性肠梗死，应尽快行手术治疗。

【辅助检查】

急性肠系膜静脉血栓早期诊断较为困难，对本病缺乏知识和应用的警惕性，是造成误诊的重要原因。因此，对可能存在的血液高凝状态、凝血因子异常及各类腹部大手术 1 周后，胃肠功能本应基本恢复，而出现腹痛、腹胀，症状与体征不相符合的慢或急腹症时，应提高警惕，高度怀疑本症的可能，做进一步检查明确诊断。

1. 实验室检查 在肠坏死前血清学指标不够敏感及缺乏特异性。早期机体的代偿功能使各项指标仍维持在正常水平，随着病情的进一步发展，病人出现血白细胞计数升高，严重者常常超过 $20.0×10^9/L$。另外，血清淀粉酶、乳酸脱氢酶（LDH）、天冬氨酸氨基转移酶（GOT）和肌酸激酶（CK）等指标有不同程度的增高。D- 二聚体明显升高时应高度怀疑 MVT。

2. 影像学检查

（1）立位腹部平片：立体腹部平片是最基本的检查。早期常无特异表现，随着病情进一步发展，部分病人出现肠管积气、积液，肠腔扩张或狭窄甚至出现实变影。立位腹部平片可以发现因穿孔引起的腹腔游离气体。

（2）CT 检查：CT 检查可清晰显示肠系膜上静脉的影像，敏感性和特异性较高，对本病的确诊有重要意义，临床上应作为基本检查。

（3）血管造影：血管造影为有创检查，应该根据具体病情决定是否行此检查。肠系膜静脉造影可以见到肠系膜上静脉内的血栓、动脉相延长、造影剂反流入主动脉、受累肠段肠壁增厚甚至造影剂漏入肠腔。选择性肠系膜上静脉血管造影对急性 MVT 的诊断率亦较高。同时，可以留置导管进行术中定位和溶栓，治疗效果较好。

（4）彩色多普勒超声：是筛查本病的首选检查。彩超为无创性检查，具有独特的优越性。检查中若见到血栓可以做出明确诊断，但是如果未发现血栓亦不能排除病变存在。超声检查可依据肠壁、回声及血流信号和（或）直接见到肠系膜血管近端主干部分的血栓为临床提供本病的诊断，且有可能判断病位、受累范围及腹腔积液的量及性状。

（5）MRI 检查：磁共振扫描对肠系膜静脉血栓的诊断也是非常有意义的检查，其准确率为 100%。MRI 和增强扫描可以显示门静脉和肠系膜静脉，但与 CT 扫描相比，其扫描时间长，空间分辨率较低。

【诊断要点】

由于本病无特异性临床表现，故诊断相对困难，常延误诊治。实验室检查无特异性指标。本病的诊断主要依赖于影像学检查，对高度可疑病人，应尽早行影像学检查。病人的立位腹平片可存在异常征象，如肠管扩张、肠梗阻、指压征等，但无特异性。彩超能够显示大血管内的血栓及血流情况，但容易受肠道积气的影响，并且可重复性差，诊断依靠检查者的经验。CT 增强扫描可见受累静脉内充盈缺损，同时还可提示肠壁增厚、黏膜水肿、肠系膜脂肪水肿、肠扩张、肠壁异常强化、腹腔积液等其他征象，协助鉴别诊断并评估病人腹腔内情况。若肠壁内出现气体影或膈下游离气体，则提示肠梗死、肠穿孔可能。

【治疗要点】

急性肠系膜静脉血栓一旦诊断成立，应立即给予治疗。治疗原则是：一经诊断为急性肠系膜静脉血栓就应尽早应用抗凝溶栓疗法，目的是预防血栓继续形成导致肠坏死；如果出现腹膜炎体征则应立即行手术剖腹探查；纠正电解质紊乱、防止感染及防治进一步血栓形成。

1. 非手术治疗

（1）一般治疗：MVT 病人一经诊断，均应该在密切监测生命体征、出凝血时间等基础上进行支持治疗。胃肠减压可减少胃肠液中有毒有害物质的吸收，并且有助于判断应激性溃疡诱发的消化道出血。补充液体可代偿体液在第三间隙的丢失，必要时可以使用代血浆制品或者血浆。还应纠正电解质紊乱、酸碱失衡。广谱抗生素的使用可减轻全身炎症反应综合征和脓毒血症的发生。

（2）抗凝溶栓治疗：抗凝治疗是肠坏死出现以前的主要治疗方法。抗凝治疗可减缓血栓形成的进一步加重及溶解新鲜血栓。抗凝、溶栓、抗聚治疗适用于发病一周内的早期病程、症状和体征较轻的病人，可取得良好的效果。

抗凝溶栓治疗期间，要求：①用药期间监测病人各项凝血指标，如凝血酶原、凝血时间、纤维蛋白原、血小板测定等；②病情稳定，症状、体征好转或者消失后，继续口服小剂量华法林、肠溶阿司匹林等 3～6 个月巩固治疗；③如血液呈高凝状态，延长服药时间或需终身服用抗凝药。

常用普通肝素和低分子量肝素。低分子量肝素出血风险较肝素低，且无需监测出血时间等指标，故临床常用低分子量肝素 5000U 皮下注射，每天 1～2 次，术后抗凝治疗可以降低再次形成血栓的风险。

溶栓药物主要是尿激酶、链激酶。选择静脉给药，5 万～10 万 U 为小剂量，≥20 万 U 为大剂量。但对已发生肠缺血坏死的病人，抗凝、溶栓治疗有发生消化道大出血的风险。

（3）介入治疗：在腹股沟韧带下作股动脉穿刺，在导丝引导下插管，选择性进入肠系膜上动脉内保留，在凝血指标监测下，抗凝治疗同时用微量泵 24 小时持续滴注尿激酶 100 万 U 溶栓治疗。

（4）病情观察：对于病人的病情，应做到严密观测，特别观察腹痛和体征变化，如病人症状和体征无明显变化，或腹痛加重，腹部广泛或固定压痛，有腹肌紧张及反跳痛，肠鸣音减弱或消失，提示肠坏死表现，应立即急诊手术剖腹探查。肠坏死是急性肠系膜血栓的直接后果。拖延病程，严重者出现高热、烦躁不安、血压下降等中毒性休克症状；病程晚期可危及生命，即使手术治疗，大部分已很难挽回。

（5）准确观察肠管是否坏死，选择继续内科保守治疗还是决定立即手术治疗。

2. 手术治疗　外科治疗原则是一旦有局限性或弥漫性腹膜炎存在时，就迅速进行手术剖腹探查。

根据剖腹探查的发现做出不同处理：

（1）已确定肠管坏死的做坏死肠管切除吻合，以减少毒素吸收。由于本症造成肠系膜静脉血栓阻塞往往十分广泛，血栓分布的范围往往超过肠管坏死范围，则需慎重对待，准确地判断肠管生机，尽量保留可能存活的肠管。切除范围应包括病变周围一部分外观正常的肠襻及其系膜，原则上应将含静脉血栓的组织完全切除，否则常因术后血栓蔓延而复发。小肠广泛切除的预后极差，尤其是肠系膜上静脉血栓造成的肠管坏死，范围较广，切除肠道范围也大，术后会出现短肠综合征，导致全身营养不良。术后需长期肠道外（深静脉内）高热量营养物质供给或残存肠道内提供能吸收、高热量的营养物质。有时对没有完全坏死但又很难判断其生机的肠管，为了最大限度地保留有可能存活的肠管，可将有存活可能的肠管做暂时保留，术中用 0.5% 普鲁卡因液作肠系膜封闭，以扩张血管，关腹后严密观察 24～72 小时，再次剖腹探查，将有坏死的肠管切除缝合，亦称"second-look"手术方案。这种方法加上抗凝疗法可以避免切除缺血但可逆转的肠管，达到尽可能保留肠管的目的。

（2）在确定部分肠管坏死切除吻合并消化道重建后，肠系膜上静脉主干或门静脉内经常有血栓存在，术后会再发肠坏死的可能。因此，在部分肠切除吻合同时作肠系膜残端静脉内的血栓用 Fogarty 导管取出血栓或冲洗吸出等方法完全清除血栓；还需在肠系膜上静脉或门静脉做切口，将其内的血栓取出，预防再发肠坏死。

（3）剖腹探查发现肠系膜上静脉血栓，虽然肠管充血水肿、肠管发紫、肠系膜静脉淤血明显，但尚未发生肠管坏死，可作肠系膜普鲁卡因广泛封闭及肠系膜上动脉插管，经腹壁引出，术后用微量泵 24 小时持续滴注的尿激酶溶液溶栓治疗，3～7 天拔除，临床上可取得满意的疗效。

（4）处理继发性血栓形成的病理因素：如坏死性胰腺炎腹腔严重感染、脓肿等，需腹腔清洗、有效引流；因肿瘤等外来压迫需做肿瘤切除等治疗。

3. 手术后治疗

（1）继续胃肠减压，直至肠道功能恢复，肛门排气、腹胀好转，无腹痛、压痛、肠鸣音正常，3～7 天后拔去胃管。

（2）饮食管制：肠道功能恢复后，拔去胃管，开始限量饮水，进流质，逐渐进半流质、过渡到普通饮食。

（3）维持水、电解质平衡，避免因脱水而使血黏稠度增高及血液呈高凝状态。急性肠系膜静脉血栓，肠道静脉血回流障碍引起肠淤血性肠梗死，肠管充血水肿，肠道内、外大量血性液渗出，会导致脱水、血容量不足。

（4）积极支持疗法：肠切除吻合后或广泛小肠切除吻合，需输入血浆、蛋白或全血及高热量营养液、微量元素等，禁食期间要求正氮平衡，避免肠切除、肠吻合口破裂肠瘘发生。

（5）因肠坏死，可因肠壁坏死失去屏障作用而肠道致病菌逸出、肠坏死切除吻合，术中可能腹腔大量被污染，故应合理选择有效抗生素，或抗生素联合应用，加强抗感染作用。

（6）继续酌情抗凝溶栓治疗，预防血栓继续形成。恢复出院后再口服华法林3～6个月。

【护理评估】

1. 术前评估

（1）健康史和相关因素：了解病人的一般情况，病因、既往史。腹痛、腹胀、呕吐、停止排气排便等症状的初发时间、程度、是否进行性加重；呕吐物、排泄物的量及形状。

（2）身体状况：①局部：评估腹部压痛程度，有无腹膜刺激征及其程度和范围。②全身：有无出现脱水和休克征象。③辅助检查：各项检查结果是否提示水、电解质和酸碱平衡紊乱，了解CT、MRI、B超、动脉造影等检查结果，有无阳性发现。

（3）心理及社会支持状况：评估病人的心理状态，有无过度焦虑或恐惧；病人及家属对疾病相关知识的掌握程度，对病人经济和心理的支持程度。

2. 术后评估　评估病人有无发生肠坏死、腹腔感染等并发症，胃肠减压是否通畅有效，引流液的颜色、量及性状，引流管是否固定良好，伤口是否出现感染、裂开等情况。

【常见护理诊断／问题】

1. 疼痛　主要与肠内容物通过障碍有关。

2. 体液不足　主要与呕吐、禁食、肠腔积液及胃肠减压等有关。

3. 焦虑与恐惧　多与知识缺乏、未经历过此类疼痛有关。

4. 营养失调　与术后摄入低于机体需要量有关。

5. 潜在并发症：术后吻合口出血、血栓形成及肠粘连等可能。

【护理目标】

1. 病人自觉疼痛程度缓解。

2. 病人体液平衡得以维持，未发生水、电解质和酸碱平衡紊乱。

3. 病人焦虑、恐惧程度减轻。

4. 营养均衡，满足机体需要量。

5. 无潜在并发症的发生。

【护理措施】

1. 术前护理

（1）心理护理：本病往往发病突然，病情发展迅速，病势凶险，病人及家属由于缺乏疾病相关知识，对治疗、效果、经费等十分担忧，多表现出紧张、焦虑、恐惧心理，医护人员应及时对病人和家属耐心解释发病原因、治疗方法、注意事项和处理措施，介绍成功病例，解除病人忧虑，提高心理承受能力，增加病人的信心，使之积极配合治疗和护理，并尽量安排病人与手术恢复期良好的病人同住，以增强其治愈疾病的信心，增加病人之间的良性沟通；向病人讲解不良情绪对身体的影响及导致机体免疫力下降的危害；术前保证病人优质睡眠。

（2）病情观察：密切观察病人生命体征及腹部体征，定时测量血压，心率等，防止病情变化。告知病人禁食水，行胃肠减压，并观察记录胃管引流液的颜色、形状和量。建立静脉通道,根据医嘱合理安排输液顺序,保持水、电解质、酸碱平衡。腹痛、腹胀是急性 MVT 病人的主要症状和体征,是护理观察的重点。床边设病情观察单,每 1 小时记录 1 次病情,项目包括:腹痛部位、性质、程度、持续时间、腹痛范围,有无压痛、反跳痛及肌紧张;腹胀程度;全身情况的改变,如皮肤温度、有无出冷汗及四肢末梢色泽变化等。

(3)疼痛护理:对已明确诊断者,遵医嘱适当给予止痛药缓解疼痛,以安定病人的紧张情绪。

(4)药物护理:使用抗凝溶栓药物期间,要密切关注病人有无出血倾向,如穿刺点、切口、鼻、牙龈等部位有无异常出血及血尿、黑便等,若有应做好标记,观察出血点有无扩大、增多,定期检测凝血功能。病人术前遵医嘱进行药敏试验。

(5)术前准备:对肠坏死急诊手术病人,及时建立两路静脉通道,迅速采取抗休克措施,为手术、麻醉提供安全的基础;做好病人肠道清洁准备,留置胃管及导尿管,完善术前各项辅助检查,必要时配血。

(6)肢体指导:指导病人进行床上排尿、排便护理,并帮助病人掌握肌肉收缩运动方法,预防术后静脉血栓形成。

(7)皮肤准备:①备皮时注意避免损伤皮肤。②术前 1 日下午或晚上,清洗皮肤,腹部手术病人注意脐部清洁。③皮肤准备范围包括切口周围至少 15cm 的区域,上自剑突,下至大腿上 1/3 前内侧及会阴部,两侧至腋后线,剃除阴毛。

(8)呼吸道准备:由于术后咳嗽可使伤口疼痛加剧,体腔压力升高,不利于伤口愈合及呼吸道分泌物的排出,所以要求吸烟者术前戒烟 2 周;呼吸道感染者予抗生素,痰液黏稠者应用抗生素、α- 糜蛋白酶和地塞米松雾化吸入,根据病情指导病人做深呼吸和有效咳嗽、排痰练习,腹部手术病人学会胸式呼吸的方法。

(9)特殊准备:①心血管系统:血压过高者给予降压药,控制在 180/100mmHg 以下;心脏病病人改善心功能,急性心肌梗死者 6 个月内不做择期手术,心衰者需在心衰控制 3～4 周后才可手术。②肝脏系统:严重肝功能损害者,加强护肝措施,必要时补充人体白蛋白,改善营养状况和凝血功能。③肾脏系统:合理控制蛋白质和盐的摄入,密切观察液体出入量。④糖尿病病人:术前积极治疗,严密监测血糖,血糖稳定在 5.6～11.2mmol/L、尿糖(＋)～(＋＋)较为适宜。⑤老年人:由于老年人重要生命器官逐渐出现退行性改变,代偿和应激能力较差,另外老年人常伴慢性心血管疾病和肺气肿等,对手术耐受力相应较弱,术前特别注意改善心、肺功能,加强营养,纠正贫血,增加手术安全性。

2. 术后护理

(1)执行全麻或硬膜外麻醉术后常规护理,全麻清醒前取去枕平卧位,头偏向一侧,麻醉清醒后 4～6 小时若血压稳定,取半坐卧位。

(2)病情观察:给予持续心电血压监护、吸氧,密切观察病人神志、生命体征和腹部体征的变化,及时发现异常,配合医生治疗。对长时间嗜睡或意识不清者适时唤醒,以防不测。术后 3 天内会出现外科吸收热,一般不会超过 38℃,可逐渐恢复正常。若体温过高则表示出现感染,及时报告医生查找原因,协助处理。

(3)饮食护理:术后继续胃肠减压、禁食水,待病人排气之后可进少量流食,忌食粗糙、刺激性、过热食物。禁食及流质饮食期间,静脉补充水、电解质和营养液。饮食避免高胆固醇饮食,给予高蛋白、高纤维、高维生素、易消化饮食,保证营养的充分补充。避免大便干燥、秘结,避免用力排便致使腹压增加,导致伤口裂开或疼痛加剧。

（4）休息与活动：病情允许的情况下，鼓励病人早期床上及下床活动，促进肠蠕动恢复，防止肠粘连，并防止深静脉血栓形成。监督及协助病人进行翻身、叩背等活动，指导病人学习有效呼吸、咳嗽及咳痰等活动，以防止术后发生吸入性肺炎。

（5）引流管护理：保持切口敷料清洁干燥，及时更换有渗血、渗液污染的敷料，及时发现切口出血及感染的征象，妥善固定引流管，防止扭曲受压，保持通畅，观察并记录引流液的颜色、量及性状。

（6）疼痛护理：一般术后24小时疼痛剧烈，2~3天逐渐减轻，根据病人疼痛程度遵医嘱使用止痛药，或使用止痛泵。指导病人咳嗽、翻身或活动肢体时用手按压切口部位，减少切口张力刺激引起的疼痛，情况异常时查看伤口是否包扎过紧，有无切口感染或血肿。

3．术后并发症预防及护理

（1）伤口感染

1）预防：①饮食指导：术前指导病人根据自身情况，合理补充营养，提高免疫力；术后鼓励病人进食高热量、高蛋白质、富含维生素的饮食，改善病人全身状况，增强抗感染免疫力。②切口观察：加强观察，尤其是肥胖病人切口情况，及时发现是否出现脂肪液化或坏死。③严格执行无菌操作技术。④遵医嘱合理使用抗生素。

2）已发生伤口感染：①在控制伤口感染的基础上，配合医生分析感染原因，采取合理有效的护理措施，处理感染伤口，促使感染切口愈合。②护理人员密切观察病人整体健康状况及感染切口的局部情况，及时向医生汇报感染切口的红肿程度、渗出物、分泌物及缝线的松紧度等情况。③处理化脓灶和其他有菌部位时，严格执行无菌技术操作规范，处理前采用无菌、干燥纱布防护感染切口周围正常组织，注意周围皮肤的消毒，消毒范围以感染切口周围15~20cm为宜。④加强病人的健康教育及对个人卫生的指导，合理安排健康饮食，增强病人免疫力。⑤保持切口引流管固定、通畅，引流袋低于切口平面，记录引流液的色、质、量，每天更换1次引流袋，冬季每隔一日更换一次。⑥监测体温、脉搏、呼吸、皮肤健康情况。⑦实行保护性隔离措施，限制探视人数。⑧保持室内清洁，空气新鲜，每日开窗通风2~3次。⑨保持床单位及病人衣裤清洁干燥，如有污染，及时更换。⑩术前清洁皮肤，剃除术区毛发，以减少术后切口感染概率。

（2）伤口裂开

1）随时观察术后病人情况。

2）术后观察切口敷料是否干燥，如有渗出，及时更换敷料并严格执行无菌操作。

3）保护好切口周围皮肤，预防切口感染，一旦病人有切口感染或愈合不佳时，根据实际情况适当延长拆线时间，防止切口裂开。

4）指导吸烟病人在术前1周完全戒烟，避免术后因肺部感染而剧烈咳嗽导致切口裂开。

5）术后可使用腹带部包扎，减轻腹壁张力，减少切口裂开概率。

6）术后嘱病人取半卧位，以减轻腹壁张力，避免术后过早剧烈运动，指导病人床上活动，促进肠道蠕动，防止便秘。

7）咳嗽、打喷嚏、用力排便时，指导病人或家属保护切口两侧腹壁，防止突然用力使腹压增高，引起切口裂开。

8）腹胀明显者应进行胃肠减压，必要时遵医嘱进行灌肠治疗，促进排气，降低腹压。

（3）术后肠瘘：术后病人发生肠瘘是腹部外科中常见重症疾病之一，常见原因为手术误伤肠壁或吻合口愈合不良，治疗上常用处理方法有保守治疗及手术治疗。

1）保守治疗护理：①维持体液平衡。②取低半坐卧位，遵医嘱合理应用抗生素。③负压引流护理：一般情况下负压以 75～150mmHg（10～20kPa）为宜，根据肠液黏稠度及日排出量进行实际数值调整，瘘管形成、漏出液少时，降低压力；保持引流管通畅，妥善固定引流管，保持各处连接紧密，避免扭曲、脱落；灌洗液的量及速度取决于引流管的量及性状，一般灌洗量为 2000～4000ml/d，速度为 40～60 滴/分，温度为 30～40℃；观察并记录引流液的量及性状，并减去灌洗量，计算每日肠液排出量。灌洗过程中观察病人有无畏寒、心慌气急、面色苍白等不良反应，一旦出现立即停止灌洗，对症处理。④肠瘘发病初期停止经口进食，中心静脉置管行全胃肠营养，注意输液速度和中心静脉导管的护理，避免导管性感染。随着病情好转，漏出液减少和肠胃功能恢复，逐渐恢复肠内营养。⑤瘘口周围皮肤的护理：及时清除漏出的肠液，保持皮肤清洁干燥，清洗皮肤可选用中性皂液或 0.5% 氯己定；局部清洁后涂抹复方氧化锌软膏、皮肤保护粉或皮肤保护膜保护，局部皮肤若发生糜烂，可进行红外线或超短波等物理因子治疗。⑥心理护理：由于肠瘘多发生在术后，并且疾病初期，病人局部及全身症状严重，病情容易反复，因此病人容易产生悲观、失望等情绪。通过对病人及其家属解释肠瘘的发生、发展过程和治疗方法，并向病人介绍愈合良好的康复病人，通过病人间的良性沟通，消除心理顾虑，增强对疾病治疗的信心，积极配合各项治疗与护理。

2）术前准备：①肠道准备：术前 3 日进少渣半流质饮食，口服肠道不吸收抗生素；术前 2 日进无渣流质，术前 1 日禁食。术前 3 日起每日生理盐水灌洗瘘口 1 次，术日晨从肛门及瘘管进行清洁灌肠。②皮肤准备：术前清洁瘘口周围皮肤的污垢及油膏，保持局部清洁。③保持口腔卫生：由于病人长期未经口进食，易发生口腔溃疡等，每日用生理盐水或漱口水漱口两次，观察口腔黏膜改变并及时处理口腔病变。

3）术后护理：①饮食：为了避免再次发生肠瘘，适当延长禁食时间至 4～6 日，给予全胃肠外营养支持，做好相应护理。②引流管护理：妥善固定并标志各种管道，避免扭曲、滑脱；更换引流袋时严格无菌技术操作，注意管道连接是否紧密；保持各管道引流通畅，负压引流管根据引流情况及时调整负压；观察并记录各引流液的颜色、性状及量。③并发症观察与护理：此手术术后出血原因多与术中止血不彻底、创面渗血、创面感染侵蚀到血管、负压吸引力过大、损伤肠黏膜等有关，护理过程中应严密监测病人生命体征，观察切口渗血、渗液情况，引流液的色、质及量，如发现出血应及时通知医师，协助处理；术后腹腔感染，应加强监测，保持引流通畅、预防性应用抗生素，注意观察有无切口局部或腹部疼痛、腹胀、恶心呕吐等不适，切口处有无红肿、发热，腹部有无压痛、反跳痛、肌紧张等腹膜刺激征表现，以及生命体征的变化，及早发现感染征象；对于粘连性肠梗阻预防，待术后病人麻醉反应消失，生命体征平稳，即取半坐卧位，指导病人术后早起进行床上活动，如多翻身、肢体伸屈活动；病情许可的前提下，鼓励病人尽早下床活动，促进肠蠕动，避免术后发生肠粘连，观察病人有无腹痛、腹胀、恶心呕吐、停止排便排气等肠梗阻症状，若发生肠梗阻，及时汇报医生，按医嘱给予相应的处理。

【护理评价】

1. 病人疼痛是否缓解。

2. 病人体液平衡是否维持，有无发生水、电解质和酸碱平衡紊乱。

3. 病人焦虑、恐惧程度是否减轻。

4. 病人营养是否能满足机体需要量。

5. 病人是否有肠粘连、吻合口出血等术后并发症的发生。

【健康指导】

1. 饮食指导　嘱病人注意饮食，少食多餐，规律进食，避免暴饮暴食，不吃生冷及不消化食物，少食刺激性强的辛辣食物，宜多进营养丰富、高热量、高蛋白、高维生素、易消化吸收、适量脂肪、糖分不宜过多的食物。初进食时试饮少量温开水，如无不适，进食流质食物：如米汤、菜汤、鱼汤等，进食量初始为 20～30ml，逐渐增加到 100～150ml，每日进食 5～6 次；2～3 天后改为进食少渣半流质：如米粥、肉末、果泥、软面条、各种菜泥糊等，每次半小碗至一碗，每日 3～5 次，餐间可增加一些流质食物；术后 7～10 天可进食软食，如面包、香蕉、橘子等，每日 3～4 次，术后约 1 个月可逐渐过渡到正常饮食。术后 1 周内禁止进食牛奶、豆浆、洋葱、甜食等易胀气及刺激性食物；术后 1 个月内，特别是术后两周内限制摄入含粗纤维素食物，如芹菜、白菜、香菜、韭菜、蒜苗、菠萝等，减少大便次数和未消化的粗纤维对胃肠道吻合口的摩擦。保持大便通畅。禁烟、酒。

2. 用药指导

（1）指导病人术后 1 周后抗凝药可由静脉输入改为口服，注意观察有无鼻黏膜、牙龈出血，皮肤黏膜上出现不明原因的红色斑点或瘀斑。

（2）用药期间监测病人各项凝血指标。

（3）待病情稳定，症状、体征好转或消失后，继续口服小剂量华法林、肠溶阿司匹林等药 3～6 个月巩固治疗，如血液呈高凝状态，延长服药时间或需终身服用抗凝药。

3. 出院指导

（1）指导病人出院后 15～30 天到医院复查，若有腹痛、腹胀、停止排气排便等不适，及时就诊。坚持按时按量服药。

（2）树立乐观、稳定的心态，保证足够休息，适量锻炼，增强体质。

（3）指导病人及家属注意避免该病的诱因及掌握疾病先兆，掌握急救电话号码，紧急就诊的途径和方法。

【典型病例】

病人，男，31 岁。现病史：病人主诉间歇性腹痛 6 年，再发 8 天，加重 3 天伴呕血 1 天。查体：痛苦面容，体温 38.3℃、心率 156 次 / 分、呼吸 25 次 / 分，血压测不出，四肢皮温低。腹部稍膨隆，全腹压痛、反跳痛明显，移动性浊音（+）。诊断性腹腔穿刺抽出淡血性液体，胃肠减压引出暗褐色血性液体。全腹＋盆腔 CT 检查提示中上腹小肠显著肿胀，肠系膜肿胀，系膜血管增粗，提示小肠缺血性改变，不除外肠管坏死可能；盆腔积液；胰头周围脂肪间隙欠清，考虑为弥漫性腹膜炎所致，除外急性胰腺炎；肝左叶钙化灶。实验室检查：血常规：血红蛋白 102g/L，白细胞计数 29.3×10^9/L，中性粒细胞百分比 88.7%；肝功能检查示总蛋白 26g/L，白蛋白 16.5g/L；凝血功能检查示，纤维蛋白原 6.18g/L，D- 二聚体 735μg/ml；血气分析提示代谢性酸中毒；血、尿淀粉酶、电解质正常。

1. 根据上述临床表现及辅助检查，可诊断为什么疾病？为什么该病人未能早期诊断？

2. 病人为什么会出现呕血？

3. 病人为什么会出现持续性腹痛？

第十四章

肺 栓 塞

肺栓塞(pulmonary embolism，PE)指各种栓子阻塞肺动脉系统时所引起的一组以肺循环和呼吸功能障碍为主要临床和病理生理特征的临床综合征，当栓子为血栓时，称为肺血栓栓塞症(pulmonary thromboembolism，PTE)，是肺栓塞最常见的类型。大多数肺栓塞由血栓引起，但导致肺栓塞的栓子也可以是脂肪、羊水和空气等。肺动脉发生栓塞后，如其所支配区的肺组织因血流受阻或中断而发生坏死，称为肺梗死(pulmonary infarction，PI)。

【病因】

1. 静脉血栓形成 静脉血栓形成的危险因素在很大程度上也是肺栓塞的危险因素，即静脉血流淤滞、血管内膜损伤和血液高凝状态。

2. 心脏病 在儿童和成人中，心脏病是导致肺栓塞的主要危险因素。常发生于心房颤动、充血性心力衰竭、风湿性心脏病、动脉粥样硬化心脏病、高血压心脏病以及心脏黏液瘤等。

3. 肿瘤 恶性肿瘤患肺栓塞的危险性增加。一方面，来源于肿瘤的栓子可直接导致肺栓塞；另一方面，恶性肿瘤病人循环中存在组织凝血活酶，而且肿瘤细胞可能产生激活凝血系统的物质，如组蛋白、组蛋白酶和蛋白酶、黏蛋白等，促发血液凝固机制。

4. 妊娠和产后 妊娠可以激发多种凝血因子和血小板数量增加，生理性凝血抑制剂，如减少，使血液处于血栓前状态。妊娠后期，增大的子宫压迫下腔静脉和双侧髂静脉，下肢血流缓慢，下肢深静脉血栓形成的可能性增加。此外，分娩时还存在羊水栓塞的危险。

5. 原发性肺动脉血栓形成 是由于先天性肺畸形，引起管腔狭窄或在后天基础上引起肺动脉管壁损伤，引起血流缓慢，管壁粗糙，形成血栓。

6. 其他 肥胖、长期口服避孕药等都是肺栓塞的高危因素，此外，血液病、代谢病、肾病综合征等疾病均易伴发血栓栓塞性疾病。

【病理生理】

肺栓塞可以单发或多发，双侧多于单侧，右侧多于左侧，下叶多于上叶，尤其是下叶后基底段和尖段。栓子可从几毫米致数十厘米，按栓子的大小，可分为以下几型。

1. 单发型 栓子阻塞于动脉终末血管，栓塞后侧支循环易建立，血栓易机化，对肺循环影响不大，临床症状及体征少，易误诊为肺炎。

2. 多发型 同时引起肺动脉多个分支阻塞的栓子栓塞、血栓形成，肺内形成大块状梗死灶或多数梗死灶。梗死区突出于肺表面，质地坚实，呈紫红色，梗死表面易形成纤维素渗出，使两层胸膜粘连。肺组织坏死、液化，呼吸受阻及肺泡表面活性物质减少，使换气障碍，引起呼吸困难。栓塞后易引起感染，导致肺脓肿、肺坏疽、胸腔积液为血性。大块栓塞后，形成肺动脉高压，影响右心搏出量，引起右心功能不全，常易导致难治性心衰。

3. 巨大栓子 多数为心腔内附壁血栓，或在附壁血栓基础上所形成的延续的大块血栓，脱落后常引起肺动脉主干及肺动脉分支的完全性阻塞，由于血管闭塞，又称为致死性栓塞。

（1）猝死型：巨大栓子突然引起右心腔房室瓣口或肺动脉主干阻塞，右心室流出道严重受阻，右心室无法将回心血泵出，导致右心腔压力在短期内异常增高，两侧心腔出现悬殊压力差及异常增高的肺动脉高压，引起冠状动脉突然闭塞，导致猝死。

（2）急性右心衰型：巨大栓子阻塞较大肺动脉分支，造成 50% 以上的肺梗死，侧支循环一时难以建立，广泛肺小动脉持续痉挛，肺动脉压急剧上升，右心室压力上升，无法将体循环回流血完全排出，右心室急剧扩张，导致右心衰竭、急性肺源性心脏病。

【临床表现】

急性肺栓塞的临床表现是栓子导致血流动力学和呼吸功能改变的结果，大致与肺动脉阻塞的严重程度有关。肺栓塞的临床症状多种多样，不同病例常有不同的症状组合，但均缺乏特异性。各病例所表现症状的严重程度亦有很大差别，可以从临床上完全无症状到猝死的发生。肺栓塞常见的临床表现：

1. 症状

（1）呼吸困难：是最常见的症状。大块的肺栓塞表现突然发作的重度呼吸困难、心肌梗死样胸骨后疼痛、晕厥、发绀、大汗淋漓、四肢厥冷及抽搐，严重者出现心脏停搏而猝死。小块的肺栓子陆续脱落导致的肺栓塞可引起成人型呼吸窘迫综合征发生，导致严重的缺氧型呼吸衰竭。80%～90% 病人会出现呼吸困难和气促，轻者呈阵发性过度换气和活动后气短，严重者呈持续性呼吸困难，呼吸浅快，可达 40～50 次/分。

（2）胸痛：40%～70% 病人可有胸膜炎性胸痛，表现为呼吸、咳嗽时胸痛加剧，提示小的周围肺血管栓塞或肺梗死；4%～12% 病人有心绞痛样疼痛，表现为胸骨后非对称性压榨感，可向肩胛和颈部放射，提示大血管栓塞引起肺动脉急性扩张和冠状动脉缺血。

（3）咯血：为少量咯血，大量咯血少见，为鲜红色，数日后变成暗红色，提示肺梗死。临床上出现典型的"肺梗死三联征"（呼吸困难、胸痛、咯血）者不足 1/3。

（4）晕厥：11%～20% 病人出现晕厥，因心排血量急剧降低导致脑缺血所致，提示大血管急性栓塞，可为肺栓塞的唯一或首发症状。也可出现心悸、心动过速、发绀，严重时可出现血压下降或休克。

（5）发热：43% 的病人可发生发热，多为低热，少数病人可有中度以上的发热。

（6）情绪改变：病人可表现为紧张、焦虑、恐惧、烦躁不安、甚至濒死感。

2. 体征

（1）呼吸系统体征：呼吸急促、发绀；肺部可闻及哮鸣音和（或）细湿啰音；合并肺不张和胸腔积液时出现相应的体征。

（2）循环系统体征：颈静脉充盈或异常搏动；心率加快，严重时可出现血压下降甚至休克；肺动脉瓣区第二心音亢进或分裂，三尖瓣区收缩期杂音。

（3）发热：多为低热，少数病人体温可达 38℃ 以上。

3. 深静脉血栓形成的表现 如肺栓塞继发于下肢深静脉血栓形成，可伴有患肢肿胀、周径增粗、疼痛或压痛、皮肤色素沉着和行走后患肢易疲劳或肿胀加重。

4. 临床分型

（1）急性肺血栓栓塞症：①大面积 PTE（massive PTE）：以休克和低血压为主要表现，收缩压 <90mmHg 或与基线值相比，下降幅度≥40mmHg，持续 15 分钟以上。须排除新发生的

心律失常、低血容量或感染中毒症所致的血压下降。②非大面积 PTE(non-massive PTE)：未出现休克和低血压的 PTE。如出现右心功能不全或超声心动图提示有右心室运动功能减弱(右心室前壁运动幅度 <5mm)，则为次大面积 PTE(sub-massive PTE)亚型。

(2)慢性血栓栓塞性肺动脉高压：以慢性、进行性肺动脉高压为主要表现，后期出现右心衰竭，影像学检查证实肺动脉阻塞。右心导管检查示静息肺动脉平均压 >25mmHg，活动后肺动脉平均压 >30mmHg；超声心动图检查示右心室壁增厚。

【辅助检查】

1. 实验室检查

(1)PE 病人有白细胞计数轻度增高、血沉增快等。

(2)动脉血气分析：许多病人血气不发生变化，有变化者通常为低氧血症，低碳酸血症，肺泡 - 动脉氧分压差增大。部分病人的结果可以正常。

2. 影像学检查

(1)放射性核素检查：是筛选本病实用的检查方法。

(2)肺动脉造影：肺动脉造影始终是"金标准"。其敏感性约为 98%，特异性达 95%～98%。而且还可通过导管直接捣碎、吸出巨大栓子，或者通过导管注入溶栓药物进行治疗。

(3)CT：包括螺旋 CT、电子束 CT 和多层 CT，特别是电子束 CT，可直接显示肺血管，清楚显示血栓部位、形态、与管壁的关系及内腔受损状况，敏感度达 94%，特异性达 96%，且为无创伤性检查，除碘过敏外无并发症。

(4)X 线胸片：取决于栓塞部位和栓子大小，可表现为支气管炎症样改变、肺血流量减少、栓塞部位肺纹理减少、透光度增加、两侧肺纹理不对称、胸腔积液等非特异性改变。所谓"底部与胸膜相连，尖端指向肺门的楔形阴影"少见。也可见右下肺动脉段扩张、肺动脉段突出、肺动脉搏动增强、右心室扩大、上腔静脉和奇静脉增宽等表现。仅凭 X 线胸片不能确诊或排除肺栓塞，但在提供疑似肺栓塞线索和除外其他疾病方面，X 线胸片具有重要作用。

3. 心电图、超声心动图检查　心电图改变多呈一过性，常为 V_1～V_4 导联 T 波及 ST 段异常、右束支传导阻滞、QRS 电轴右偏、顺钟向转位、肺型 P 波等。超声心动图能发现 PE 引起的右心改变，在提示诊断和排除其他心血管病方面具有重要价值。

【诊断要点】

如病人有 DVT 危险因素存在，出现突发、原因不明的呼吸困难和呼吸急促、胸痛和心动过速，应高度怀疑本病的可能，及时安排相应的检查。诊断程序一般包括疑诊、确诊、求因 3 个步骤。

疑诊是当病人出现上述临床症状、体征，特别是存在 DVT 危险因素的病人出现不明原因的呼吸困难、胸痛、晕厥、休克，或伴有单侧或双侧不对称性下肢肿胀、疼痛等，应进行相应的实验室、心电图和超声检查。对于上述检查提示 PTE 者，应安排 PTE 的确诊检查，包括螺旋 CT、VA/Q 扫描、MRI 和肺动脉造影 4 项，其中 1 项阳性即可明确诊断。同时应寻找 PTE 的成因和危险因素(求因)，明确有无 DVT 并寻找发生 DVT 和 PTE 的诱发因素。

【鉴别诊断】

1. 呼吸困难、咳嗽、咯血、呼吸频率增快应与呼吸系统疾病鉴别，如肺炎、支气管哮喘、胸膜炎、支气管扩张、肺不张等鉴别。

2. 胸痛、心悸、心脏杂音、肺动脉高压等易被误诊为冠心病、风湿性心脏病、高血压、肺源性心脏病、主动脉夹层甚至甲状腺功能亢进症等。

3. 以晕厥、惊恐等表现为主时会被诊断为其他心脏、神经、精神系统疾病。

【治疗要点】

1. 一般处理 对高度疑诊或确诊 PTE 的病人，应进行严密监护，监测呼吸、心率、血压、静脉压、心电图及动脉血气的变化。病人应卧床休息，并保持大便通畅，避免用力，以免促使深静脉血栓脱落。必要时可适当使用镇静、止痛、镇咳等对症治疗。

2. 呼吸循环支持 有低氧血症者可经鼻导管或面罩给氧。对于出现右心功能不全但血压正常者，可使用小剂量多巴酚丁胺和多巴胺；若出现血压下降，可增加多巴胺剂量或使用其他血管加压药如去甲肾上腺素等。

3. 溶栓治疗

（1）适应证：溶栓治疗可迅速溶解部分或全部血栓，恢复肺组织灌注，降低 PTE 病人的病死率和复发率，主要适用于大面积 PTE 病人。对于次面积 PTE，若无禁忌证可考虑溶栓；而对于血压和右心室运动功能均正常的病人，则不宜溶栓。溶栓的时间窗一般为 14 天以内，但若近期有新发 PTE 征象可适当延长。溶栓应尽可能在 PTE 确诊的前提下慎重进行，但对有明确溶栓指征的病人宜尽早开始溶栓。

（2）禁忌证：溶栓治疗的主要并发症为出血，以颅内出血最为严重，发生率 1%～2%，发生者近半数死亡。因此，用药前应充分评估出血的危险性，溶栓治疗的绝对禁忌证有活动性内出血、近期自发性颅内出血。相对禁忌证包括：近期有大手术、分娩、器官活检或不能压迫止血部位的血管穿刺、胃肠道出血、严重创伤、神经外科或眼科手术，心肺复苏史；以及血小板计数减少；缺血性脑卒中、难以控制的重度高血压、妊娠；细菌性心内膜炎；严重肝、肾功能不全；糖尿病出血性视网膜病变等。对于致命性大面积 PTE，上述绝对禁忌证亦应视为相对禁忌证。

（3）常用溶栓药物：①尿激酶（urokinase，UK）：负荷量 4400U/kg，静注 10 分钟，随后以 2200U/(kg·h)持续静滴 12 小时，或以 20 000U/kg 剂量持续静滴 2 小时（称 2 小时溶栓方案）。②链激酶（SK）：负荷量 250 000U，静注 30 分钟，随后以 100 000U/h 持续静脉滴注 24 小时。链激酶具有抗原性，故用药前需肌注苯海拉明或地塞米松，以防止过敏反应，且 6 个月内不宜再次使用。③重组组织型纤溶酶原激活剂（recombinant tissue type plasminogen activator，rt-PA）：50mg 持续静滴 2 小时。

4. 抗凝治疗 抗凝治疗能够有效预防血栓再形成和复发，为机体发挥自身的纤溶机制溶解血栓创造条件，是 PTE 和 DVT 的基本治疗方法。常用药物包括肝素和华法林，当临床疑诊 PTE 时，即可开始使用肝素进行抗凝治疗。

（1）肝素：包括普通肝素和低分子量肝素。普通肝素首剂负荷量 80U/kg 或 3000～5000U 静注，继以 18U/(kg·h)持续静滴，应用时根据活化部分凝血活酶时间（APTT）调整剂量，尽量使 APTT 达到并维持于正常值的 1.5～2.5 倍。肝素亦可用皮下注射方式给药。低分子量肝素根据体重给药，每天 1～2 次皮下注射，不需监测 APTT 和调整剂量。一般肝素或低分子量肝素需使用 5 天，直到临床情况平稳。大面积 PTE 或髂股静脉血栓者需延长至 10 天或更长。

（2）华法林：在肝素开始应用后的第 1～3 天加用华法林口服，初始剂量为每日 3.0～5.0mg。由于华法林需要数天才能发挥全部作用，因此需在连续 2 天测定的国际标准化比值（INR）达到 2.0～3.0 时，或凝血酶原时间（PT）延长至正常值的 1.5～2.5 倍时，方可停用肝素，单独口服华法林治疗，并根据 INR 或 PT 调节华法林的剂量。口服华法林的疗程一般至少为 3～6 个月。若危险因素可在短期消除,如口服雌激素或临时制动,持续抗凝治疗 3 个月即可;对于栓子来源不明的首发病例,至少治疗 6 个月;对复发性 VTE、并发肺源性心脏病或危险因素长期存在者,应延长抗凝治疗时间至 12 个月或以上,甚至终止抗凝。育龄妇女服用华法林者需注意避孕,对于计划妊娠的妇女或孕妇,应在妊娠前 3 个月和最后 6 周禁用华法林,改用肝素或低分子量肝素治疗。产后和哺乳期妇女可以服用华法林。

5. 肺动脉血栓摘除术　手术风险大,死亡率高,需较高的技术条件,仅适用于经积极内科治疗无效的紧急情况(如大面积 PTE)或有溶栓禁忌证者。

6. 肺动脉导管碎解和吸抽血栓　经导管碎解和抽吸肺动脉内巨大栓子,并局部注射小剂量溶栓制剂,适用于肺动脉主干或主要分支的大面积 PTE 且右溶栓和抗凝治疗禁忌,或经溶栓或积极的内科治疗无效而又缺乏手术条件者。

7. 放置腔静脉滤器　为预防再次发生栓塞,可根据 DVT 的部位放置下腔静脉或上腔静脉滤器,置入滤器后如无禁忌证,宜长期服用华法林抗凝,定期复查有无滤器上血栓形成。

8. 慢性血栓栓塞性肺动脉高压的治疗　若阻塞部位处于手术可及的肺动脉近端,可考虑行肺动脉血栓内膜剥脱术;每天口服华法林 3.0～5.0mg,根据 INR 调整剂量,保持 INR 为 2.0～3.0;反复下肢深静脉血栓脱落者,可放置下腔静脉滤器。

【护理评估】

1. 术前评估

(1) 健康史:病人的一般情况,有无心血管疾病及手术史、有无外伤病史及出血性疾病、静脉穿刺史、恶性肿瘤史。

(2) 症状和体征

1) 局部:病人咳嗽、胸痛的程度,持续时间、呼吸频率的改变,咯血量的情况。

2) 全身情况:有无神志、呼吸、脉搏、血压、尿量等生命体征的改变。

3) 心理和社会支持状况:病人对疾病预后所产生的恐惧、焦虑程度和心理承受能力;家人对病人的支持程度。

2. 术后评估

(1) 手术情况:麻醉方式、手术方式和手术范围。

(2) 手术效果:病人的呼吸、胸痛情况等。

(3) 局部伤口情况:有无伤口渗血和渗液情况。

【常见护理诊断 / 问题】

1. 气体交换受损　与肺血管阻塞所致通气 / 血流比例失调有关。

2. 预感性悲哀　与担忧疾病预后和生存期限有关。

3. 疼痛　与肺组织缺血坏死有关。

【护理目标】

1. 病人维持正常的呼吸型态,恢复正常气体交换功能。

2. 病人表现出对疾病的关注及能主动配合治疗。

3. 病人疼痛减轻或消失。

【护理措施】

1. 术前护理

(1) 心理护理:病人发病突然、呼吸困难、有濒死感,易产生恐惧和焦虑心理。护士应尽量陪伴病人,给予病人精神安慰及心理支持,告诉病人医院的技术力量和先进的设备,用病人能够理解的词句和方式解释各种设备、治疗措施和护理操作,并采用非言语性沟通技巧,如抚摸、握住病人的手等增加病人的安全感,减轻其恐惧心理。鼓励病人充分表达自己的情感,应用适当的沟通技巧促使病人表达自己的担忧和疑虑。

(2)急救护理:由于肺栓塞发病急,甚至可造成病人猝死,因此,要密切观察、及时发现病情变化,并做好急救护理。

1)保持氧气供需平衡:当病人突然出现呼吸困难、胸痛时,需立即通知医生,并且要安慰病人,抬高床头,协助病人取舒适体位。在持续监测和评估病人其他表现的同时要做好给氧、血气分析和进行相关辅助检查的准备。主要护理措施包括:①休息:包括生理和心理两方面。活动、呼吸运动加快、心率加快、情绪紧张和恐惧均可增加氧气消耗,加重呼吸困难,因此,病人应绝对卧床休息,抬高床头或取半卧位,指导病人进行深慢呼吸,并通过采用放松术等方法减轻恐惧心理,降低耗氧量。卧床期间行足背伸屈运动。一些机械因素如肢体活动、外力挤压,加上纤溶系统的作用,以及溶栓治疗,都有可能导致血栓脱落发生肺栓塞,故禁止热敷、按摩患肢。②给氧:病人有呼吸困难时,应立即根据缺氧严重程度选择适当的给氧方式和吸入氧分数进行给氧治疗,以提高肺泡氧分压(P_aO_2)。对于轻至中度呼吸困难的病人可采用鼻导管或面罩给氧,对于严重呼吸困难的病人可能需要机械通气。

2)监测呼吸机重要脏器的功能状态:对高度怀疑或确诊 PTE 的病人,需住监护病房,对病人进行严密监测。包括:①呼吸状态:当出现呼吸浅促,动脉血氧饱和度减低,心率加快等表现,提示呼吸功能受损、机体缺氧。②意识状态:监测病人有无烦躁不安、嗜睡、意识模糊、定向力障碍等脑缺氧的表现。③循环状态:需监测病人有无颈静脉充盈、肝大、肝颈静脉回流征阳性、下肢水肿及静脉压升高等右心功能不全的表现。当较大的肺动脉栓塞后,可使左心室充盈压降低、心排血量减少,因此需严密监测血压和心率的改变。④心电活动:肺动脉栓塞时可导致心电图的改变,当监测到心电图的动态改变时,有利于肺栓塞的诊断。溶栓治疗后如出现胸前导联 T 波倒置加深,可能是溶栓成功、右室负荷减轻、急性右心扩张好转的表现。另外,严重缺氧的病人可导致病人心动过速和心律失常,需严密监测病人的心电改变。

3)溶栓与抗凝治疗的护理:按医嘱及时、正确给予溶栓及抗凝制剂,监测疗效及不良反应。①溶栓剂应用护理:按医嘱给予溶栓剂,应注意对临床及相关实验室检查情况进行动态观察,评价溶栓疗效。溶栓治疗的主要并发症是出血,最常见的出血部位为血管穿刺处,严重的出血包括腹膜后出血和颅内出血,后者发生率为 1%~2%,一旦发生则预后差,约半数病人死亡。因此对溶栓治疗病人应:a.密切观察出血征象:如皮肤青紫、血管穿刺处出血过多、血尿、腹部或背部疼痛、严重头痛、意识及瞳孔的变化,以判断有无颅内出血。并教会病人如何避免出血的诱因,如不要挖鼻、碰撞,不要用锋利剃须刀等。b.严密监测血压,当血压过高时及时报告医生进行适当处理。c.给药前宜留置外周静脉套管针,以方便溶栓过程中取血监测,避免反复穿刺血管。静脉穿刺部位压迫止血需加大力量并延长压迫时间。d.用尿激酶或链激酶溶栓治疗后,应每 2~4 小时测定一次 PT 或 APTT,当其水平降至正常值的 2 倍时,按医嘱开始应用肝素抗凝。②抗凝剂应用护理:a.肝素:在开始治疗后的最初 24 小时内每 4~6 小时监测 APTT,达稳定治疗水平后,改为每天监测 APTT。肝素治疗的不良反应包括出血和肝素诱导的血小板减少症(heparin-induced thrombocytopenia,HIT),出血的监测见"溶栓剂应用护理"。HIT 的发生率较低,但一旦发生常比较严重,因此在治疗的第 1 周应每 1~2 天、第 2 周起每 3~4 天监测血小板计数,若出现血小板迅速或持续降低达 30% 以上,或血小板计数 <$100×10^9$/L,应报告医生停用 UFH。b. 华法林:华法林的疗效主要通过监测 INR 是否达到并保持在治疗范围进行评价,因此,在治疗期间需定期监测 INR。在 INR 未达到治疗水平时需每天监测,达到治疗水平时每周监测 2~3 次,共监测 2 周,以后延长到每周监测 1 次或更长。华法林的主要不良反应是出血,观察见"溶栓剂应用护理"。发生出血时用维生素 K 拮抗。在用华法林治疗的前几周还可能引起血管性紫癜,导致皮肤坏死,需注意观察。

4) 右心功能不全的护理:如病人出现右心功能不全的症状,需按医嘱给予强心药,限制水、钠摄入,适当控制输液速度,并按肺源性心脏病进行护理。

5) 低心排血量和低血压的护理:当病人心排血量减少、出现低血压甚至休克时,应按医嘱给予静脉输液和升压药物,记录液体出入量,当病人同时伴有右心功能不全时尤应注意液体出入量的调整,平衡低血压需输液和心功能不全需限制液体之间的矛盾。

2. 术后护理

(1)体位:绝对卧床休息,平卧 24 小时,术后穿刺点砂袋压迫 4~6 小时,穿刺侧肢体制动 12 小时,卧床 10~14 天。因为尽管有滤网做保障,但仍有小血栓脱落后穿过滤网,导致微栓塞发生。

(2)病情观察:加强生命体征监护,观察伤口敷料有无渗血和穿刺部位有无血肿,观察足背动脉搏动情况。经股静脉穿刺的病人,"8"字绷带法加压包扎,绷带不宜过紧,观察绷带包扎部位以下的皮肤颜色、温度及有无瘀斑,以免压力过大造成皮肤缺血性坏死。经锁骨下静脉、颈静脉穿刺的病人注意有无胸痛、胸闷及呼吸的改变,防止血胸、气胸的形成。

(3)药物护理:术后常规抗凝、溶栓治疗,以预防术后血栓再次形成。用药期间监测凝血酶原,观察皮肤黏膜有无出血及皮下瘀斑等情况。如有出血倾向立即通知医生,停止抗凝溶栓治疗。术后静脉滴注广谱抗生素,保持穿刺点清洁,密切观察体温的变化,预防感染的发生。

(4)饮食护理:进易消化、刺激小、富含维生素的食物,保持排便通畅。术后当天要指导病人饮水 1000~1500ml 或以上,以加速造影剂的排泄,防止造影剂肾病。

(5)并发症的观察和护理

1) 腔静脉滤器置入位置错误、移位和开放不良:腔静脉滤器置入术后可能造成滤器移位等,应选择合适型号的滤器,可减少或防止移位的发生。

2) 下腔静脉穿孔:滤器选择过大,对下腔静脉壁压力增加,易致静脉壁穿孔。术后严密观察血压、心率、面色及末梢循环情况,注意有无腹痛、背痛等,尽早发现异常情况,并通知医生进行抢救。

3) 腔静脉滤器置入后再发生 DVT 和肺动脉栓塞:尽管有腔静脉滤器存在和抗凝治疗,但肺动脉栓塞还是有可能发生的,只是发病率相对减少。滤器置入过程中,粗暴的操作、血管壁损伤、拔出导管后穿刺部位的过度或过长时间压迫、抗凝不够以及一些其他原因等都可以导致 DVT 形成;另外腔静脉滤器在置入后发生开放不全、倾斜、位置不良、移位等现象时,不能有效发挥滤器应有的作用,可再发肺动脉栓塞。术毕回病房后,严密监测生命体征的变化,每 30~60 分钟巡视病房 1 次并做好记录。主动询问病人有无呼吸困难、胸痛、咯血、晕厥等症状。若病人出现上述症状应立即给予平卧、避免做深呼吸、咳嗽、剧烈翻动,同时给予高浓度氧气吸入,并紧急报告医生积极抢救。

【护理评价】

1. 病人焦虑、悲观程度有无减轻,情绪是否稳定,能否配合各项治疗和护理。

2. 病人是否能维持正常的呼吸型态。

3. 病人的疼痛是否获得适当的处理,疼痛有无减轻。

【健康指导】

1. 术前教育

(1)心理指导:由于腔静脉滤器置入术是一项新开展的技术,费用较高,病人担心疗效,易出现焦虑和恐惧。护理人员应主动、热情地向病人及家属解释本病发生的原因、腔内血管介入治疗的意义和必要性,以及手术经过和注意事项,消除其紧张、恐惧心理,增强战胜疾病的信心。必要时用成功的病例现身教育,以取得病人合作。

(2)行为指导:急性期病人绝对卧床休息 10~14 天,床上活动时避免动作幅度过大,禁止按摩、热敷患肢,防止血栓脱落。避免膝下垫硬枕,过度屈髋,以免影响静脉回流,避免用过紧的腰带、吊袜带和紧身衣物。皮下注射、输液治疗后,适当延长穿刺点按压时间,防止皮下出血。禁烟,防止烟中尼古丁刺激引起静脉收缩,影响血液循环。

(3)体位指导:抬高患肢高于心脏水平 20~30cm,促进静脉回流,并可降低下肢静脉压,减轻患肢水肿与疼痛。

(4)饮食指导:进低脂、含丰富维生素食物,保持大便通畅,术前 2~3 日起少渣饮食。

2. 术后教育

(1)体位指导:有深静脉血栓形成病史者,抬高患肢高于心脏水平 20~30cm,膝关节微屈(图 14-1)。

(2)病情观察指导:告知病人术后医务人员会定时监测体温、脉搏、呼吸、血压;患肢皮温、皮色及肿胀消退情况。如病人感胸痛、呼吸困难、咯血;发现大小便颜色异常或皮肤出现瘀斑情况时,请呼叫医务人员。

(3)行为指导:术后每日数次行足背伸屈运动,恢复期病人逐渐增加活动量,如增加行走距离和锻炼下肢肌肉,以促进下肢深静脉再通和侧支循环的建立。抗凝治疗期间用软毛刷刷牙,避免碰撞及摔跌。

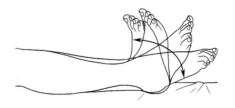

图 14-1 踝泵运动示意图

(4)饮食指导:术后 6 小时进食易消化、低脂、富含纤维素的饮食。

(5)呼吸功能锻炼:护士应指导病人进行缩唇呼吸、腹式呼吸、吸气阻力器的使用等呼吸训练,以加强胸、膈呼吸肌的肌力和耐力,改善呼吸功能。

1)缩唇呼吸:缩唇呼吸的技巧是通过缩唇形成的微弱阻力来延长呼气时间,增加气道压力,延缓气道塌陷。病人闭嘴经鼻吸气,然后通过缩唇(吹口哨样)缓慢呼气,同时收缩腹部。吸气与呼气时间比为 1:2 或 1:3。缩唇的程度与呼气流量:以能使距口唇 15~20cm 处、与口唇等高水平的蜡烛火焰随气流倾斜又不至于熄灭为宜(图 14-2)。

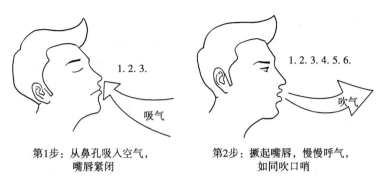

第1步：从鼻孔吸入空气，　　　　第2步：撅起嘴唇，慢慢呼气，
嘴唇紧闭　　　　　　　　　　　　如同吹口哨

图 14-2　缩唇呼吸示意图

2）腹式呼吸：腹式呼吸是让横膈膜上下移动。由于吸气时横膈膜会下降，把脏器挤到下方，因此腹部会膨胀，而非胸部膨胀。因此，吐气时横膈膜将会比平常上升，可以进行深度呼吸，吐出较多易停滞在肺底部的二氧化碳气体。可以在腹部放置小枕头、杂志或书帮助训练腹式呼吸。如果吸气时物体上升，证明是腹式呼吸。缩唇呼吸和腹式呼吸每天训练3～4次，每次重复8～10次。腹式呼吸需要增加能量消耗，因此只能在疾病恢复期或出院前进行训练（图14-3）。

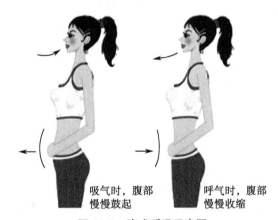

吸气时，腹部　　　　呼气时，腹部
慢慢鼓起　　　　　　慢慢收缩

图 14-3　腹式呼吸示意图

3. 出院教育

（1）行为指导：告诫病人要绝对戒烟。根据患肢情况，逐渐恢复正常工作及生活，避免长距离行走及久站，当患肢肿胀不适时及时卧床休息，并抬高患肢高于心脏水平20～30cm。

（2）饮食指导：进低脂、富含纤维素的饮食，保持大便通畅，多饮水，可促进循环，增进废物排泄，降低血液黏稠度，防止血栓形成。

（3）用药指导：指导病人坚持遵医嘱服用抗凝药，用药期间定期复查血常规、出凝血时间，观察有无出血征象，及时调整药物用量。

（4）复查指导：出院后半个月至1个月到医院复查，若发现胸痛、胸闷、呼吸困难、咯血等症状时，及时就诊。

【典型病例】

一般资料：病人，女，62岁。

现病史：病人主诉间断胸闷伴后背部疼痛4年，近1周加重。2个月前查冠状动脉CT示：右冠状动脉近段局部管腔狭窄，左前降支及对角支可见钙化斑、未见明显狭窄，左回旋支未见狭窄。血压 109/62mmHg，心率 105 次 / 分、律齐，正常心电图。氧饱和度 91%，双肺呼吸音清、22 次 / 分。各瓣膜未闻及病理性杂音。2016 年 4 月 6 日急诊以"冠心病，不稳定型心绞痛"收入心内科。入院给予抗血小板聚集、扩张冠状动脉、稳定斑块、改善微循环及营养心肌治疗。考虑病人症状不典型，冠状动脉 CT 检查仅轻度，症状与该诊断不符，进一步行血气分析、胸部增强 CT 检查。血气分析提示低氧血症，超声检查提示右腿腘动脉、股动脉血栓。肺部 CT 检查结果提示肺栓塞。查体：病人精神差，左小腿肿胀、腓肠肌压痛，皮温略低。双小腿髌骨以下 10cm，腿围差 2.5cm；双腿髌骨以上 15cm，腿围差 3cm。足背动脉搏动均可触及，皮色正常。转入血管外科。病人于 4 月 7 日行下腔静脉滤器置入术，经右腿腘静脉置管溶栓术。现为溶栓第 3 天，留置溶栓导管 1 根，伤口敷料清洁干燥，无渗出。

实验室检查：D- 二聚体 1.4mg/L，胆固醇 5.62mmol/L。

主要治疗：持续心电监护，吸氧 2L/min。低分子量肝素 2 次 / 天，皮下注射；尿激酶 75 万 U 经溶栓导管溶栓注入。兰索拉唑静脉滴注，保护胃黏膜治疗。并嘱病人平卧时抬高患肢 20～30cm。

其他史：无。

1. 该病人为什么会发生肺栓塞？
2. 该病人为什么会先收入心内科再转至血管外科？
3. 该病人入院后，接诊护士应立即给予哪些评估及护理？

第十五章

急性下肢动脉栓塞

急性动脉栓塞是指来源于心脏、近端动脉壁，或者其他来源的栓子随动脉血流冲入并栓塞远端直径较小的分支动脉，继而引起此动脉供血脏器或肢体的缺血坏死。由于该类疾病在发病期间较为迅速、进展较快，如不尽快实施早期治疗，会导致病人出现截肢现象，严重者将导致病人生命受到威胁，因此对该类疾病应进行早期诊断以及早期治疗。急性动脉栓塞多见于下肢，其特点是起病急骤、进展迅速、后果严重，严重者将最终导致截肢。

【病因】

急性下肢动脉栓塞是引起腿部急性缺血的主要病因之一，其他病因还包括动脉内急性血栓形成、急性动脉创伤及急性动脉夹层等，统称为急性下肢缺血性疾病。此类血管急症常与截肢和死亡等重大威胁密切相关。如病人年龄偏大，在某种程度上急性下肢缺血性疾病可危及其生命。

动脉栓塞栓子可由血栓、动脉粥样硬化斑块、细菌性纤维素凝集物、空气、肿瘤组织、异物（如弹片）、折断的导丝或导管、羊水或脂肪等组成，以左心房血栓最常见。血栓来源有以下几方面：

1. 心源性　最常见的栓子来源，心脏疾病以风湿性心脏疾病、二尖瓣狭窄、心房纤颤和心肌梗死占多数，其中以风湿性心脏病最常见。

2. 血管源性　相对少见。动脉瘤、动脉粥样硬化、动脉壁炎症或创伤时，病变部位常有血栓形成，血栓、斑块或碎片脱落便形成栓子。当右心房压力超过左心房时，静脉系统血栓可经未闭的卵圆孔到达体循环形成动脉栓塞，称为"反常栓塞"。

3. 医源性　随着心血管手术和介入治疗的进展，医源性因素也成为动脉栓塞的一个重要原因。

4. 肿瘤性　较罕见。多为恶性肿瘤浸润血管后形成，由于病人自身情况较差，甚至可能忽略由动脉栓塞引起的症状。

5. 不明来源栓子　尽管进行非常详细的检查，仍然有5%～10%的动脉栓子找不到来源，通常称为不明来源栓子。

【病理生理】

动脉栓塞的预后主要取决于受累血管的大小、阻塞程度，特别是侧支循环的数量。如果栓塞发生在正常动脉，由于无法迅速建立侧支循环，可以导致严重的远端缺血；如果栓塞发生在已经狭窄或者既往慢性缺血的血管，由于已经形成侧支血管，也可以表现为原缺血症状加重。

1. 栓塞动脉的变化　动脉分叉部管径突然变窄，解剖形态呈鞍状，因此栓子几乎总是停留在动脉分叉部或分支开口处。在肢体动脉栓塞中，90%以上发生在下肢，以股动脉发病率最高，其次是髂总动脉、腹主动脉和腘动脉。栓塞发生后，动脉腔呈部分性或完全阻塞，其远端动脉及侧支血管发生痉挛，通过交感神经舒缩中枢反射，引起远端血管及其邻近侧支动脉强烈痉挛，使患肢缺血加重。痉挛程度愈剧烈，缺血愈严重。动脉本身的滋养血管也可发生痉挛，造成动脉壁血供障碍，内弹力层发生水肿、增厚、断裂，血管内皮细胞损伤、脱落，血小板、纤维蛋白黏附于动脉内膜，导致继发性血栓形成。此种血栓与动脉内膜粘连较紧密，摘除时容易损伤内膜。血栓蔓延能破坏侧支循环，有时动脉栓子裂解，碎片进入远端循环，形成复杂的动脉栓塞，可迅速加重病情。另外，动脉长时间缺血，相应静脉血流速度缓慢，缺血导致相应静脉内膜损伤，可以发生静脉血栓形成。由于栓塞近端动脉血流滞缓，正常轴流发生紊乱，血液中有形成分沉积，血液发生凝固而形成继发性血栓，这种血栓与动脉内膜粘连疏松，较易摘除。继发性血栓常发生于栓塞后8～12小时。伴行静脉继发血栓形成，提示肢体循环障碍严重，预后不佳。

2. 受累肢体的变化　由组织缺氧所致，周围神经对缺氧最敏感，其次是肌肉组织，因而疼痛和麻木为肢体动脉栓塞的最早临床表现。感觉消失时，肌肉组织同时发生坏死，释放肌酸激酶（CK）和溶菌酶等物质，加剧组织溶解破坏。厌氧代谢引起组织酸中毒和细胞钠泵障碍，使细胞外及血液中钾浓度升高。通畅缺血4～8小时后开始发生组织坏死，栓塞部位、受累动脉痉挛程度、形成继发性血栓的范围和侧支循环可以影响病程进展。少数病例发病后可不发生坏疽，由缺血所致的功能障碍则很明显。

3. 心血管系统和全身影响　动脉栓塞加重了原来的心血管功能紊乱，严重者可导致血压下降、休克、严重心律失常甚至心脏骤停。单纯动脉栓塞可引起较严重的缺血表现，但不足以危及病人生命，因而缺血引发的代谢症是非常重要的致死原因。Haimovici 估计，由外周动脉栓塞导致死亡的病例，有 1/3 是由血管再通后的代谢并发症引起的。由于动脉栓塞造成组织缺血，发生骨骼肌溶解、坏死，细胞内物质如高浓度的钾、乳酸、肌红蛋白、血清谷草转氨酶、各种细胞酶、代谢产物等释放。肢体缺血的病例中，外科血栓切除术后 5 分钟，平均静脉血 pH 为 7.07，血清钾升高到 5.77mEq/L。血管再通后，积聚的代谢产物突然释放到静脉血液循环中，造成严重的缺血再灌注损伤，表现为高钾血症、代谢性酸中毒及肌红蛋白尿，酸性条件促进肌红蛋白沉积于肾小管，造成肾小管坏死，形成肌源性代谢性肾病，可迅速发展为急性肾衰竭。

【临床表现】

动脉栓塞的肢体表现为特征性的"5P"征：疼痛（pain）、动脉搏动消失或减弱（pulselessness）、苍白（pallor）、麻木（parasthesia）和运动障碍（paralysis）。

1. 疼痛　患肢剧烈疼痛是大多数病人就诊的主要症状。疼痛的主要原因是组织缺血，局部血管压力骤增和血管痉挛等均为疼痛原因，疼痛部位开始位于栓塞水平，逐渐向远侧延伸，疼痛部位可以随栓子移动而改变。

2. 动脉搏动消失或减弱　栓塞部位的动脉有条索感和压痛，栓塞远侧动脉搏动消失，栓塞近侧动脉因流出道受阻，可出现弹跳状强搏动（水冲脉）。当动脉痉挛严重或形成继发性血栓时，栓塞近端动脉搏动也可减弱。如果为不完全性栓塞，血流仍可通过，远端动脉可探及微弱的动脉搏动。

3. 苍白、厥冷　由于组织缺血，皮肤乳头层下静脉丛血流排空呈蜡样苍白。若血管内尚积聚少量血液，则在苍白皮肤间呈现散在的青紫斑块。肢体周径缩小，浅表静脉萎瘪，皮下出现蓝色线条。皮肤厥冷，肢端尤甚，皮肤可降温3~4℃，皮温改变平面位于栓塞平面下10cm左右。

4. 麻木、运动障碍 麻木、运动障碍是判断疾病进程最重要的临床表现，常表示已经或者即将出现肌肉坏死。在少数病例，发病后首先出现的症状是患肢麻木，患肢呈阶段性感觉异常，近端可有感觉过敏区，感觉减退区平面低于动脉栓塞平面，远端呈袜套型感觉丧失区，这是由于周围神经缺血所致的功能障碍，患肢还可有针刺样感觉。如果出现肌力减弱，甚至麻痹，表现为不同程度的手足下垂，提示为桡神经或腓总神经缺血性损伤。

【辅助检查】

1. 多普勒超声检查 了解栓塞部位，下游动脉通畅情况。凭借其无创、简单、便携的独特优势，在急诊情况下对血栓的明确诊断及定位，为临床尽快安排手术及溶栓提供了极大帮助，是诊断急性下肢动脉血栓的理想方法。

2. 踝肱指数 即踝压（踝部胫前或胫后动脉收缩压）与同侧肱动脉压之比，正常值>1.0，若>0.5或<1，为缺血性疾病；<0.5，为严重缺血。显像仪可显示动脉的形态、直径和流速等；血流仪可记录动脉血流波形。波形幅度降低或呈直线状，表示动脉血流减少或动脉闭塞。同时还能做节段动脉压测定，了解病变部位和缺血的严重程度。

3. CTA、MRA 了解栓塞部位、栓子形态，下游远侧动脉是否通畅、侧支循环情况。

4. 动脉造影 可以明确患肢动脉阻塞的部位、程度、范围及侧支循环建立的情况，为诊断的"金标准"，但属于有创检查，一般不作为首选。

【诊断要点】

急性下肢动脉栓塞病人进行诊断并不困难，其主要根据病人临床病症以及彩超诊断，可以对病人进行确定，例如：运动受阻、无力、苍白、无脉搏迹象、疼痛感等。如出现动脉狭窄病变以及血管变形的现象时，此类现象会给诊断带来一定困难。相关数据显示动脉栓塞手术治疗之前病人诊断正确的概率为80%，（其中动脉血栓病人占50%），此外有20%的病人在进行手术治疗前期无法确定诊断。血液流动缓慢、斑块爆破以及处于凝固状态都是属于动脉栓塞的原因，其中还包含功能衰竭、流血、脱水等现象。栓塞发病较为隐蔽，也会形成严重性疾病，所以在治疗前期对其进行准确诊断较为困难。

有器质性心脏病、动脉粥样硬化，尤其是有心房纤颤、急性心肌梗死、动脉栓塞病史者，如果突然发生肢体剧烈疼痛、肢端苍白和无脉，急性动脉栓塞的诊断基本成立。

皮温降低的平面比栓塞平面低，出现感觉和运动障碍表明已经出现不可逆性组织坏死。临床判断栓塞的部位相对简单，超声多普勒血流仪可以更准确判断动脉栓塞的部位，病变近侧动脉可闻及明确的血流音，而其远侧血流音立即消失或明显减弱。此外，栓塞远侧节段性动脉收缩压明显降低或者测不到，血流波幅明显低平。选择性肢体动脉造影可以了解栓塞远侧动脉是否通畅，侧支循环状况，有无继发性血栓形成，有无动脉粥样硬化性病变，特别是有慢性动脉粥样硬化病变的病人，术前应尽可能行血管造影检查。

血管造影有助于鉴别栓塞及血栓形成。典型栓塞征象是在正常血管内突然出现截断，有时表现为凸起或凹陷的充盈缺损。由于栓子栓塞为急性病史，所以侧支血管形成不足是栓子栓塞的另一个特点。动脉系统其他部位无病变提示为栓塞，数个动脉床内多数充盈缺损是栓塞的病理学基础，栓子栓塞最常见的栓塞部位是动脉分叉处。相反，急性血栓形成的病例通常有明显的弥漫性动脉粥样硬化性改变，以及良好的侧支循环。闭塞部位通常呈不规则尖细状，出现于易发生动脉粥样硬化的部位，如：Hunter管（收肌管）。

【治疗要点】

1. 非手术治疗 目前仅用于不适合手术或者不能手术的病例。

（1）肢体局部的处理：肢体置于低于心脏平面的位置，一般下垂15°左右，以利于动脉血液流入肢体。室温保持27℃左右，局部不可用热敷，以免组织代谢增强，加重缺氧；局部冷敷可引起血管收缩，减少血供，也属禁忌。

（2）抗凝和溶栓：动脉栓塞后应用肝素和双豆素类衍生物等抗凝剂，可以防止栓塞的远、近端动脉内血栓延伸，心房附壁血栓再生或发展，以及深静脉继发性血栓形成。在急性期应持续泵入肝素，维持一定的抗凝活性。溶栓剂仅能溶解新鲜血栓，一般对发病6～10天的血栓效果最好，对10天以上者效果较差。给药途径：①直接穿刺给药；②经导管注入；③持续灌注溶栓剂于栓塞近端的动脉腔内；④以多孔喷雾式导管向血栓内作持续滴注；⑤经静脉滴注给药，每天用尿激酶50万～100万U，总量不超过2万～4万U/kg。必须严密监测纤维蛋白原、优球蛋白溶解时间和纤维蛋白降解产物（FDP），注意皮肤、黏膜、泌尿道等部位有无出血。纤溶剂对于纤维性栓子本身难以发挥作用。

（3）解除血管痉挛：0.1%普鲁卡因静脉滴注，罂粟碱或妥拉唑林直接注入栓塞动脉腔内，或静脉滴注；交感神经阻滞或硬膜外阻滞也可采用，以解除动脉痉挛，促进侧支循环建立。

（4）高压氧舱治疗：可以增加血氧饱和度，对改善肢体缺血有一定帮助。

2. 手术治疗 主要术式为栓子和血栓切除术。

（1）适应证

1）发生动脉栓塞后，急性缺血症状严重，无明确手术禁忌证。

2）栓塞平面位于指（趾）动脉以上。

3）为已经发生坏疽的病例进行取栓手术，目的在于降低截肢平面或有助于残端愈合，可以采取取栓后即刻开放截肢的方法，避免严重并发症的发生。

（2）禁忌证

1）肢体已经出现明确的感觉和运动障碍，肌肉坏死，栓子摘除也不能挽救肢体。

2）病人一般情况严重恶化，出现多器官功能衰竭。

3. 术前准备 检查血常规、血生化、凝血功能等，尽量减少检查时间，在基本纠正重要脏器功能的基础上争取尽早手术。原则上均可采用局部麻醉，但是估计手术困难，或者有可能行血管旁路移植术时，应当考虑用连续硬膜外阻滞麻醉或全身麻醉。

4. 手术方法

（1）取栓术：治疗的目的在于恢复血供，减轻或避免组织坏死，如果发生严重组织坏死，应及时清除坏死组织以保全生命。

（2）溶栓术：导管定向溶栓法由Dotter在20世纪70年代推广。溶栓治疗具有以下优点：①能溶解侵及微循环和侧支血管的血小板-纤维素血栓，这些部位是导管达不到的地方；②溶栓治疗能够显露潜在的动脉狭窄，而这有可能通过腔内治疗得到解决。

（3）取栓术衍生手术：包括在切取栓子的同时进行内膜剥脱术、动脉旁路重建术等。

（4）经皮血栓切除术：现代医疗技术的发展可以完成在细小的血管腔内装备各种复杂装置。

（5）截肢术或取栓术＋截肢术：当肢体已经发生坏疽，必须防感染扩散，改善患肢血液循环。待坏疽与健康组织间的界限明确后行截肢（趾）术。但是已经有湿性坏疽，或者虽然无坏疽平面形成，但是肢体缺血已经导致全身情况恶化而威胁生命时，也应立即截肢。手

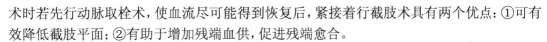

术时若先行动脉取栓术，使血流尽可能得到恢复后，紧接着行截肢术具有两个优点：①可有效降低截肢平面；②有助于增加残端血供，促进残端愈合。

【护理评估】

1. 术前评估

（1）健康史：病人年龄、性别，有无心脏瓣膜疾病、房颤、高血压、吸烟史等。

（2）身体状况

1）疼痛：评估病人疼痛的程度、性质、持续时间；有无采取相应的止痛措施及止痛效果。①评估工具：目前针对疼痛病人的疼痛评估方式中，常以病人的主观语言为依据，缺乏数字上的支持，信息反馈至医生也无可靠描述。常规方法为使用 NRS 标尺（数字疼痛评分标尺）法 + 脸谱法作为评估工具。数字疼痛分级法（NRS 法）是将一条 100mm 长的直线划分 10 等份，从左到右依此标有 0 至 10 的数字，其中 0 代表无痛，10 代表病人能想象的最剧烈的疼痛，然后让病人根据自己的疼痛体验在此线画出一个数字，以表示疼痛的程度。英国的 Weng-Baker 面部表情量表法（脸谱法）由 5 种面部表情构成，对病人没有任何年龄、文化、性别的要求，适合对老人、小儿、急性疼痛、表达能力丧失者的疼痛评估。在 NRS 标尺上对应画出 5 种面部表情，即成为本组疼痛评估工具，让病人根据疼痛程度进行选择。②操作方法：病人入院后，即将 NRS 标尺交给病人，详细讲解标尺上数字和脸谱表示的意思，告知病人将不同部位的疼痛程度在 NRS 标尺中准确用手指出，由护士记录在案，将数字反馈给医生。医生以此为依据来决定使用镇痛药物的种类和剂量。遵医嘱使用止痛药后，根据疼痛缓解时间、程度做好记录。③优点：记录简单，宣教容易。任何人都容易掌握，表达清楚。NRS 数字疼痛评分标尺 + 脸谱法用法简单，标示精确，可以科学、规律地进行疼痛评估和治疗效果评价，排除人为因素的干预，达到及时、有效地与医生、病人沟通的目的。

2）缺血、患肢（趾、指）有无坏疽、溃疡与感染：评估患肢皮肤温度、颜色、感觉、足背动脉搏动情况、缺血程度，缺血严重程度是影响选择处理策略的最重要因素，也影响治疗的结果。因此，必须在病人住院或行影像学检查前对缺血程度进行分类。持续性疼痛、感觉缺失及足趾肌肉无力是判断病人是否处于丧失肢体危险中的最重要特征，而肌肉僵直、痛觉异常及被动运动疼痛是严重缺血的晚期征象，预示组织坏死。①有生机的腿：有生机的缺血下肢无发绀，足趾可自由活动。踝压 30mmHg（1mmHg = 0.133kPa）的标准并不重要，但对确定是动脉压还是静脉压非常实用。足背动脉、胫后动脉及腓动脉的分支均可经超声检测出。如无任何动脉信号或当止血带膨胀时有迅速消失的微弱信号，则踝压可记录为零。评估急性肢体缺血时，使用连续多普勒超声检查主要是测量踝部的血流压力，多普勒信号的定性分析很有用。②濒临坏死的腿：濒临坏死的腿与有生机的腿区别在于感觉受损及测量不到踝部血流压力。濒临坏死的肢体视正常运动功能的存在与否，再划分为临界危险和非常危险状态，其与不可逆性坏死肢体的区别在于静脉多普勒检查结果的性质不同，后者的静脉血流停滞且无信号。

（3）心理和社会状况：评估病人及家属对疾病的了解程度，病人对疾病的反应，病人有无焦虑、恐惧等不良情绪，是否表现出对下肢疼痛和正常活动受限的焦虑心理，以及担心手术和害怕截肢的恐惧心理。针对这些情况，护士应主动多与病人沟通交流，评估其心理状态。

2. 术后评估

（1）手术情况：手术方式、麻醉方式。

（2）疼痛程度的改变，患肢远端皮肤的温度、色泽、感觉和足背动脉搏动的变化。

（3）创口情况：有无红肿、渗出。

（4）尿量。

【常见护理诊断/问题】

1. 疼痛 与组织缺血，局部血管压力骤增和血管痉挛等有关。

2. 焦虑 与患肢皮肤厥冷、麻木、运动障碍有关。

3. 活动无耐力 与患肢远端供血不足有关。

4. 有皮肤完整性受损的危险。

5. 潜在并发症：溃疡与感染、术后治疗可能导致的出血。

6. 知识缺乏：缺乏本病的预防知识。

【护理目标】

1. 患肢疼痛程度减轻。

2. 病人焦虑、悲观情绪减轻。

3. 病人活动耐力逐渐增加。

4. 患肢皮肤无破损。

5. 病人并发症能得到预防、及时发现和处理。

6. 病人能正确描述本病的预防知识。

【护理措施】

1. 术前护理

（1）卧床休息：绝对卧床休息，患肢应低于心脏平面约15°，目的是有利于血液流入肢体保持血供，下肢动脉栓塞病人床头抬高15°，上肢栓塞和腹主动脉栓塞病人取半卧位，保持室温25℃左右，切忌热敷和冷敷。

（2）密切观察病情：体温、心率、呼吸、皮肤缺血情况。做好病变血管的彩超或造影，以明确栓塞的部位和程度。于脐以下至大腿上部区域备皮，检查并记录动脉搏动消失的平面，皮温皮色改变的平面，以便术后对照观察。

（3）伴有心功能不全者给予高流量吸氧，并备急救物品。

（4）术前用药：保守治疗使用肝素，在各种抗凝剂中，特别是在栓塞发生的急性期间，肝素是唯一有效、可靠的药物。肝素100mg加入生理盐水50ml，静脉泵入，2～3ml/h，连续使用72小时，以后改为低分子量肝素皮下注射5000U，注意配泵用的药物24小时更换一次，以免失效。

（5）患肢保暖，但禁用热水袋等。

2. 术后护理

（1）术后72小时应密切监护心、肺、肾功能，检测水、电解质及酸碱平衡的变化。

（2）观察患肢的血运情况，一般术后24小时内动脉搏动不能触及或搏动较弱，皮肤颜色、温度和静脉充盈时间可于手术当天恢复，这是由于动脉痉挛所致。若发现患肢疼痛再次出现或者比术前加剧，皮肤温度低，颜色苍白或发绀，严重时远端动脉搏动减弱或消失，应考虑血栓形成或者栓塞，应及时报告医生。

（3）术后病人平卧，患肢自然伸展，禁止卷曲及活动幅度过大。24小时后允许床上活动，指导病人做足背伸屈动作，协助按摩小腿肌肉，以促进神经恢复，防止足下垂和肌肉萎缩。动脉溶栓导管拔除后视病情扶病人下床活动，逐渐增加活动量。腹股沟切口处绷带加压包扎，护士随时观察伤口局部情况，发现伤口渗血，敷料潮湿、脱落随时更换敷料，无特殊情况每2～3天消毒手术切口并更换敷料。经常询问病人下肢疼痛情况，每4小时观察并记录患肢皮温、皮色、感觉、动脉搏动及肿胀情况，与术前记录做比较。观察手术切口局部有无红肿，敷料有无渗出，一旦发现伤口出血，立即报告医生。对于大量出血者，立即在肢体近端扎止血带，并报告医生及时处理。

（4）进低脂、低胆固醇清淡饮食。

3．并发症的观察及护理

（1）骨筋膜室综合征的处理：是急性动脉栓塞的一种严重并发症。出现小腿前方剧痛，局部水肿，皮肤呈紫红色，局部压痛明显，足和足趾不能背屈等症状，应及时报告医生处理。

（2）出血：观察穿刺部位是否肿胀，有无皮下瘀血、局部肿块、压痛。伤口敷料的渗血、渗液情况，术后伤口加压包扎，沙袋压迫6～8小时，注意观察患肢远端动脉搏动情况。

（3）观察肌病肾病性代谢综合征：临床表现为神志恍惚、高钾血症、肌红蛋白尿、少尿或无尿、急性肾衰竭和酶学变化等，护士应及早发现征兆，报告医生。

【护理评价】

1．患肢疼痛程度有无减轻。

2．病人焦虑、悲观程度有无减轻，如情绪是否稳定，能否配合各项治疗和护理。

3．病人活动耐力有无增加，逐步增加活动量后有无明显不适。

4．皮肤有无破损，有无溃疡与感染发生，若发生，能否得到及时发现和处理。

5．病人能否正确描述本病的预防知识。

【健康指导】

1．劝说病人戒烟，穿宽松的衣裤和鞋袜。

2．指导病人按时服用抗凝药及治疗心脏病的药物，用药期间观察大便颜色和皮肤、黏膜颜色，定期复查凝血功能；积极治疗原发病，控制血压、血脂、血糖。定期门诊复查。

3．术后5～6个月到门诊复查多普勒超声，了解血管通畅情况。

【典型病例】

病人，男，69岁，于6天前突然出现右下肢疼痛，伴右足及小腿冰凉，当地医院行彩超检查提示：右下肢动脉血栓。为得到进一步治疗来院，门诊以"右下肢动脉栓塞"收入血管外科，病人主诉既往有房颤、高血压病史，测得 T：36.6℃，P：76 次／分，R：20 次／分，BP：179/116mmHg，病人精神一般，无畏寒发热，无胸闷气促，无心悸，查体可见右下肢小腿下段以下皮肤苍白，无破溃，皮温较对侧凉；右足背部搏动消失，触痛明显，感觉稍麻木，各关节可屈伸活动，无肢体活动障碍及溃疡。

1．该病人的护理评估有哪些？

2．该病人的护理诊断是什么？

3．对该病人的护理措施有哪些？

第十六章

复合手术室

第一节　复合手术室的布局与设备

复合手术室（hybrid operation room，Hybrid-OR）又称联合手术室（杂交手术室，镶嵌手术室），是指将 X 线血管造影系统与外科手术室安装在一起，使外科医师与介入医师在手术室内不仅可以进行常规外科手术，还能够直接进行血管造影和介入治疗的一种有机组合，这种组合手术室可在多种模式影像学信息的辅助下大大提高手术效率和成功率。复合手术室于 1996 年由英国学者 Angelini 提出，当时是指分期冠状动脉支架植入和旁路移植手术，主要用于治疗冠心病。2002 年，Hjortdal 等明确提出使用复合手术室治疗先天性心脏病的理念，经过十余年的发展，复合手术室不仅涉及先天性心脏病的治疗，而且还扩展到主动脉瓣膜疾病以及下肢动脉疾病等治疗领域，在神经外科、脊柱外科也得到应用。

一、复合手术室建设的现状及存在问题

1. 国外发达国家复合手术室的建设发展情况　国外各国复合手术室的实践水平和理论远远超过国内水平，其复合手术室的建设取得了卓越成绩。美国加利福尼亚大学洛杉矶分校（University of California，Los Angeles，简称为 UCLA）于 2007 年新建的 Westwood 医院（里根总统纪念医院）致力于打造世界上最先进的便利病患型医院。该院建有 23 间手术室，其中有 14 间就是复合手术室，凭借尖端的录音、录像和控制系统，外科医师通过简单的声音命令或按键即可控制安装在天花板或墙壁上的外科手术设备。全美现有约 200 间这种先进的数字化复合手术室，先进的设计方案已在国外许多医院得到了应用，同时也被国内许多医院引进作为建设数字化复合手术室的基础，进而带动了我国医院数字化复合手术室建设的进程。

2. 国内复合手术建设的现状　从 2007 年全亚洲第一家，中国阜外医院建成的第一家复合手术室，到现在我国各大医院也都相继建立了不同规格的复合手术室。其中以 DSA 为成像主体的设备较多，一些以 MRI、CT 直线加速为主体的复合手术室也在设计计划筹备中。

3. 建设复合手术室的重要性　拓宽了治疗指征，解决了单纯治疗方法不能解决的问题，充分整合了腔内介入技术与外科手术的优势；降低了复杂病变治疗的创伤；提高了手术室安全和效率；方便了病人，避免重复麻醉；有效降低了治疗费用；实现了多种疾病治疗形式上的创新。

二、复合手术室的布局与配置

复合手术室既需要满足血管造影系统（血管腔内手术），多种图像信息融合等设备的安

装和使用情况，又必须考虑常规开放性手术对手术床、洁净度、手术设备等方面的需求。同时又要符合安全防护的要求。具体来讲，复合手术室应包括以下内容：

（一）手术室的尺寸和布局

1. 尺寸 在一台复合手术中，不仅有介入影像设备，还有其他的手术设备及多组工作人员参加。另外，DSA还要有一个操作控制间和机房，内部隔断兼顾保存造影相关物品及耗材等物品的需要。因此，复合手术室整体占地面积需在80m²以上。

2. 布局 复合手术室与传统的介入手术室相比，对无菌操作的要求更加严格。设计应严格按照手术室的布局，划分为限制区、半限制区和非限制区。每个区域之间应有明确的隔断，一般以门为界，门需要两面开启，并且具有防辐射功能，一定要坚固耐用。限制区通常设置于内侧区域，除包括手术机房、无菌物品存储区、手术器材准备区以外，还应将DSA控制室包含在内；半限制区介于限制区与非限制区之间，其缓冲作用包括设备间、洗手区、材料间、器械间、器械冲洗区、示教区等；非限制区应设在复合手术室与外部相连处，包括：更衣室、休息室、办公室、污物处理间、候诊室等没有无菌要求的区间。

（二）洁净度的要求

由于复合手术室经常进行外科手术，甚至开胸等体外循环手术，按GB5033—2002《医院洁净手术部建筑技术规范》要求，复合手术室的洁净度应该达到层流净化手术室的百级标准（美国联邦标准规定：百级层流手术室每立方空气中≥0.5μm的尘粒数，应≤100颗）。要求其室内换气20～25次/小时；新鲜空气>20%；温度为19～21℃；湿度为50%～55%；并应该遵循不产尘、不积尘、耐腐蚀、防潮防霉、容易清洁和符合防火要求的总原则。天花板应该选用可冲洗材料；地板选用带有整体墙基的无缝地板。地面需平滑、抗化学消毒剂的腐蚀，避潮湿，以免受到寄生物和灰尘的污染。

（三）硬件设置

1. 对血管造影系统（图16-1）的要求 不同经济条件的医院会选用不同的设备，但都应遵循3个原则：①机架的灵活性：灵活的机架系统能够提供大范围的投照视野，复合手术室需要机架具备最大的灵活性，来满足复杂的投照要求；同时应可以大范围移位，在不需要进行透视和减影监控时，C形臂机要能够完全移出手术床的范围，以方便开刀手术的顺利进行。②图像质量应清晰：能够精确显示最微小的病变，并提供足够大的成像视野，以满足外科手术与其他图像信息相结合来支持手术的进行。③在达到诊断要求的情况下，X线辐射量应尽量少，以减轻对手术室医务人员和病人的辐射损伤。

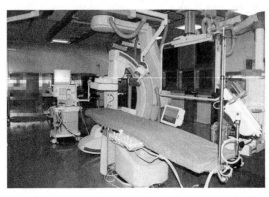

图16-1 血管造影系统

复合手术室的首选机架是带有纵向滑轨的悬吊式机架系统。而且纵向滑轨要保证有足够的长度，最好能够使 C 形臂机架移动至手术室墙边停放。复合手术室的重要特点就是借助多种三维影像信息进行复杂的外科手术。随着三维处理技术的迅速发展，血管造影系统三维重建能力迅速提高。从过去耗费大量时间的三维重建，发展至目前的实时三维重建。实时三维重建能够为复合手术提供高效的三维成像支持，为复合手术提供了手术模拟、手术计划和术中实时引导。

2. 手术床的要求　复合手术室的手术床既要满足外科专业，又能与血管造影系统相紧密的配合，要能做到床和 DSA 在一个界面上控制，床面应轻巧，必须使用生碳素钢制成，须具有 360° 环透功能，无任何盲区，移动应足够灵活，床体本身应固定，稳定性一定要好，能够具有床头可以上下倾斜及床身可以左右摇摆的功能，从而能够很好地满足外科手术的要求。尤其是对心胸外科侧切口手术来讲具有很好的适应性，又要能够实现随意的浮动，具有自动位置的控制，以防止碰撞保护等多种功能，从而符合介入手术的要求。

3. 手术无影灯　因受 DSA 安装位置的要求，无影灯应选用旋转范围大的。综合考虑复合手术室的手术特性，手术灯的冷光要求应特别高，无影灯应使用照明亮度大，使用寿命长的 LED 冷光源，而且由于复合室还担当了医院教学和远程医疗的责任，所以应在手术室范围内配置高清摄像系统。

4. 手术吊塔　应至少 3 个，分别是外科塔、麻醉塔、腔镜及显示器塔。吊塔应可升降旋转并具有较强的承载能力，可轻松地电动升降并在半径为 1m 左右的范围内任意旋转，可停在医护人员触手可及的位置。

5. 高压注射器　高压注射器的主要结构有：①多轴运动注射头：它将一定浓度的造影剂抽吸入注射筒内，由微机检测出筒内造影剂的总量，并将其加热至体温，其多轴系统可配合导管头的位置作方向运动，以保证造影的顺利进行。常用注射头的型号有 60ml、150ml 和 200ml，其中最常用的是 150ml。②控制台：它是高压注射器的中枢系统，控制台面板上可以编制上升 / 下降时间流速、注射量、注射时间、压力和延迟时间等。可以控制所有的注射参数及程序。③移动支架：其方法可有天顶悬吊式、导管床站立式及落地式 3 种，可根据房间结构和使用者的习惯来选择其中任意一种。

6. 其他设备　术间墙壁内嵌入恒温箱和带有冷藏和冷冻功能的医用冰箱，以方便存储需低温保存的药物和心脏手术制作无菌水泥的需要。麻醉机、监护仪、除颤器、体外循环机、电刀等仪器设备按照手术室标准配置并放在固定位置，并在标签上注明"复合手术室专用"。

（四）复合手术室数字化多媒体整合

数字化整合主要实现存储、远程医疗、图像切换和设备控制 4 方面。

1. 复合手术室数字化集成　主机摆在设备间，通过布线连接手术室里面的手术设备。将按需要把设备整合至数字化手术室当中。将来自不同信号源的图像分别输出到高清显示器上，给手术室工作人员提供全方位的病人资料和信息，包括几乎所有的病人信息，例如：DSA 血管造影、手术灯摄像、内镜、电子显微镜、B 超、监护仪、麻醉机、放射 PACS 图像、手术导航等。

2. DSA 主机资料记录 / 数据存储 / 信息　将复合手术室 DSA 采集到的图像和病人信息转换成标准 DICOM 文件格式，并且可以发送到医院的 PACS 存储归档，实现与医院 PACS 的无缝整合。可以实时地将 DSA 图像与医院现有影像系统整合，包括 PACS；手术室专用的

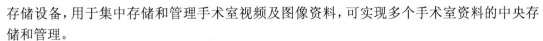

存储设备,用于集中存储和管理手术室视频及图像资料,可实现多个手术室资料的中央存储和管理。

3.数据传输、视频通信及手术示教 多媒体通信系统将手术中的高质量图像、诊断图像和手术室的实况实时转播,应用于教学观摩、远程医疗、手术室现场监控、病人家属观看手术全过程。将一体化手术室的音视频信号独立发送到会议室和示教室中,并且可以实现双向音视频交流。可将手术中的各类影像设备的图像显示在医生最合适观察的显示屏幕上。医护人员通过有无线触摸屏来控制手术室之间、办公室、影像及辅助检查科室和院内任何一个地方的影像文件及画面的配置与传送。

4.手术室设备的控制与管理 按需要把设备整合至数字化。手术室当中,必须符合数字化、智能化的需要。通过触摸屏来统一控制手术室里的无影灯、手术床和其他设备。环境控制则由净化工程的墙面控制面板来实现。

第二节 复合手术室的管理

一、人员的管理

(一)复合手术室护理工作

复合手术室护理工作是将介入手术护理与外科手术护理相互融合的特殊(新型)护理模式。其工作具有特殊性和独立性,且工作专业性强,工作紧张,责任重大,技术水平要求高,这就对手术室护理工作提出了更高的要求。工作当中,护士应具有吃苦耐劳、勤奋工作、自觉克服困难的职业精神和奉献精神;有良好的职业道德和慎独精神,自觉遵守各项规章制度。工作中不仅要熟练地掌握静脉穿刺、导尿、无菌操作技术等护理操作技能以及各种抢救技术,而且还要参加有关介入治疗知识的培训,从而全面了解复合手术的特点,进而提高应对突发情况的能力。熟练掌握各种器械及仪器的使用方法和保养方法,熟悉各种导管耗材的规格、型号和用途,做到手术中配合得井然有序,忙而不乱。复合手术室是一个多学科合作的科室,护士要具有较高的社交能力和人际沟通技能。与周围同事关系应融洽,团结协作,营造和谐的工作气氛。手术室工作紧张、繁忙,需要长时间的站立,注意力高度集中,工作时间长而不规律,就餐时间不固定,体力消耗大,因此,必须具备强健的体魄,良好的耐力和较强的适应力。工作之余应充分休息,适当参加必要的娱乐活动,调整好身体和心态,保持健康的身体,以适应长期紧张的工作。

(二)工作流程

1.巡回护士的工作流程

(1)术前访视:术前1天确认手术台次,准备手术所需要的物品、药品、器械等。检查有无效期。并到病房与医护做简短交流,查阅病历、收集临床资料、向病人做自我介绍,进行有效的沟通以便了解病人术前心理状态,做好心理护理和健康教育。

(2)术前准备:术前提前30分钟打好空调和空气净化的开关,将手术间的温度调节至22~25℃;合理放置各种监护设备,不影响C形臂的转动和手术床的前后、左右移动。病人入手术室后认真核对病人信息,将手术预约单、病历和病人三者进行对照(对姓名、年龄、床号、性别、诊断、手术名称、手术部位、穿刺部位、手术前用药及备皮情况)。协助病人上手术床,按照手术要求摆放体位,对不能配合和意识不清的病人,给予约束带固定,经胸前和颈部穿刺者,肩下放置垫枕。认真准备输液装置,核对用物和药品,进行静脉穿刺,保证静脉通路的通畅,带入的液体应妥善挂置,保持其通畅。配合麻醉医师连接各种监护的导联线。监测心电、血压和血氧,并及时记录,且记录上台时间。对于神经科或特殊的介入病人需要准备加压袋1～4个,配合器械护士的工作。

(3)术中观察:密切观察病人的病情变化,保持输液通畅,留置导尿的病人应观察尿量、尿色并保持尿管通畅。且及时遵医嘱用药,如遇口头医嘱要与下达医嘱的医师核对两遍,术后及时、准确地补开医嘱并签字。术中认真完成记录单(护理),及时为医生提供耗材,将耗材条码撕(剪)下贴在登记本上,并登记病人信息。如有特殊用药和输血,应做到两人查对。术中严格无菌技术操作,并保持手术间的清洁、整齐、安静,地面无血迹,掉下的器械、纱布及时收好。术毕协助包扎伤口。

(4)术后处理:术后将病人带来的衣服、病历、影像资料等一并随病人带回。护送病人回病房,与病房护士交接物品及病人情况(特别是皮肤、管道及输血情况)并登记签名。手术间终末需彻底消毒处置。

2.器械护士的工作流程

(1)术前1天了解手术情况,做到心中有数,检查手术所需物品、器械及药品是否齐全。

(2)术前准备:按手术需要准备手术器械、物品,并查对其有效期。协助病人上手术床后,打开无菌包、器械包,生理盐水、肝素盐水等。在医师显露其穿刺部位时,准备好皮肤消毒用物,协助医师按要求消毒手术部位,逐层铺无菌单。协助医师穿无菌手术衣及戴无菌手套。对于全麻病人,协助麻醉医师做好病人麻醉护理,合理摆放麻醉机的位置,不影响C形臂旋转。配合巡回护士的工作。

(3)术中护理:按手术需要打开所用的注射器、导丝、导管等器材,放在无菌器械台上。根据手术进程,按所需要及时传递无菌用品和器械,传递过程要严格按无菌操作,做好查对,保证其及时、准备无误。在整个手术过程中均要维护和监督手术区的无菌状态,并集中精力配合手术。对于神经科的介入手术,应准备好塑形器;大血管的介入手术,准备并打开血管切开器械包。手术结束时,与巡回护士共同清点术中所用的器械、物品,并及时按规定登记。

(4)术后护理:再次清点手术所用物品;及时清洁手术台和地面上的污物,整理且清洗器械;检查所用器械登记且记录,核对无误随病人病历入档;将其未用的未开封的无菌物品归回原位;手术间消毒30分钟,准备下一台手术所用的物品;全天手术结束后,手术间需彻底终末消毒。

3.技师的工作流程

(1)术前准备:连接电源、开机,校准机器且检查机器性能,录入病人相应的资料,协助病人上手术床,教会病人术中配合的注意事项及方法。有需要用到下肢步进造影机的病人,应协助其摆放位置并固定,根据病人情况准备对比剂。

(2)术中护理:抽吸对比剂,协助医生连接高压注射器并排气;根据手术的进展情况随时改变C形臂的位置、造影剂的用量及造影模式;根据手术及医生的需要,及时保留图像,选取对应图像做对照及测量数据;随时记录每次造影所用对比剂的剂量,时速及其压力。

(3)术后护理:手术结束后,协助病人下手术床,做好保护,将C形臂归回原位;总结且记录手术过程;处理、整理图像并刻盘归档,打印胶片给病人;清理机房,彻底清洁机器表面;关闭机器,切断电源。

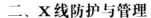

二、X线防护与管理

（一）X线的损害

X线对人体的损害主要是由于X线的特性——生物效应。X线照射机体后，可使组织和体液发生一系列变化，组织中的细胞被电离辐射灭活，从而引起以造血组织损伤为主的放射性损害。介入手术室是病人在X线引导下进行造影检查和治疗的特殊场所，从事介入放射工作的医务人员，身体在较长时间内连续或间断受到超剂量电离辐射，可导致对放射较敏感的组织和器官如皮肤、眼晶状体、性腺和肾髓组织的损害，使人产生疲乏无力、头晕、头痛、记忆力减退、食欲减退、机体免疫力降低等症状，长期小剂量的慢性辐射会引起慢性放射综合征，特别是对造血免疫和神经方面的影响。严重时，会引起内分泌紊乱和造血功能损害，甚至致癌。

（二）个人防护用品和设施

1. 个人常用防护用品　铅围裙、铅围脖、铅帽、铅眼镜、铅头盔等（图16-2）。

2. 常用的防护设施　常用的防护设施主要是有床侧立地防护屏、悬吊玻璃/铅帘、床下吊帘、床上盖板、活动防护盾和多功能铅屏等。

（三）防护用品的管理

1. 防护用品的特征　铅眼镜的主要原材料是由防辐射铅玻璃制成，因而它的重量相对要比普通眼镜重。其他防护用品也不同于一般的衣物，其内层材料为贵重金属和橡胶，不可洗涤、无透气性、质量大。

2. 防护用品的放置　防护用品是介入手术的必备物品，能保证手术人员的身体安全。应将其统一放置在半限制区，以方便取用；不用时用铅衣专用衣架挂起，不能随意堆放；悬挂时，铅衣的粘扣必须完全闭合，不得将铅衣的前襟悬吊在空中。同时，铅衣的双肩对齐衣架肩部，以确保铅衣双肩的承重平稳；铅衣不可折叠或挤压，长时间的折叠或挤压会减少其使用寿命，同时避免与尖锐物接触及高温曝晒等，以免影响防护效果。防护用品的主要使用人员是医师，提高其对铅衣的保护观念，才能保证其自身的健康。要求每台手术后按照规定将铅衣和铅围脖悬挂、放置。切勿任何形式的折叠和挤压，手术后须脱除，切勿穿着铅衣蹲、坐、躺或者其他形式的靠压。禁止在铅衣外面不穿无菌手术衣，进行有创操作。鼓励医师为标志物阳性病人做手术时，穿一次性无菌防水材质手术衣。

3. 防护用品的清洁消毒　防护用品属于科室里的贵重物品，每日专人清点其数目，以防丢失。由于其特性，手术后易被医务人员的汗水所浸透，并且常常被病人的血液、体液以及其分泌物所污染。每日手术结束后将防护物品表面紫外线照射消毒1小时。每周日术后统一用中性洗涤液擦洗后悬挂晾干，对有明显污染了碘酒、对比剂或者病人血液、体液等污渍的防护用品，在当日手术后，用湿纱布或清洁剂将明显污染擦拭后，再用2000mg/L含氯消毒剂擦拭，然后进行表面紫外线照射消毒，以达到清洁的标准。对于沾染上血源性病原体标志物阳性病人血液、体液的防护用品，应在当台手术结束后，立即用湿纱布或清洁剂将明显污染擦拭后，再用2000mg/L含氯消毒剂擦拭，消毒30分钟后再用湿纱布擦拭，悬挂晾干以备再用。铅围脖面积较小，受污染的可能性较小，所以每台手术配有定制的一次性围脖套，每台更换一次，如有明显的污渍，再用此方法清洁、消毒。每次的清洁、消毒工作要专人负责，并填写清洁、消毒记录本。

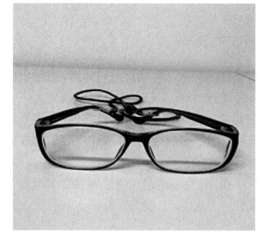

铅眼镜

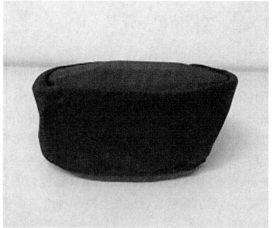

铅帽

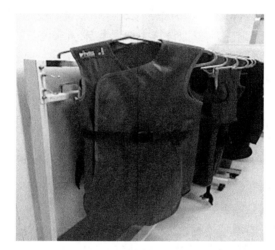

铅衣

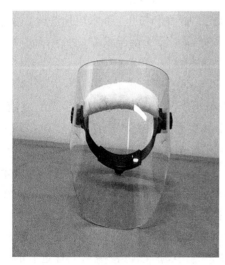

铅头盔

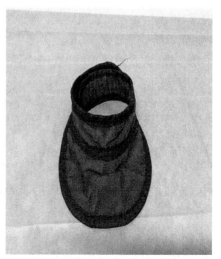

铅围脖

图 16-2　铅防护用品

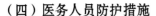

（四）医务人员防护措施

1. 严格对放射从业人员进行防护知识的培训，提高个人的防护意识，自觉认真使用个人防护用品（如一件铅衣和一个围脖、一个裤衩、一个帽子一起被视为完整的一套铅衣）。认真佩戴射线监测卡，并且认真、准确地记录个人的辐射接触剂量，若超出其规定剂量（即规定职业照射连续 5 年的年平均有效剂量为 20mSv，任何一年的有效剂量不大于 50mSv），应限制手术次数，减少或者脱离射线环境。

2. 在手术中，应在医师手术区与病人照射区之间用适当的屏障隔离，尽量减少射线的接触（即距离防护）。

3. 熟练掌握介入手术的操作过程，提高操作熟练程序，尽量缩短手术时间，减少曝光次数，避免无效曝光（即时间防护）。

4. 争取上级领导的支持，使用合乎要求的 DSA 机和必备的防护设施。介入的医务人员要定期进行限护检查，每 3 个月查血常规 1 次，每年系统体检 1 次。

5. 平时应加强营养，多选择摄入西红柿、草莓、海藻等能增强机体免疫力的抗氧化食物，减少生理、心理疲劳，保持积极、稳定的情绪，促进身心健康，增强抗辐射损伤的保护能力。

（五）手术病人的防护

介入手术室应配有病人防护的三件套，即铅帽、铅三角巾和铅围脖。介入手术中在不影响无菌操作和图像诊断的前提下，应对病人的重要部位及敏感部位给予适当防护，如颈部的甲状腺、生殖器等，为其佩戴合适的铅围脖或铅三角巾。操作人员应该技术熟练，选择最佳条件进行曝光，提高曝光成像的成功率，避免对病人反复照射。术后鼓励病人进食高蛋白、高维生素饮食，以增强体质。鼓励其多饮水，以加快体内放射核素的排出。

三、复合手术室设备、仪器的管理

手术室内的设备属于贵重（价格昂贵）仪器，通常在医院设备科有重点设备备案。应设专人负责仪器管理工作，建立登记本，记录设备运转情况及维修保养情况等。仪器随机带的全部资料，如使用说明书、操作手册、维修手册等妥善保管，以便随时查询和维修时使用。并将仪器设备的固定资产编号粘贴在仪器上。设备安装后对手术参与人员做相关培训，如：设备的操作流程，使用注意事项，常见问题的排除。首次使用时厂家技术支持人员必须在场，以确保设备安全运转。每次开机时应整个系统都检查一遍，看是否处于最佳的工作状态，若有反常或者疑问必须先排除，并做好记录。每次使用后，立即清洗好机器上的污迹和血迹等，保持其清洁后关闭电源。应每个月定期由工作人员对设备进行清洁维护、保养，特别是高压注射器及 DSA 机器。每年应由检修公司推荐有资格的维修人员对设备系统做全面校正，然后再做功能检查。

四、复合手术室的安全管理

1. 高压注射器安全管理　高压注射器在血管造影前务必检查其设定程序、流量、压力、时间等，避免影响图像质量或因压力过大损伤血管。在使用过程中如果系统发生故障，需立即关机，把病人和注射器分开，排除故障后开机预备并试注射，确定没有故障后才能把病人和注射器相连。如果故障重复出现或注射器不能正常工作，请不要使用注射器，直到通过技术支持确实找到引起该故障的原因，并排除故障后方可使用。在使用时应避免当针筒没有正确装载好时吸药和注射药，因不正确的装载会引起造影剂的泄漏、空气栓塞以及人员受伤,待针筒中的气泡完全排出、与导管连接后,才能把病人和注射器相接,空气栓塞会导致病人的受伤和死亡。

2.坠床的管理　因介入手术的特点,复合手术室的床不同于普通的床,而是窄长的凸字形,而且可以上下、左右灵活移动,进而来满足不同部位、不同角度的造影。加上病人因疾病等原因导致紧张、恐惧、活动不灵敏,手术室工作人员监护不当,宣教不到位而导致坠床。这就要求我们工作人员在病人进入、推出手术室以及病人在手术床上有肢体活动时,一定在旁边守护,并随时讲解手术床的特性,提醒其注意。手术中密切观察病人的一举一动,防止意外发生。在不影响术者操作的前提下,应适当安放床挡等保护装置。

第三节　复合手术室的感染预防与控制

复合手术室是一个可以同时进行影像学检查、血管介入治疗和实施心血管外科手术的特殊的手术室,进而也是控制医院感染的重点科室。其感染控制的质量将直接影响病人的预后及医院的医疗效果。感染严重的可危及病人的生命。因此,预防和控制医院感染是复合手术室的重要环节。

一、建立健全规章制度,加强感染知识的培训

建立健全各项规章制度,复合手术室成立感染管理小组,在分管院长和护理部领导下,医院感染管理部门的监督指导下工作。感染管理监测是定期抽样监测,结果应达到《消毒技术规范》的标准,对检测员每个月汇报工作中存在的问题,各种监测结果和无菌手术随访情况等,护士长应进行有效的评价,对于存在的问题进行分析,查出其中的原因以便及时采取控制措施并指导实施。感染小组应定期组织医护人员认真学习《医院感染管理办法》及医院感染的知识及相关制度,不断提高医务人员的感染观念及意识,避免医院感染的发生。

二、复合手术室工作人员的管理

(一)医护人员的管理

复合手术室的医务人员必须具有较高的慎独修养,正确的道德行为,高度的责任心和过硬的专业技术水平,严格执行无菌技术操作规程与消毒隔离制度。进入手术室的人员必须按规定着装,戴口罩帽子,换室内拖鞋,戴帽须遮住头发,戴口罩口鼻不外露。与手术无关人员一律不得入内。如有特殊情况如参观人员、专家手术,应提前通知手术室,经护士长同意后方可入内,但应严格控制进入手术室人员及参观人员,每台手术除工作人员以外不得超过3人。患严重上呼吸道感染者不可入内。手术过程中应保持严谨的工作作风,保持室内肃静,禁止喧哗、谈笑,不要随意议论与手术无关的事情。外出送病人应穿隔离服,换外出鞋;工作结束后将用过的衣裤、鞋、帽、口罩等放到指定地点。

(二)清洁卫生人员的管理

清洁工作人员必须经过清洁、消毒,隔离基本接触的培训。掌握专业防护知识以提高自身的防护意识,并配备相应的防护设施(如防水袖套、帽子、橡胶手套等),严格按照污染的处理程序处理手术后的污物,防止二次污染。

(三)手部的感染控制

在进行手术操作前后,工作人员必须先洗手。因为只有执行有效的洗手制度,才能减

少和防止术后感染的发生。有研究报道,医务人员手被污染造成的医院感染约占30%,比空气传播更具有危险性。严格执行七步洗手法(图16-3),规范洗手,以减少通过手部直接或间接地传播。

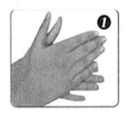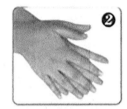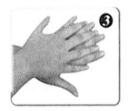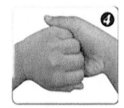

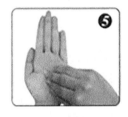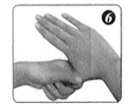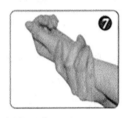

图16-3　七步洗手法

①掌心相对,手指并拢相互揉搓;②掌心相对,双手交叉沿指缝相互揉搓;③手心对手背,沿手指缝相互揉搓;④弯曲手指关节,两手相扣进行揉搓;⑤一手握一只手大拇指旋转揉搓,交换进行;⑥一手指尖在另一手掌心旋转揉搓,交换进行;⑦揉搓手腕,交换进行

三、手术病人的管理

1. 术前抗菌药物的预防性使用　严格执行术前预防性抗菌药的使用原则,在复合手术室严格按照医嘱执行,应用于手术开始前30~120分钟。

2. 术前皮肤的清洁及备皮　择期手术的病人,术前尽量沐浴洗净手术部位的皮肤,不能沐浴的病人应擦洗手术部位皮肤。对于纯介入手术的病人,因为切口小,根据美国心脏协会制定的心导管感染控制指南规定,可以不进行备皮,如果毛发较多、影响穿刺时,可用剪发剪除较长的毛发,以保证皮肤的完整性,从而降低介入手术的感染率。对于需杂交手术的病人,除需剃除手术野的毛发外,应注意避免皮肤破损,保持手术区域皮肤的完整性,防止感染的发生。

3. 特殊感染手术与传染病病人的处理　对于特殊感染手术及传染病病人,复合手术室工作人员应制订职业暴露的应急预案,配备必要的防护用品与设施,术中及术后应根据传染的性质及传播途径采取有效的隔离措施。

四、复合手术室内一次性物品的管理

1. 一次性物品的要求　一次性无菌物品必须与非无菌物品分开放置,并且有明显的标志。无菌物品柜应离地面≥50cm,无菌物品柜应专柜专用、专人管理。无菌物品应按有效期先后顺序摆放,每日由专人负责检查无菌物品的有效期、数量、外包装情况并登记。

2. 一次性物品的查对　术中使用一次性无菌物品时,应严格检查其型号、规格、有效期、包装密封性是否完好等情况,如遇有过期的、不合格的、被污染、潮湿的、包装破裂、字迹模糊等情况决不允许使用,以防止感染的发生。

五、复合手术用物及器械的管理

手术所用的导管、器械和各种敷料、缝线等都必须达到灭菌的要求,必须按照原卫生部《消毒技术规范》和《消毒供应中心的建设与管理评价指南》的要求执行。手术使用的穿刺针、导管、导丝、血管鞘、球囊、支架等物品多为一次性使用,应当一人一用一废弃。不可以重复使用一次性物品。说明书上标明可以重复使用的器械,应将物品湿式保存,并送往消毒供应中心严格灭菌、消毒。手术器械用后,先用流水冲净器械表面的污物和血迹,然后浸泡于生物酶洗液中 5～10 分钟,再用流水冲洗,擦干润滑,清点数目,打包消毒。所有手术器械尽可能采用高压蒸汽灭菌,对不能采用高压蒸汽灭菌的采用环氧乙烷气体或低温灭菌器灭菌。有效管理无菌物品,可预防医院感染的发生。

六、特殊感染手术病人的管理

必须遵循先做无菌手术,后做感染手术的原则。安排专人在手术间外做传送工作,接送病人的平车单独使用,用后消毒。手术当中尽量使用一次性敷料及用品,室内人员戴手套,穿隔离衣。手术人员需戴双层手套。备齐用药,减少人员出入。术后将导管等器材浸泡在含氯消毒液中、浸泡 30 分钟后再送指定焚烧炉进行焚烧处理。器械用双层黄色医用垃圾袋密闭包装后注明感染字样,再送器械室进行消毒处理。术中血液、污液用含氯消毒液浸泡 30 分钟后再弃掉。术后做好终末消毒。全部垃圾废物用双层黄色医用垃圾袋密闭包装后,送医用垃圾站统一焚烧处理。手术结束后所有物品不允许带出手术间,手术间门窗、桌面、操作台、导管床、地面用 1% 含氯消毒液擦拭,房间空气净化消毒。

七、医疗废弃物的管理

（一）医疗废弃物的分类

1. 感染性废物 即携带病原微生物、具有引发感染性疾病传播危险的医疗废物,包括被病人血液、体液、排泄物所污染的物品如棉球、纱布、棉签等各种敷料;一次性使用的医疗卫生用品及一次性医疗器械等。

2. 损伤性废物 即能够刺伤或者割伤人体的废弃的医用锐器,如一次性注射器针头、动静脉穿刺针、手术刀片、血管缝合针、玻璃安瓿等。

3. 药物性废物 即过期、淘汰或者被污染的废弃药品,如废弃的一般性药品像抗生素等。

（二）医疗废物分类收集的注意事项

1. 医疗垃圾中严禁混入生活垃圾。

2. 严禁使用破损的、会渗漏的包装袋。

3. 医疗废物一旦放入包装袋或容器中不得拿出再用。在盛装量达到收集容器的 3/4 满时,必须将袋口扎紧或容器密闭。

4. 感染性医疗垃圾放入黄色垃圾袋中收集;损伤性及药物性垃圾用锐器盒收集,黄色垃圾袋和锐器盒等收集容器必须符合《医疗废物专用包装物、容器标准和警示标志规定》,上面印有"医疗废物"警示标志。

5. 隔离的传染病病人或疑似传染病病人产生的生活垃圾须按医疗废物处置,其医疗废物应当使用双层黄色垃圾袋并及时密封。

6. 建立废弃物登记本,标明医疗的废物来源、种类、重量或数量、日期、时间及经办人签名。

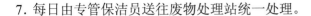

7. 每日由专管保洁员送往废物处理站统一处理。

第四节　手术室无菌操作技术

无菌操作技术是手术室感染中的关键环节，复合手术中要按照外科手术的要求，必须每个环节做到严格的无菌操作。

一、外科手消毒

外科手消毒是指医务人员在外科手术前用抗菌溶液及流动的水洗手，再用手消毒剂杀灭手部暂居菌，减少常驻菌的过程，进而抑制微生物的快速再生。

（一）操作步骤

1. 戴好口罩、帽子，将头发和口鼻完全遮盖，修剪指甲。

2. 取下手表、饰物。

3. 按七步洗手法清洁双手、前臂和上臂下 1/3，用流动的水冲洗。

4. 取无菌刷，压取 3～5ml 手消毒液，由指尖到上臂下 1/3 处，按三节六面充分刷洗双手各面（第一节：指尖到腕关节；第二节：腕关节到前臂 2/3 处；第三节：前臂 2/3 处到上臂下 1/3 处；六面为指尖、掌面、背面、鱼际侧、指缝及指蹼、小鱼际侧，加强 1 个面为指间关节面），刷洗时间共计 3 分钟。

5. 待手上的水稍滴干，第一次压取 3～5ml 手消毒液，按三节六面进行揉搓；第二次再取 3ml 左右消毒液加强揉搓第一节，不再用水冲洗。

6. 待消毒液稍干后，两手指尖相对朝上，悬空于胸前，进入手术间。

（二）注意事项

在冲洗双手时，应避免水溅湿衣裤，一旦溅湿衣裤应立即更换并重新刷手；冲洗时，手向上，肘关节向下，手不要触及周围物品；刷手时，每节开始应覆盖上节，刷完后用流水冲净；使用的无菌刷一用一消毒，用后须放于指定的容器中；必须根据手消毒液所推荐时间决定揉搓时间。

二、穿无菌手术衣

穿无菌手术衣不仅保证了手术区域的无菌面，减少了病人术后感染的概率。同时，使用无菌手术衣将医护人员外露皮肤进行保护，防止了与病人血液、体液的直接接触，进而减少了医护人员的职业暴露，达到防止手术感染的目的。

（一）操作步骤

1. 洗手护士按手术要求穿戴整齐，并按七步洗手法和外科刷手法准备完毕。

2. 面对无菌区，距无菌桌一定距离，抓取无菌手术衣。

3. 双手持无菌手术衣衣领两端，轻轻抖开，向前上方抛起，将双手同时插入衣袖内，两臂前伸。

4. 巡回护士在背后捏住衣领内侧，协助穿衣者伸出手后将领部带系好。

5. 洗手护士按无菌戴手套方法戴好手套后，解开腰带。由已戴好手套的消毒医生提住腰带，洗手护士向右旋转一圈，将腰带系好。

6. 整理手术衣。

（二）注意事项

操作者在穿戴手术衣前，一定保证手的无菌状态，当发生疑似污染时立即重新刷洗双手；抓取衣服时，减少对无菌桌面及其他物品的触碰；穿戴手术衣时，双手平举放于腰平面以上，肩平面以下；在穿戴时如有疑似污染，须立即更换手术衣。

三、戴无菌手套

要想严格隔离医务人员的手部细菌与手术部位的接触，有效的方法就是戴无菌手套。

（一）操作步骤

1. 操作人员穿戴整齐，经七步洗手法和外科刷手法准备完毕。

2. 按照无菌穿戴手术衣法，穿好手术衣。

3. 检查并核对无菌手套外的号码，灭菌日期，是否有破损。

4. 一只手套与同侧掌心相对，指尖朝向身体肘关节方向，置于袖口上。

5. 打开手套反折部，束住袖口，翻起反折，扣住袖口。

6. 同法戴好另一只手套后，双手调整舒适。

（二）注意事项

穿无菌手术衣时，手保持保留于袖口内侧，不得露出袖口外；未戴手套的手不能接触手套外层；已戴手套的手不能接触未戴手套的手及其他无菌物品。

四、铺无菌桌

铺无菌桌是手术室护士最基本的操作之一，其涵盖了无菌技术和空间利用的原理。正确、合理地使用无菌桌的空间，保证了无菌桌面上无菌物品的无菌状态，不仅关系着洗手护士配合手术的质量，也影响着手术的安全，包括病人术后感染的发生。

（一）操作步骤

1. 操作者衣、帽、口罩整洁，着装规范。

2. 根据手术需要，备齐所需无菌包，将无菌包放置于矩形车背侧托盘上或双层车上。

3. 操作者站在矩形车前侧，将无菌盆打开。

4. 面向但须远离无菌区转至矩形车背侧。

5. 面向无菌区，将手术衣解于矩形车左侧。

6. 将剖口单竖放于矩形车右侧。

7. 将桌单竖放于剖口单上。

8. 操作者转至矩形车前侧，将不锈钢凳升高至无菌面，放于矩形车右侧，将器械包放于凳子上。

9. 将标签丢入垃圾筒内。

10. 准备好所需的一次性物品，洗手护士上台后，由巡回护士传递给洗手护士。

11. 无菌桌准备完毕，告知巡回护士注意无菌车的无菌状态后进行外科刷手。

（二）注意事项

操作时保持周围环境宽敞；无菌包打开前，检查指示带的变色情况、消毒日期/失效日期、名称、有无潮湿、包帕有无破损、无菌物品有无外露等；器械桌无菌面的形成需要无菌单下垂桌缘至少 30cm 以上；撕下的标签只能贴于双层车下层；器械包的标签不能丢；洗手护士与巡回护士传递一次性物品时禁止跨越无菌区；无菌桌原则上为现用现备，如果特殊情况准备后不能立即使用，必须用无菌单覆盖，4小时之内必须使用。

五、铺无菌巾

铺无菌巾是将已消毒的手术区域与微生物污染的区域相隔离的一种方法。

（一）操作步骤

1. 洗手护士穿好无菌手术衣、戴好无菌手套，铺巾的医生按七步洗手法洗手完毕。

2. 洗手护士准备四张无菌单，均折叠或四层遮盖切口周围，按照会阴部、对侧、头侧、近侧的顺序，4个交角用布巾钳夹住。

3. 在床头横铺一张二层中单，下缘以切口上缘为准，遮盖住病人双侧肢体。

4. 在床尾竖铺一张中单，上缘以切口下缘为准。

5. 铺大单，将剖腹单的口正对切口，短端向头部，长端向下肢，先展开上端后展开下端，已经铺好的无菌单只能由手术区向外转，不可向内移动。

6. 注意维持无菌单的无菌状态和保持平整。

（二）注意事项

打开无菌单时，下缘不得低于腰平面以下；放下后，使其悬垂至床缘30cm以下；铺放前不得触碰到非无菌的物体；切口周围手术单不得少于4层，外围不得少于2层；无菌巾一旦放下便不得移动，必须移动时，只能由内向外，不得由外向内移动；操作时注意保持无菌操作。

六、取用无菌溶液

无菌溶液主要供手术时冲洗用，保证溶液的无菌，也是降低手术部位感染率的重要措施。

（一）操作步骤

1. 保持足够的操作空间，减少周围人员的走动。

2. 检查无菌溶液的名称、浓度、剂量、有效期、液体有无浑浊。

3. 将瓶盖向外提出。

4. 虎口握标签面，先将少量溶液于污物桶内冲洗瓶口，再由原处倒所需液体量于无菌容器内。

5. 注意保证无菌溶液的无菌状态。

（二）注意事项

严禁将无菌物品或者非无菌物品伸入到无菌溶液内蘸取或者直接接触瓶口倒液；已倒出的溶液不可再倒回瓶内。

七、男病人导尿法

用于病人手术中持续排空膀胱。病人尿道损伤早期或手术后作为支流，经导尿管对膀胱进行药物灌注治疗。在抢救休克或者危重病人，能够准确记录尿量、比重，为病情变化提供依据。为病人测定膀胱定量，压力及残余尿量，向膀胱注入造影剂或气体等以协助诊断。

（一）操作步骤

1. 病人清醒时，核对病人，并予以解释。

2. 选择合适的导尿包，检查导尿包灭菌有效期及包装完整性，备齐用物携至床旁，放置于床尾托盘上。

3. 将病人取仰卧屈膝位,两腿略外展,充分暴露外阴。

4. 再次检查导尿包的有效期及包装是否完整,拆开导尿包放于病人两侧腿之间,打开第一层,将艾利克棉球倒入弯盘内。

5. 操作者应手戴手套,右手持镊子夹取棉球消毒左、右腹股沟,左、右阴囊,阴茎背侧,阴茎腹侧,然后左手用无菌纱布裹住阴茎,将包皮向后推以暴露尿道外口,自尿道口旋转擦拭阴茎头及冠状沟3次,污棉球扔于污物桶内。

6. 按无菌操作打开导尿包第二层。

7. 戴无菌手套,铺洞巾,使洞巾与导尿包第二层治疗巾内层形成无菌区。

8. 按操作顺序准备好用物　将艾利克棉球倒入弯盘内;检查导尿管是否通畅,气囊是否漏水;用润滑油棉球润滑导尿管前段;将引流袋和尿管相连接。

9. 左手用无菌纱布裹住阴茎提起,使之和腹壁成60°角,将包皮向后推,以暴露出尿道外口,右手持镊子夹取棉球消毒尿道外口,阴茎头及冠状沟3次,第4个棉球加强消毒尿道外口。

10. 左手保持固定阴茎,右手将方盘移至会阴部,再用另一镊子夹取尿道前段,对准尿道外口轻轻插入尿道20～22cm,见尿液流出再插入6cm左右,向尿道气夹内注入适量无菌水,轻轻向外牵拉尿管,确认气囊置于尿道内口处,将包皮还纳。

11. 将尿袋妥善固定于床旁,清理用物。

12. 协助病人穿好裤子,盖好被子。

13. 将留置时间的标签贴于尿袋上,医嘱签字。

（二）注意事项

操作过程中禁止跨越无菌区,严格执行无菌操作技术;在遇有阻力,特别是尿管经尿道内口、腹部、尿道外口的狭窄部、耻骨联合下方和前下方处的弯曲部时,慢慢插入尿管,注意保护病人。手术病人建议在麻醉后导尿。

八、女病人导尿法

女病人的尿道具有短而直的特点,在导尿过程中严格执行无菌操作,可降低术后尿路感染的概率;为病人手术中持续排空膀胱;为病人尿道损伤早期或手术后作为支流,经导尿管对膀胱进行药物灌注治疗;在抢救休克或者危重病人,准确记录尿量、比重,为病情变化提供依据;为病人测定膀胱定量,压力及残余尿量,向膀胱注入造影剂或气体等以协助诊断。

（一）操作步骤

1. 病人清醒时,核对病人,并予以解释,取得病人的配合。

2. 选择合适的导尿包,并检查导尿包无菌的有效期,备齐用物携至床旁,放置于床尾托盆上。

3. 巡回护士站在病人右侧,脱去病人对侧裤腿,搭于近侧腿上,对侧腿部用包帕遮盖保暖,并于臀部垫一包帕。病人取仰卧屈膝位,两腿略外展,充分暴露外阴。

4. 再次检查导尿包灭菌有效期,拆开导尿包放于病人两腿之间,打开第一层,将艾利克棉球倒入弯盘内。

5. 操作者左手戴手套,右手持镊子夹取棉球消毒。依据由外向内,由上而下的原则依次消毒阴阜,左右外阴,左右大阴唇,大小阴唇交接处,再以戴手套的左手分开大阴唇,消毒小阴唇和尿道口,消毒后棉球及用物置于污物桶内,脱去手套。

6. 按无菌操作打开导尿包第二层。

7. 戴无菌手套,铺洞巾,使洞巾和导尿包第二层治疗巾内层形成无菌巾。

8. 按操作顺序准备好用物 将艾利克棉球倒于弯盘内;检查尿管是否通畅,气囊是否漏水;用润滑油棉球润滑导尿管前段;将尿袋末端阀门关闭。

9. 左手拇指和示指分开并固定小阴唇,右手用镊子夹取消毒棉球,依次消毒尿道口、左右小阴唇内侧、尿道口,消毒后棉球和用物置于污物桶内。

10. 左手保持固定小阴唇,右手将方盘移至会阴部,再用另一镊子夹取尿管前段,对准尿道口轻轻插入尿道4～6cm,见尿液流出后再插入3～4cm,松开固定小阴唇的左手,固定尿管;向导尿气囊内注入适量无菌水,轻轻向外牵拉尿管,确认气囊于尿道内口。

11. 将尿袋妥善固定于床旁,清理用物。

12. 协助病人穿好裤子,盖好被子。

13. 洗手,将留置尿管的时间标签贴于尿袋上,医嘱签字。

（二）注意事项

操作前做好沟通及解释工作,以保护病人的自尊;并注意维护病人隐私;严格无菌操作,以防感染。为未成年儿童进行导尿时,注意区分尿道口及阴道口。为女病人导尿时如误入阴道,应更换无菌导尿管重新插入。

第十七章

介入治疗的相关技术器械与护理

第一节 介入治疗的相关技术与器械

一、介入治疗的相关技术

1. Seldinger 技术　目前临床上经血管介入主要运用 Seldinger 技术，Seldinger 技术（图 17-1）是由 Sven Ivar Seldinger 于 1953 年提出来的血管穿刺技术，一般分为经典 Seldinger 术和 Seldinger 改良法。经典 Seldinger 术的定义是：用带针芯的穿刺针穿透血管前、后壁，退出针芯，缓慢向外拔针，直至血液从针尾喷出，迅速插入导丝，拔出针，通过导丝引入导管，将导管放至主动脉，即为 Seldinger 术；Seldinger 改良法由 Driscoll 于 1974 年提出，其方法为用不带针芯的穿刺针直接经皮穿刺血管，当穿刺针穿破血管前壁，进入血管内时，即可

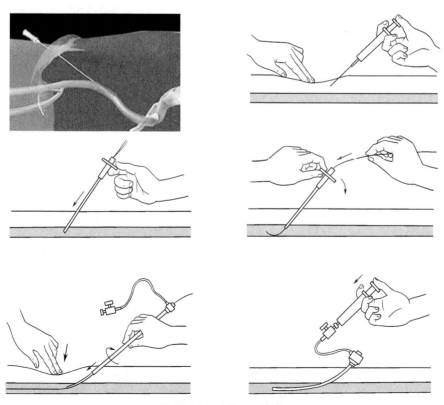

图 17-1　Seldinger 技术

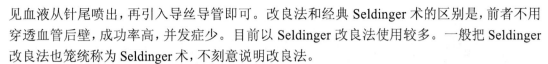

见血液从针尾喷出,再引入导丝导管即可。改良法和经典 Seldinger 术的区别是,前者不用穿透血管后壁,成功率高,并发症少。目前以 Seldinger 改良法使用较多。一般把 Seldinger 改良法也笼统称为 Seldinger 术,不刻意说明改良法。

2. 经导管动脉栓塞术　经导管动脉栓塞术(transcatheter arterial embolization,TAE)是介入放射学的最重要基本技术之一,具体是指在 X 线透视下将某种物质通过导管注入血管内而使之阻塞,以达预期治疗目的的技术,故常也被称为栓塞疗法。

3. 经导管药物灌注术　通过介入放射学的方法,建立由体表到达靶动脉的通道(导管),再由该通道注入药物达到局部治疗的方法。药物的主要影响因素有:①药物的药理作用及病变对其的敏感性;②病变区的药物浓度;③药物在一定的浓度下与病变接触的时间;④药物的副作用与外周血浆浓度成正比。主要是恶性实体肿瘤治疗、溶栓治疗等。

4. 腔道成形术与支架成形术　经皮经腔内血管成形术(percutaneous transluminal angioplasty,PTA)及支架植入术(stent placement)是采用导管技术扩张或再通动脉粥样硬化,或其他原因所致的血管狭窄或闭塞性病变的方法。由于 PTA 不同于外科手术血管成形术,故在血管成形术之前冠以"经皮""经腔"两个特定的术语以示区别。血管发生狭窄、阻塞、扩张时,过去只能采取外科手术的方法治疗,现在多数已经可以用微创的腔内成形手段,也是介入治疗的主要技能之一。

5. 消融术(ablation)　指向病变组织内注射无水乙醇、对比剂、乙酸等化学药品或者将射频电极插入病变组织并加热,使病变组织强烈变性失活或凝固性坏死,从而达到治疗的目的。临床上主要治疗实体肿瘤及血管瘤,肥厚型心肌病,心律失常等。

6. 穿刺引流术　穿刺引流术的全称为经皮穿刺引流术(percutaneous puncture drainage technique),即在影像设备的引导下,利用穿刺针和引流导管等器材,对人体管道、体腔或器官组织内的病理性积液、血肿、脓肿或胆汁、胰液、尿液等淤积体液进行穿刺抽吸、引流,达到减压和治疗的目的。经皮穿刺引流术常用于全身各部位的脓肿、囊肿、浆膜腔积液、胆管或泌尿道梗阻、颅内血肿的穿刺引流。在对抽出液进行细胞学、细菌学和生化检测,作出鉴别诊断和指导用药的同时,还可以经引流导管进行局部抗炎、引流等治疗,达到减压、消炎等作用。

7. 穿刺活检术或针刺活检(needling biopsy),又称穿刺活检(puncture biopsy)　其优点是:方法简便,可在门诊于局部麻醉下进行,穿刺对组织的损伤小、出血少,因而较为安全,感染机会少,也不影响早期化疗或放疗,常由一个人操作。近年来,有人在 CT、MRI、超声及透视引导下穿刺活检,提高了成功率。具体可分为:抽吸活检术、切割活检术、旋切活检术。

二、经皮血管腔内介入治疗常用器具

1. 穿刺针　穿刺针为经血管穿刺的基本器具,多为套管针,由外套管和针芯组成(图 17-2)。使用时需使针芯尾端的突起嵌入外套管尾部的凹槽,以使针芯尖头斜面方向与外套管尖头的斜面方向一致。为便于持针和识别针头斜面的方向,有的穿刺针尾部还有一个尾翼。穿刺针多为不锈钢材质,外套管部分用塑料制成。国外一般以"G"(Gauge)表示穿刺针的管径大小,数字越大,管径越细。国内多以"号"表示管径,号越大,管径越粗。"G"和"号"的对应关系大致为 14G＝20 号,16G＝16 号,18G＝12 号,20G＝9 号,21G＝8 号,22G＝7 号。成人一般选用 16～19G 的穿刺针,儿童一般选用 18～19G 的穿刺针。

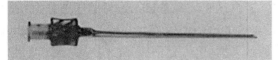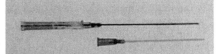

图 17-2　穿刺针

2.血管鞘　血管鞘组是由血管鞘和扩张器两部分组成。血管鞘不仅可以便于术中操作，为导管、导丝提供支撑、引导作用，也可以减少穿刺处的出血，减轻病人的疼痛等。血管鞘、导管、球囊导管、支架等的直径单位用 Fr.表示，也可简写为 F。Fr.原本是测量周长的单位，是由一位法国医生发明的，为英文"French"的简写。根据血管鞘的长短来分，可分为血管短鞘（简称短鞘）和血管长鞘（简称长鞘，也称导引鞘）。短鞘适用于普通血管的穿刺、造影，以及下肢血管的顺行穿刺、逆行穿刺等。短鞘的内径为 4～14F，长度一般为 10～20cm穿刺针（图 17-3）。长鞘适用于穿刺部位较远的血管，可以根据不同的病变部位选择不同的长鞘。长鞘的内径为 4～26cm，长度一般为 45～90cm，长鞘的头型可分为直型和弯型以适应不同病变、不同血管。值得注意的是，在选择较长的长鞘时，要选择超出长鞘 10cm 左右的导管来配合使用（图 17-4，图 17-5 和图 17-6）。

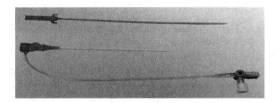

图 17-3　短鞘

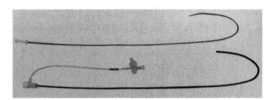

图 17-4　长鞘（弯头）

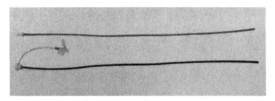

图 17-5　长鞘（直头）

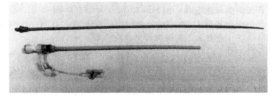

图 17-6　长鞘

3.导丝　导丝对于腔内治疗来说至关重要，导丝的到达并且通过病变，很大程度上影响了手术的成功与否，选择合适的导丝能够让整台手术事半功倍。导丝通常分为头端塑形段、过渡段、支撑段、输送段 4 个结构。头端为软头区，方便塑形和减少多血管的损伤；过渡段采用流线型椎体设计来减少因头端塑形段和支撑段的硬度差异而产生的在使用过程中部分打折和损坏；支撑段采用镍钛合金或其他合金材料制成；输送段主要起到输送和支撑作用（图 17-7）。导丝的外径习惯以英寸（inch）计，常用的导丝外径有 0.014in（0.36mm）、0.018in（0.46mm）、0.021in（0.53mm）、0.025in（0.64mm）、0.028in（0.71mm）、0.032in（0.81mm）、0.035in（0.89mm）、0.038in（0.97mm）这 8 种。除血管鞘、封堵器等腔内器具中配有的 50cm、80cm、100cm、125cm 长度外，导丝长度有 150cm、180cm、260cm、300cm、400cm 可以作为交换导丝使用。

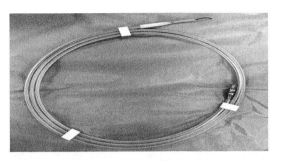

图 17-7 导丝

4. 导管 导管为薄壁空心的长塑料管,它随导丝进入血管后,可做选择性、超选择性导管,也可通过其注入对比剂进行腔内血管造影、注入药物做灌注治疗或注入栓塞剂做栓塞治疗(图 17-8)。目前市场上的导管主要由聚乙烯、聚氨基甲酸乙酯、聚氯乙烯、聚四氟乙烯等材料制成,并且在导管制作中往往加入铅、铋、钡等金属材料,使其能够不透 X 线,方便术者在透视下进行操作。导管的计量方式和血管鞘一样,是以 F 来测量的。根据导管用途,一般可分为指引导管、灌注导管、支撑导管、微导管、取栓导管等。操作者可以根据血管的不同部位等情况选择不同的头端预塑形形状和长度的指引导管,使其在超选各种血管时能够更快捷、准确,减少血管的损伤。并且在特殊情况下,操作者也可以自行修改头型来达到通过病变部位的目的。型号为 4～9F。①灌注导管:用于灌注液体(包括溶栓药物及对比剂等)进入外周血管的灌注系统。灌注造影导管的头端由多个侧孔,可进行造影操作;溶栓灌注导管以 Uni Fuse 灌注系统为例,导管长度为 135cm,可通过 0.89mm(0.035in)导丝,导管外径为 4～5F,灌注段长度为 5～50cm,侧缝最多可达 400 个(图 17-9)。②支持导管:具有支持性、通过性、可视性等特点,是单腔导管。③微导管:为一种单腔尾端带孔的导管,其内配有一根塑形针,主要作为弹簧圈、液态栓塞剂等栓塞产品的输送导管。④取栓导管的远端装有一个小乳胶橡胶气囊,与导管相通,在导管末端注入生理盐水使气囊充盈来取出血栓,分为单腔和双腔取栓导管,区别在于双腔多了一个导丝腔,可在血管造影时沿导丝引导下取栓。单腔取栓导管的直径为 2～7F(图 17-10);双腔取栓导管的直径为 3～7F,适配导丝 0.018in、0.025in、0.035in(图 17-11)。

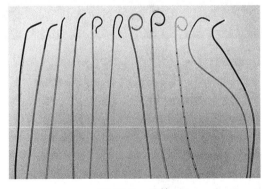

图 17-8 导管

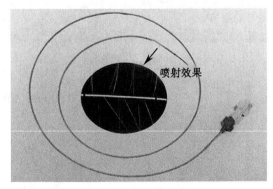

喷射效果

图 17-9 灌注导管

5. 球囊 球囊扩张导管简称球囊,适用于扩张病变部位及输送支架的腔内器具,也可当作支持导管开通血管病变段。可分为整体交换型(over the wire, OTW)球囊扩张导管、快

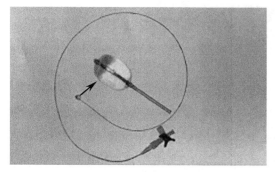

图 17-10　单腔取栓导管

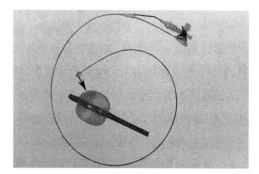

图 17-11　双腔取栓导管

速交换型（rapid exchange system，RX）球囊扩张导管、特殊球囊三大类。① OTW 型球囊扩张导管：由一个内轴和一个外轴构成一共轴结构，其远端处连接着球囊主体。其内轴和外轴之间存在环形空隙，用于通过对比剂与生理盐水混合物来控制球囊的扩张和吸瘪，内轴中有空腔，用于插入血管成形术所用的导丝，为了在 X 线透视下能够准确定位球囊，在球囊"工作区域"的两端有 2 条不透 X 线的标记带。特点是推送性好，交换导丝方便（图 17-12）。② RX 球囊扩张导管：近端管腔用于充盈球囊，远端有一个同轴可推入导丝。导管上有一个锥形头端，以便于将导丝插入并通过血管狭窄处，球囊两端有袋装标记物，可准确定位。其优点是方便术者操作，可快速更换球囊；缺点是跟踪性和推送性相对 OTW 较弱（图 17-13）。③特殊球囊：有纵向安装了 3～4 片显微外科刀片在球囊表面的外周切割球囊扩张导管，当球囊被充盈膨胀时，刀片可以划刻血管硬化斑块，为裂缝的扩展形成起始点（图 17-14）。还有药物洗脱外周球囊扩张导管（drug eluting balloon，DEB），是整体交换型球囊扩张导管，

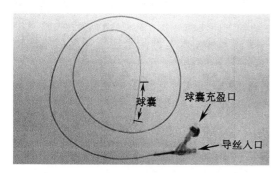

图 17-12　球囊

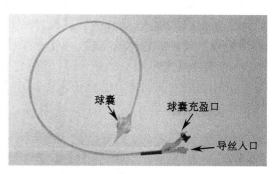

图 17-13　球囊

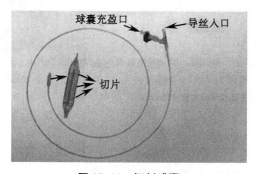

图 17-14　切割球囊

球囊表面载有紫杉醇药物涂层,在球囊导管扩张过程中,药物涂层中的紫杉醇释放至靶病变血管壁中,抑制新生内膜过度增生。需要注意的是,在扩张前尽可能保留药物不被血流冲刷,在扩张后的短时间内(一般不超过60秒)迅速地释放药物至血管壁组织,并不是缓慢的洗脱过程,其基质涂层技术的作用主要体现在这里,所以又称药物涂层球囊(drug coated balloon,DCB)。

6. 支架 支架主要是用于解决血管腔内球囊扩张后的血管弹性回缩,参与狭窄和夹层问题。根据支架的释放方式,可分为自膨式支架和球扩式支架(图17-15,图17-16);根据是否有覆膜分为裸支架和覆膜支架(图17-17,图17-18);根据制作工艺可分为编制型支架和激光雕刻型支架;根据雕刻网孔的结构可分为闭环支架、开环支架和开环-闭环混合型支架;根据支架上有无药物可分为非载药支架和载药支架。支架主要由不锈钢316L、钴铬合金、镍钛合金、聚合物可降解材质、金属可吸收材质等制成,各种材质各有优势。

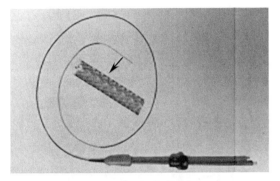

图17-15 自膨式支架

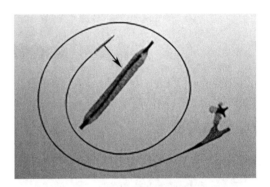

图17-16 球扩式支架

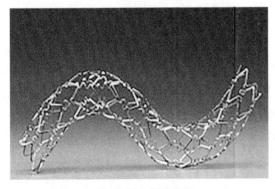

图17-17 裸支架

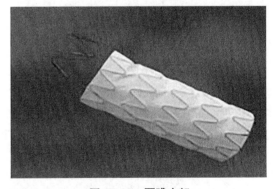

图17-18 覆膜支架

7. 滤器 腔静脉滤器是为了预防下腔静脉系统栓子脱落引起的肺动脉栓塞而设计的一种过滤装置,是一种置于静脉腔内,防止静脉血栓回流至心脏的金属网(图17-19)。滤器是由不锈钢或其他非磁性合金制成,为自膨式装置,可有小钩以固定在静脉壁上。种类有永久性滤器、可回收性滤器(图17-20,图17-21)。近些年来,可回收性滤器可作为永久性滤器长期置于体内,也可作为临时性滤器取出。但是对可回收性滤器置于体内的时间有一定的限制,在规定时间内回收率高,可以降低长期置于体内所导致的风险,减少相关并发症的发生。

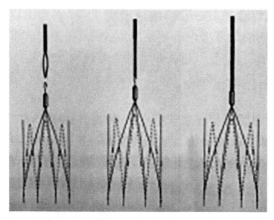

图 17-19　滤器

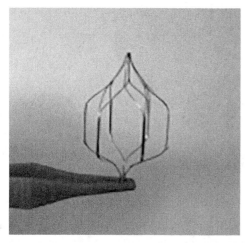

图 17-20　滤器

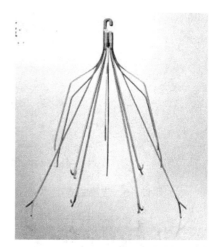

图 17-21　滤器

8. 保护伞　用于腔内血管成形术和支架植入术的过程中容纳并去除栓塞物质（血栓 / 碎片），捕获栓子，防止远端细小动脉堵塞，常用于颈动脉病变的腔内治疗（图 17-22，图 17-23）。常用的抗栓塞保护装置分为远端抗栓塞保护装置和近端抗栓塞保护装置。其由滤网、导丝、输送系统、回收导管、导引器、导丝扭控器、冲洗注射器及冲洗针头等组成。

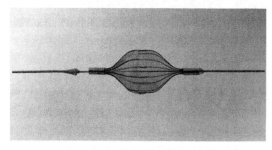

图 17-22　保护伞

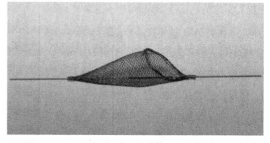

图 17-23　保护伞

9. 缝合器 / 闭合器　血管缝合器是用于输送单条单丝聚丙烯缝线，从而在经皮介入诊断或治疗手术后缝合动脉穿刺部位。用于 5～12F 的穿刺部位的缝合，在术后经皮递送缝合线缝合动脉穿刺部位。血管鞘的尺寸 > 8F 时，至少需要两件缝合器械，并同时采用预先埋置缝合技术（图 17-24）。血管闭合系统用于进行诊断性或治疗性介入手术后递送一个镍钛诺记忆合金闭合夹，来封闭动脉穿刺点。在闭合夹置放器上装有一个可植入闭合夹，置放器通过交换鞘管或插管器鞘管递送可植入闭合夹，以便从血管外封闭穿刺部位。一般选用经皮介入治疗期间应用 5F 或 6F 血管鞘的病人，并且血管直径不可小于 5mm 的血管，不可在钙化斑的部位使用（图 17-25）。

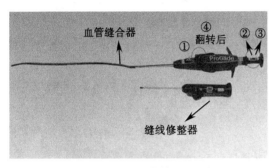

图 17-24　血管缝合器

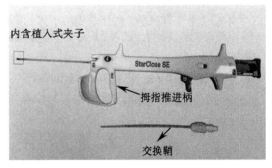

图 17-25　血管闭合器

10. 其他　血栓抽吸系统、机械血栓切除系统、外周斑块切除系统、弹簧圈、液态栓塞系统、网篮导丝圈套器、Y 阀、压力泵、连接管等。

三、介入治疗常用药物

1. 常用对比剂　是为了增强影像的观察效果而注入（或服用）到人体组织或器官的化学制品。临床上分为离子型对比剂和非离子型对比剂。随着临床诊断的需要，人们不断研究对比剂，迄今为止，DSA 所使用的经肾脏排泄的对比剂为离子型对比剂和非离子型对比剂，他们都为含碘的水溶性对比剂。因非离子型对比剂的理化性质和安全性优于离子型，故应用较多。其主要以肾小球滤过的形式经肾脏排出，有一定的肾毒性。

2. 栓塞剂　在介入手术中，将某种物质通过导管注入血管内并使之阻塞以达到治疗的目的，这类物质称为栓塞剂或栓塞物。按作用部位分为大血管栓塞剂、中血管栓塞剂和末梢血管栓塞剂；按作用时间分为长期栓塞剂、中期栓塞剂和短期栓塞剂；按吸收性分为可吸收性栓塞剂和不可吸收性栓塞剂。

3. 抗肿瘤药物　化疗药物治疗恶性肿瘤是介入治疗常用方法之一。按药物来源分为烷化剂、抗代谢药、抗生素、植物药、激素及其他类型；按药物对细胞增殖周期的不同作用，分为细胞周期非特异性药物和细胞周期特异性药物。

4. 抗凝血药和溶栓药　血栓形成和栓塞是介入治疗严重的并发症，因此必须应用抗凝剂和抗血小板药物预防血栓的形成。对于已经形成的血栓，可用溶栓药进行溶栓治疗。

5. 其他药物　镇痛药、急救药物、抗感染药、鱼精蛋白、抗过敏药等。

第二节　介入治疗的术前访视

1. 概述　现代的医学模式已经转变为生理 - 心理 - 社会整体的身心康复，促进病人的"双心健康"，更好地回归社会是医务人员及病人的共同心愿。随着介入手术的发展和血管疾病病人的增多,越来越多的病人将接受介入治疗。介入治疗是一种有创手术,费用较高,并且有一些植入物将永久存在于体内,可引起病人强烈的心理、生理反应。所以病人接受手术前进行访视可使病人感受人文关怀,稳定心理状态,预防并发症,有良好的效果。访视是导管室护理的一个新课题,是导管室护理迈向科学化、规范化的具体实施,也是围手术期护理的重要组成部分。

2. 目的 术前访视主要是为了了解病人的情况和需求,为制订术中护理计划提供依据,并进行术前宣教,帮助病人以良好的心态接受手术,配合手术顺利进行。由于血管外科介入手术有创伤,有风险,费用较高,手术过程中多数为局麻,病人处于清醒状态,常产生一系列心理反应。根据 John Son "准确期待论"的主要原理,如果个体在应激反应事件发生前对其有一定的了解,即可相对缓解心理和生理应激反应。导管室护士术前访视了解病人需要,有针对性地对病人进行疏导,最大限度地减轻了病人紧张、焦虑的情绪,缓解心理和生理的应激反应。同时可以提高导管室护理工作的满意度,提高护理质量。

3. 流程(表 17-1)

表 17-1 访视流程

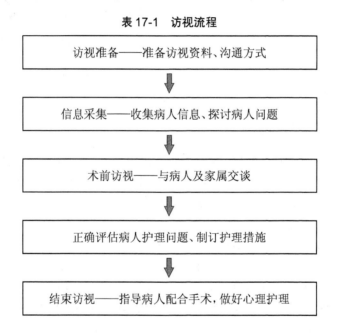

(1) 于手术前1天,对次日需要手术的病人进行访视。手术前访视一般在术前1天下午进行,避开病人进食、午睡、与探视者交谈或医生查房时间。选择病人心情比较好的时候。每次访视与病人交谈时间一般在 10~15 分钟,但也可根据病人的需要而定。

(2) 先查阅需要手术病人的病历,与主管医生、护士交谈,详细了解病人心理活动及心理障碍等各方面情况。访视时注意评估病人资料来源及途径的多样化,术前访视除了要了解病情外,还需评估病人的家庭、社会、文化、心理情况等。病历所提供的资料是有限的,从主管护士、医生及病人家属或同室病友处了解情况是必要的,有利于保证资料的准确性,正确判断和分析病人术前的心理变化及其产生原因,并在术前访视和术中护理时给予恰当的护理干预。

(3) 与病人见面时,进行术前指导,讲解手术相关知识、术前、术后注意事项、术中配合要点等,同时分析病人的心理变化,提供正确的心理疏导,进行手术须知、疾病基本常识等内容宣教,让病人获得更多信息,取得病人密切配合。进行必要的护理体检,包括观察病人的皮肤、黏膜颜色等。

(4)通过交谈,了解病人的情况和需求,为制订术中护理计划提供依据,并进行术前宣教,帮助病人以良好的心态接受手术,配合手术顺利进行。

(5)与病人交流是术前访视的主要过程,要注意讲话方式,合理运用语言及非语言交流技巧,取得其信任与好感。恰当的称呼,语言礼貌简洁,避免交流忌语和医学术语如失败、死亡、出现意外等。整洁的服装、举止文雅、和蔼的微笑、亲切的眼神,都将会减轻病人的心理压力,更加尊敬医护人员;鼓励病人及家属说出自己的想法和要求。认真倾听,对合理要求保证在术中予以满足,让病人感到放心。实事求是而有分寸地回答病人的问题,尽量保证与手术医生口吻一致,不随意夸大病情或手术效果,不对手术进行详细说明,对不明白的事情不含糊地回答,对不便回答的问题以礼貌、委婉的方式回绝,做好保护性医疗措施,避免伤害病人自尊。注意保护病人隐私,以免造成病人的不安或引起医疗纠纷。访视后填写术前访视单。

第三节　介入治疗的术中护理

一、介入手术术中护理

1. 术前三方核对　为确保手术安全,防止手术部位错误、手术病人错误、手术操作错误的发生,目前提倡执行术前"time out"制度。指当病人躺在手术床上准备摆放手术部位、实施麻醉或皮肤消毒前,手术医师、麻醉医师(局麻手术由技师参与核对)、巡回护士全部暂停手中一切工作,一起核对病人的姓名、性别、年龄、住院号、手术名称、手术部位等相关信息,三方人员确定核对无误、签名之后才开始麻醉和手术(表17-2,表17-3)。

2. 麻醉诱导期的护理

(1)麻醉是指使病人感觉、疼痛和焦虑处于阻断的状态。麻醉的主要目的是使病人在无痛苦的状态下接受有创操作(包括手术)。麻醉的间接作用是使术者免受病人激动、身体抵抗和活动的困扰,从而顺利完成手术过程。除了满足病人和术者的需求外,麻醉还可以保证外科手术在安全、舒适、人性化的环境下完成,而这些手术常常紧急、复杂并且时程较长。导管室护士应在全麻诱导之前妥善固定好病人的四肢,因为全麻诱导以后,病人将在短时间内完全意识消失,继而出现全身肌肉松弛,失去防御能力,有可能迅速发生身体某一部位的坠落。

(2)导管室护士要根据麻醉医师的要求调节手术床的高度及角度,在存在困难气道的情况下,积极配合麻醉医师,帮助传递纤维支气管镜等特殊插管仪器的准备、吸引器等工作,为气管插管提供帮助。

(3)导管室护士在气管插管完成后,应按照手术的要求,根据病人目前的体位、监护物体摆放位置、电极板位置等情况,快速设计出合理易行的变换体位方案,指挥室内所有人员协作将病人放置到位。还要在病人身体易受压的部位放置软垫,如肘、手臂、骶尾部、踝部、足跟等处,防止受压。

(4)导管室护士在病人麻醉期间发生心血管或其他意外情况时,应立即参与抢救工作,准备抢救药品、物品、仪器等,开放更多的静脉通路,寻求其他医务人员的帮助等。

表 17-2　CHA 手术风险评估表

日期：＿＿＿　姓名：＿＿＿　性别：＿＿＿　年龄：＿＿＿　科别：＿＿＿　床号：＿＿＿　住院号：＿＿＿　实施手术名称：＿＿＿

1. 手术切口清洁程度			2. 麻醉分级（ASA 分级）		3. 手术持续时间	
I 类手术切口（清洁手术）	0		P1：正常的病人；除局部病变外，无系统性疾病	0	T1：手术在 3 小时内完成	0
手术野无污染；手术切口周边无炎症；手术中没有进行气管、食管和（或）尿道插管；病人没有意识障碍			P2：病人有轻微的临床症状；有轻度或中度系统性疾病	0	T2：完成手术，超过 3 小时	1
II 类手术切口（相对清洁手术）	0		P3：有严重系统性疾病，日常活动受限，但未丧失工作能力	1	随访：切口愈合与感染情况	
上、下呼吸道，上、下消化道，泌尿生殖道或经以上器官的手术；手术中进行气管、食管和（或）尿道插管；病人病情稳定；行胆囊、阴道、阑尾、耳鼻手术的病人			P4：有严重系统性疾病，已丧失工作能力，威胁生命安全	1	切口甲级愈合 □	
			P5：病情危重，生命难以维持的濒死病人	1	切口感染——浅层感染 □　深层感染 □	
III 类手术切口（清洁 - 污染手术）	1		P6：脑死亡的病人	1	在与评价项目相应的框内 "□ 打钩 '√'" 后，分值相加即可完成	
开放、新鲜且不干净的伤口；前次手术后需采取消毒措施的切口；手术中需采取消毒措施的切口			4. 手术类别			
			1. 浅层组织手术	□		
IV 类手术切口（污染手术）	1		2. 深部组织手术	□		
严重的外伤，手术切口有炎症、组织坏死，或有内脏；引流管			3. 器官手术	□	急诊手术	□
			4. 腔隙手术	□		
			手术医师签名：＿＿＿		麻醉医师签名：＿＿＿	巡回护士签名：＿＿＿

手术风险评估：手术切口清洁程度（＿＿分）＋麻醉 ASA 分级（＿＿分）＋手术持续时间（＿＿分）＝＿＿分，NNIS 分级：0- □　1- □　2- □　3- □

表 17-3 CHA 手术安全核查表

日期:_____ 科别:_____ 住院号:_____ 实施手术名称:_____

姓名:_____ 性别:_____ 年龄:_____ 床号:_____

1.病人麻醉手术前(开始)	2.皮肤切开之前(暂停)	3.病人离开手术室之前(结束)
■ 手术医师、麻醉医师及护士 　共同确认 　➤病人身份□ 　➤手术部位□ 　➤手术方式□ 　➤知情同意□ ■ 手术部位标识 　➤是□　否□ ■ 麻醉安全检查完成□ ■ 血氧监测建立　是□　否□ ■ 病人过敏史　有□　无□ ■ 气道障碍或呼吸功能障碍 　➤有□　设备/提供支持□ 　➤无□ ■ 静脉通道建立完成 　➤是□　否□ ■ 皮肤完整性检查 　➤是□　否□ ■ 计划自体/异体输血□ 　➤是□　否□ ■ 假体□/植入物□/金属□ 　➤有□　无□ ■ 其他:有□　无□	■ 手术医师、麻醉医师及护士 　共同确认 　➤病人身份□ 　➤手术部位□ 　➤手术方式□ 　➤手术体位□ ■ 手术风险预警: 　手术医师陈述: 　预计手术时间□ 　预计失血量□ 　强调关注点□ 　麻醉医师陈述: 　强调关注点□ 　应对方案□ 　手术护士陈述: 　物品灭菌合格□ 　应对方案□ 　仪器设备完好□ ■ 术前60分钟内给予预防性 　抗生素 　➤是□　否□ ■ 需要相关影像资料 　➤是□　否□ ■ 其他:有□　无□	■ 手术医师、麻醉医师及护士 　共同确认 ■ 记录实施手术的名称□ ■ 清点手术用物□ 　数量正确□ 　数量不正确□(X-ray 和 　签名□) ■ 手术标本确认□ 　病人姓名□ 　病案号□ ■ 皮肤完整性检查 　是□　否□ ■ 引流管　有□　无□ ■ 尿管　有□　无□ ■ 其他管路:_____ ■ 仪器设备需要检修 　是□　否□ ■ 病人去向: 　➤PACU　□ 　➤回病房□ 　➤ICU　□ ■ 其他:有□　无□ 在与核对项目相应的框内"□" 打钩"√"即可完成!
手术医师签名:	麻醉医师签名:	巡回护士签名:

3. 术中常规护理

(1)一般护理

体位:为了做好介入手术室的人性化护理,在介入病人进行手术时,床单要平整、干燥、柔软,护士应在摆放病人体位时以温和的语气告诉病人体位的意义,并且要告知病人术中制动的重要性,如有任何不适,应告知医务人员。医务人员一直都在病人身边,这种心理护理会带给其安全感,从而全身放松、激素平衡,有利于手术。体位既要满足手术操作的需要,使术野易于暴露、方便手术操作、缩短手术时间、提高手术成功率,又要使病人舒适,对其生理产生的影响及危险性减少到最低。大多数病人是平卧在手术床上,用托板承托双臂,双手自然平放于身体两侧的约束单下面,约束单包裹住手臂掖在身体下面,将手臂固定,两腿伸直,自然放置,膝关节下垫软枕。保护骨突部位,防止发生压疮。必要时给予约束带约束。

(2)术中护理:备齐术中所需的材料和抢救药品、实施动态监护、高压灌注线的管理、术中肝素的应用以及术中并发症的处理、术中生命体征监测。护士应熟悉各种介入治疗材料的型号、用途，并应准备好术中可能用到的一切物品，准确传递术中所需的药品和物品，使用前核对材料的外包装、名称、型号、有效期，确保完好无损。严格执行"三查八对"，术中执行口头医嘱要复述一遍，核对药名、浓度、剂量等，用药后保留空瓶，手术结束后方可丢弃，并观察药物反应、做好护理记录。进行生命体征监护，随时记录生命体征变化，如有异常时及时通知医生，术中严密观察病人情况、密切关注病人的心理变化并给予足够的关心，及时听取病人主诉，尽量避免病人出现紧张情绪。提供完善、系统的护理，可减少病人术中反应，顺利度过手术。

（3）术中急救护理：护士应密切观察病人的心电监护生命体征变化，发现异常及时通报医生，一经确定心搏和（或）呼吸停止，应迅速进行有效的抢救措施挽救病人的生命。护士在抢救病人的过程中应密切观察生命体征、意识、瞳孔、尿量的变化，并且认真、准确、及时地记录。维持静脉通路，保持有效的循环血容量。严格遵循医嘱给药，同时遵医嘱进行血气分析、电解质监测，以指导用药。

（4）术中并发症护理

1）对比剂不良反应：表现为病人出现皮肤潮红、瘙痒、红疹、头晕、眼睑水肿、恶心、呕吐、寒战等。护理措施为立即停止注射对比剂；遵医嘱给予地塞米松、氢化可的松、甲泼尼龙静脉注射或静脉滴注，静脉补液扩充血容量；保持呼吸道通畅，吸氧，呕吐者头应侧转，及时清理呕吐物，以免误吸；出现喉头水肿给予气管插管或切开，休克者积极抗休克治疗。

2）局部血肿：拔管后穿刺点压迫不当、肝素用量过大或自身凝血机制障碍等均可引起血肿。护理措施为按压穿刺点止血，挤出血肿，必要时行覆膜支架植入。告知病人避免剧烈咳嗽等增加腹压的动作，密切观察穿刺部位渗血情况，提醒医生及时调整抗凝溶栓药物的剂量或暂停用药。

3）动脉痉挛：由于反复动脉穿刺或插管时间过长，或者病人患有动脉硬化、糖尿病等循环障碍性疾病，均可引起暂时性动脉痉挛。护理措施为密切观察病人的疼痛性质，倾听病人诉说，安慰病人，使其消除紧张、恐惧的心理，遵医嘱给予罂粟碱、硝酸甘油等扩血管药物。

4）疼痛：介入治疗可引起不同程度的疼痛，只要有一个正确的认识，一般均能忍受。护理措施为向病人讲解疼痛的原因，让其对疼痛有正确的认识，轻度疼痛一般不做处理，中度疼痛遵医嘱给予止痛药控制疼痛，如出现重度疼痛不能忍受应认真观察，注意有无并发症及内出血的发生，对症处理，以免出现严重不良后果。

5）迷走神经反射：表现为病人突然出现面色苍白、胸闷、心悸、恶心、呕吐、出冷汗、全身无力、四肢厥冷、血压下降、打哈欠、头晕等症状。所有病人均有心率缓慢（心率＜50次/分），血压进行性下降，其中最重要表现为窦性心动过缓和低血压。护理措施为立即给予病人去枕平卧位，高流量吸氧或面罩吸氧，停用血管扩张剂，静脉推注阿托品1mg、多巴胺5～10mg，并严密观察生命体征及病情变化。

6）低血糖反应：饥饿使交感神经兴奋，易产生烦躁、焦虑、紧张情绪，并且在禁食状态下血容量偏低或不足，在此情况下易发生低血糖反应。护理措施为对于局部麻醉的病人可以告知其无需禁食水，尽量缩短糖尿病病人的手术等待时间，保持静脉通路的通畅，适当补充液体的输入，备好糖果、巧克力等，必要时静脉补充葡萄糖注射液。

4. 麻醉苏醒期护理

（1）麻醉苏醒期：手术操作结束，病人从麻醉中苏醒的阶段为苏醒期，苏醒期以循环稳定、呼吸良好、反射恢复、意识清晰为标志。护士应全面检查病人的生命体征、手术情况、创口及穿刺点的变化、预计可能发生的并发症等，并详细记录。保持病人的呼吸道通畅，及时清理呼吸道分泌物，防止呕吐物的误吸，如遇到舌后坠，应将下颌部向上向前托起。通过观察病人的瞳孔大小、睫反射、脉搏、呼吸等来评估麻醉深度；如瞳孔小，睫反射消失，脉搏慢，呼吸深而均匀，表示麻醉程度深，短时间内不会苏醒；如瞳孔大或正常，睫反射存在，脉搏快，呼吸浅、速且不规则，表示病人即将苏醒。如病人有躁动，应适当加以约束或加护栏保护，应该警惕病人可能发生的坠床，加强安全护理，防止坠床的发生。护士还应注意病人的保温。

（2）术后搬运与交接：术后在搬运病人的过程中要注意确保病人的安全，至少4人参与，动作轻稳，步调一致，尽量减少震动。随时注意病人的生命体征及穿刺部位或创口情况，尽量避免增加切口张力和压迫手术部位。注意保护输液肢体，保护和固定引流管，勿使其牵拉和滑脱。导管室护士、麻醉医师、病房护士做好交接班，包括手术与麻醉情况、术中出血量、输液输血量、术中药物使用情况、尿量、术中情况、留置导管及引流管情况、术后注意事项、皮肤情况及护理要点等。并对病人物品如病历、X线片、CT片、特殊物品或药品等进行清点签字。

5. 导管室放射线技师的配合　导管室放射线技师应受过医学影像机器操作技术的专业培训，熟练掌握DSA机器、刻盘机、胶片机、数据后处理机器的操作；熟悉高压注射器的使用，具备排除简单机器故障的能力。主要工作范畴为：①术前对机器设备进行测试，确保机器正常工作；准备好病人的各种检查资料，如X线片、CT片和以前的血管造影片等，以备医生参考、定位；协助护士做好导管室的卫生消毒工作。②术中调整好DSA造影机的透视条件及监视器的对比度等，并随时调整和改变透视野，符合插管要求；按照要求设计好高压注射器的注射速度、剂量及压力，与医生、病人沟通配合好，曝光和造影。③术后冲洗胶片，刻录手术过程光盘，并负责影像资料的录制、保管和借阅。

二、复合手术室物品准备与手术配合

复合手术室物品准备与手术配合，见表17-4，表17-5和表17-6。

表 17-4　胸主动脉瘤腹主动脉瘤腔内隔绝术的常用器材和物品

器材	数量	器材	数量
穿刺针	1根	输液用品	2套
5～12F 动脉鞘	若干	导尿包	1套
高压注射器	1个	10ml 注射器	1个
高压连接管	2根	20ml 注射器	2个
5F 刻度标记导管	1根	介入手术包	1套
0.035 泥鳅导丝 180cm	1条	手套	若干
5F 单弯导管	1～2根	中敷贴	2张
0.035 超硬导丝 260cm	1条	大纱布	20块
球囊导管	若干	大盐水纱布	5块
直管型 / 分叉型移植物	若干	500ml 生理盐水	3袋
自膨式外周支架	若干	三通	1个
外周覆膜支架	若干	血管缝合器	若干
肝素注射液	3支		
非离子型对比剂	200～300ml		
中心静脉穿刺针	1套		

表 17-5　胸主动脉瘤腹主动脉瘤腔内隔绝术的手术器材

器材	数量	器材	数量
血管剪刀	3 把	血管夹	1 个
乳突拉钩	2 把	刀片（11 号、20 号）	各 1 个
持针器	2 把	缝线（各种规格）	若干
无损伤血管阻断钳	6 把	电极板片	1 个
蚊式钳	2 把	电刀头	1 个
分离钳	2 把	电刀	1 个
肌钩	2 把	皮下缝线 3-0	1 根
尖刀柄	1 把	慕丝线（1 号、4 号、7 号）	各 1 板
冲洗针头	1 个	吸引管	2 根
组织剪刀	1 把	吸引器头	1 个
血管钳	4 把	CV-5/6/7 戈尔血管缝线	若干
圆针、角针	若干	阻断管	4 个

表 17-6　胸主动脉瘤腹主动脉瘤腔内隔绝术的手术步骤及手术配合

手术操作步骤	护理配合流程
（1）病人入室，全麻	核对病人信息，做好心理护理；协助摆好体位，双下肢略外展外旋；连接心电监护仪，吸氧，观察生命体征并通知医生；18G 以上的留置针建立两路静脉通路，外接输液延长管，三通 2～3 个；需要时术前半小时遵医嘱给予抗生素。清点物品和器械。负极板粘贴在左小腿肌肉较厚的位置，连接好负压装置。必要时协助麻醉医师留置中心导管和动脉压导管；全麻后留置导尿
（2）按手术部位术野消毒，双侧腹股沟，上至脐部，下至股中部，暴露腹股沟；必要时暴露上肢动脉入路备用。也可选用双缝合器完成手术	打开手术包，准备消毒液，配合协助铺单，调节好电刀、电凝、连接负压装置。保证输液通路顺畅，无打折、扭曲
（3）于腹股沟韧带水平沿股动脉走行，在股总动脉最强处做纵切口或横切口，约 3cm，游离并悬吊股总动脉。或者每侧入路 2 把缝合器，无需手术切口	及时提供术中需要的器械和物品，递手术刀、纱布、蚊式钳、分离钳、血管钳、血管牵引带、0 号丝线等。或者按医嘱提供缝合器 2～4 把
（4）在 DSA 直视下以 Seldinger 方法穿刺股动脉，送黄金标记导管到升主动脉，造影胸及腹主动脉。确定主动脉病变的直径和长度	递送穿刺针、泥鳅导丝、猪尾刻度导管，配制肝素稀释溶液，遵医嘱给予全身肝素化。连接高压连接管，准确设置注射的剂量与压力
（5）评估、选择合适的支架	依据造影所见，测量动脉瘤锚定区的动脉口径，选择移植物的规格和数量。遵医嘱血压维持在 100/70mmHg 左右（胸主动脉较腹主动脉对血压要求略高），与医生确认移植物型号
（6）移植物的置入	递送特硬导丝，再次确认移植物型号并递送大动脉覆膜支架系统，递送导丝、动脉鞘、移植物等，观察有无动脉瘤破裂征象
（7）再次造影，检查动脉瘤是否隔绝，有无内漏的发生，如发现对比剂渗漏时，可行球囊扩张，并再次造影，确定无内漏发生，检查主要分支血管供血情况	递送造影导管，遵医嘱调节血压

续表

手术操作步骤	护理配合流程
（8）撤出导管和导丝，切口缝合。使用缝合器时，收紧预制缝线，穿刺点加压包扎	递送血管镊，CV-6/7 戈尔血管缝合线缝合血管切口，递送小号圆针、角针，1 号慕丝线逐层缝合切口。提供止血必要的纱布、绷带、弹力绷带等物品，观察穿刺点是否渗血、出血或形成血肿
（9）手术结束	手术用物的清点与核查，严格执行物品清点制度，不仅清点物品数目，还应检查其完整性。安全护送病人回 PACU 或重症监护室

参考文献

1. 华琦, 范振兴. 高血压与主动脉夹层 [J]. 岭南心血管病杂志, 2012, 18 (01): 4-5, 68.

2. 赵琴, 彭文, 柴湘平. 主动脉夹层与粥样硬化的相关性的研究进展 [J]. 医学综述, 2013, 19 (24): 4464-4466.

3. 李杨, 孙立忠. 主动脉夹层发病相关的血管炎性疾病 [J]. 中国循证心血管医学杂志, 2015, 7 (3): 412-413.

4. 陈纪言, 罗淞元, 刘媛. 急性主动脉夹层的腔内修复术治疗现状与展望 [J]. 中国循环杂志, 2014, 29 (1): 1-3.

5. 江涛, 韩童利, 曹小兰. 主动脉夹层腔内隔绝术患者围手术期护理 [J]. 护士进修杂志, 2012, 27 (6): 523-524.

6. 张红梅, 张杨, 蒯洁. 主动脉夹层腔内隔绝术合并杂交手术的护理配合 [J]. 护士进修杂志, 2013, 28 (19): 1763-1764.

7. 王巍巍, 张畔, 王峪. 急性主动脉夹层的早期诊断策略 [J]. 中国急救医学, 2013, 33 (1): 53-56.

8. 王天佑. 外科学 [M]. 北京: 人民卫生出版社, 2008.

9. 张小明, 汪忠镐, 王仕华. 颅外段颈动脉瘤和颈动脉扩张症29例治疗体会 [J]. 中国实用外科杂志, 1997, 17 (12): 733-735.

10. 郁正亚, 刘昌伟, 管珩. 颅外颈动脉瘤的诊断和治疗 [J]. 中华普通外科杂志, 1998, 13 (5): 262-264.

11. 黄晓辉, 盖鲁粤. 血管腔内治疗颈动脉瘤的临床应用研究 [J]. 解放军医学院学报, 2000, 21 (1): 71-72.

12. 孙岩, 袁海, 刘洋, 等. 颈动脉瘤的外科治疗 [J]. 中国普通外科杂志, 2011, 20 (6): 561-563.

13. 邹英华. 颈动脉狭窄支架治疗研究进展 [J]. 中国介入放射学, 2008, 2卷增刊: 181.

14. 常红. 颈动脉血管支架植入成形术患者的围手术期护理 [J]. 中国实用护理杂志, 2008, 24 (26): 31-32.

15. 何谷芬, 陆兴华, 蒋春兰. 心理护理对颈动脉狭窄支架植入术病人手术前后焦虑的影响 [J]. 全科护理, 2011, 9 (35): 3213-3214.

16. 朱杰, 马晓娟, 常青. 颈动脉支架植入术病人的护理 [J]. 中华现代护理杂志, 2006, 12 (7): 616-617.

17. 王建华, 杨秀兰, 张宏, 等. 循证护理在减少颈动脉支架置入术后并发症的应用 [J]. 护理实践与研究, 2010, 7 (4): 35-37.

18. 任云霞, 周明利, 刘亚民. 颈动脉支架植入术术中护理 [J]. 现代医用影像学, 2011, 20 (4): 268-269.

19. 王克勤, 金中奎. 血管外科诊疗与风险防范 [M]. 北京: 人民军医出版社, 2011.

20. 刘昌伟. 血管外科临床手册 [M]. 北京: 人民军医出版社, 2012.

21. 尤黎明, 吴瑛. 内科护理学 [M]. 第4版. 北京: 人民卫生出版社, 2002.

22. 景在平, 李海燕, 莫伟. 血管疾病临床护理案例分析 [M]. 上海: 复旦大学出版社, 2016.

23. Jack L. Cronenwett, K. Wayne Johnston. 卢瑟福血管外科学 [M]. 第7版. 郭伟, 符伟国, 陈忠, 主译. 北京: 北京大学医学出版社, 2013.

24. 葛均波, 徐永健. 内科学 [M]. 第 8 版. 北京: 人民卫生出版社, 2013.

25. 尤黎明, 吴瑛. 内科护理学 [M]. 第 5 版. 北京: 人民卫生出版社, 2012.

26. 郭奉银. 内科护理学 [M]. 北京: 高等教育出版社, 2003.

27. 朱大年, 王庭槐. 生理学 [M]. 第 8 版. 北京: 人民卫生出版社, 2013.

28. 张晓东, 李建初. 超声诊断肾动脉狭窄的研究进展 [J]. 中华医学超声杂志(电子版), 2013, 10(3): 185-188.

29. 欧陕兴, 张莉, 彭光明, 等. 螺旋 CT 血管成像及非增强磁共振血管造影时间飞跃法对肾动脉狭窄的影像诊断价值初探 [J]. 中华高血压杂志, 2011, 19(1): 38-42.

30. 柳亚男. 肾动脉狭窄支架植入术后并发症的观察及护理 [J]. 解放军护理杂志, 2007, 24(5): 55-56.

31. 叶青, 杨娇弟, 伍跃南. 肾移植术后感染的护理 [J]. 护士进修杂志, 2015, 30(22): 2074-2076.

32. Clair DG, Beach J. Strategies for managing aortoiliac occlusions: access, treatment and outcomes[J]. Expert Rev Cardiovasc Ther, 2015, 13(5): 551-563.

33. 刘昌伟, 管珩, 叶伟, 等. 主髂动脉闭塞的外科手术和腔内治疗 [J]. 中国实用外科杂志, 2005, 25(4): 200-202.

34. Brewster DC. Direct Reconstruction for Aortoiliac Occlusive Disease // Rutherford RB. Vascular surgery[M]. 5th ed. Philadelphia: W.B.Saunders, 2000: 943-972.

35. 刘长建. 主髂动脉闭塞的诊治 [J]. 中国实用外科杂志, 2009(11): 945-946, 952.

36. 刘长建, 刘晨, 乔彤, 等, 主髂动脉硬化闭塞症的手术治疗 [J]. 南京大学学报(自然科学版), 2002, 38(5): 672-676.

37. 张蕾, 马学萍, 杨可欣. 介入治疗 TASC C 型及 D 型主髂动脉闭塞的护理体会 [J]. 医学影像学杂志, 2009, 19(12): 1531, 1537.

38. 翁锦. 经皮血管腔内支架成形术治疗主髂动脉闭塞症的结局及护理干预研究 [J]. 中国全科医学, 2013, 16(27): 3234-3236.

39. 李红, 刘洋, 曲晓丽. 主 - 髂 - 股动脉转流术术后的护理 [J]. 吉林医学, 2008, 29(8): 646-648.

40. 袁婷婷, 温大翠. 下肢动脉闭塞球囊扩张加支架植入术围术期护理 [J]. 现代医药卫生, 2012, 28(18): 2840-2842.

41. 吴庆华, 刘鹏. 血管外科主治医生 912 问 [M]. 北京: 中国协和医科大学出版社, 2010.

42. 王玉琦, 叶建荣, 血管外科治疗学 [M]. 上海: 上海科学技术出版社, 2003.

43. 李乐之. 外科护理学 [M]. 第 5 版. 北京: 人民卫生出版社, 2012.

44. 李震, 翟永亭, 付明偶. 血管与腔内血管外科护理常规 [M]. 北京: 清华大学出版社, 2015.

45. 胡德英, 田蒔. 血管外科护理学 [M]. 北京: 中国协和医科大学出版社, 2008.

46. 林平, 郎玉玲. 成人护理学(第三册)——循环系统疾病病人护理 [M]. 北京: 人民卫生出版社, 2015.

47. 李红梅, 段红英, 阴继华. 下肢浅静脉曲张点式剥脱术的护理体会 [J]. 实用医技杂志, 2009, 16(12): 1037.

48. 王深明, 武日东. 中国下肢浅静脉曲张微创治疗的发展现状 [J]. 中华普通外科学文献(电子版), 2015, 9(1): 1-4.

49. 陈孝平, 汪建平. 外科学 [M]. 第 8 版. 北京: 人民卫生出版社, 2013.

50. 段志泉, 张强. 实用血管外科学 [M]. 沈阳: 辽宁科学技术出版社, 1999.

51. 王前新. 外科护理学 [M]. 北京: 高等教育出版社, 2003.

52. 李素闪. 布加综合征的围术期护理 [J]. 中国现代药物应用, 2010, 04(19): 189-190.

53. 张瑞霞, 赵秋珍. 布加氏综合征术后并发症的观察及护理 [J]. 河南外科学杂志, 2002, 8(5): 96-97.

54. 谢清华, 应莲琴, 刘春娥. 肝硬化、门脉高压症术后并发症的观察及护理 [J]. 解放军护理杂志, 2008, 25(6): 48-49.

55. 顾琴,黄建业,徐斌,等. 门脉高压症术后并发肝性脑病的护理 [J]. 解放军护理杂志,2007,24(11a):55.

56. 庞玉玲,陈燕,张艳,等. TIPS 术治疗肝硬化门脉高压症患者围手术期护理 [J]. 西南军医,2012,14(2):354-355.

57. 刘骅,陈治平,吴志勇. 门静脉系统血栓形成 [J]. 中国实用外科杂志,2004,24(2):121-123.

58. 宋明,王宇. 肠系膜静脉血栓形成诊治进展 [J]. 国际外科学杂志,2001,28(5):280-283.

59. 王哲方. 39 例肠系膜静脉血栓形成的诊治分析 [D]. 杭州:浙江大学,2015.

60. 陶丹浩. 肠系膜上静脉血栓形成的临床研究和进展 [D]. 蚌埠:蚌埠医学院,2012.

61. 丛林,于健春,刘昌伟,等. 急性肠系膜静脉血栓形成 27 例诊治经验 [J]. 中华外科杂志,2008,46(6):423-426.

62. 张启瑜,钱礼. 腹部外科症状诊断与鉴别诊断学 [M]. 北京:人民卫生出版社,2011:129-131.

63. 陈孝平,易继林. 普通外科疾病诊疗指南 [M]. 第 3 版. 北京:科学出版社,2014:189-190.

64. 张培华. 临床血管外科学 [M]. 北京:科学出版社,2003.

65. 王桂兰,刘义兰,赵光红. 专科病人护理常规及操作规程 [M]. 武汉:湖北科学技术出版,2006.

66. 汪忠镐,张福先. 血管外科手术并发症的预防与处理 [M]. 北京:科学技术文献出版社,2005.

67. 兰锡纯. 心脏血管外科学(下册)[M]. 北京:人民卫生出版社,1984.

68. 张振湖. 淋巴外科学 [M]. 北京:人民卫生出版社,1984.

69. 冯友贤. 血管外科学 [M]. 第 2 版. 上海:上海科学技术出版社,1992.

70. 李圣利,陈守正,王善良,等. 带瓣膜的静脉移植代替淋巴管治疗乳腺癌根治术后上肢淋巴水肿 [J]. 上海医学,2000,23(7):393-395.

71. 曹伟新,李乐之. 外科护理学 [M]. 第 4 版. 北京:人民卫生出版社,2006.

72. 戈小虎,管圣. 急性下肢动脉栓塞的诊断及治疗要点 [J]. 外科理论与实践,2009,14(3):274-277.

73. 蔡锦华,陈维雄,袁京燕,等. 急性下肢动脉栓塞疼痛的评估及护理对策 [J]. 实用医学杂志,2011,27(15):2858-2859.

74. 杨晓培. Fogarty 导管取栓治疗急性下肢动脉栓塞手术前后的护理 [J]. 天津护理,2014,22(4):304-305.

75. 钱蒨健,周嫣. 实用手术室护理 [M]. 上海:上海科学技术出版社,2005:91.

76. 蒋伟浩,李军. 杂交手术室的设计探讨 [J]. 介入放射学杂志,2011,20(6):490-493.

77. 焦永春,王燕平,武军,等. 新型杂交手术室的设计 [J]. 中国医学装备,2012,9(12):45-48.

78. 刘晓征,孟建国. 我国复合手术室配置与临床应用的思考 [J]. 中国医学装备,2013,(9):52-54.

79. 周红艳,陈爱民,张海青. 介入手术室医护人员职业危害与防护措施 [J]. 中华医院感染学杂志,2013,23(19):4742-4743.

80. 肖书萍,李玲,周国锋. 介入治疗与护理 [M]. 第 2 版. 北京:中国协和医科大学出版社,2010.

81. 侯桂华,辜小芳. 心血管介入治疗围术期安全护理 [M]. 北京:人民军医出版社,2012.

82. 毛燕君,许秀芳,李海燕. 介入治疗护理学 [M]. 第 2 版. 北京:人民军医出版社,2013.

83. 丁淑贞,么莉. 实用洁净手术部护理管理 [M]. 北京:中国协和医科大学出版社,2012.

84. 郭曲练,姚尚龙. 临床麻醉学 [M]. 第 3 版. 北京:人民卫生出版社,2011.